U0245900

中日友好医院名老中医学术传承系列

许润三妇科临床心悟

许润三 王 清 主编

国家中西医结合医学中心 组织编写

副主编 刘 弘 王倩如

编 委（按姓氏笔画排序）

于永慧 王 清 王倩如 刘 弘

刘之椰 许 琳 许润三 杨 舫

张浩琳 高艳丽

人民卫生出版社
·北京·

图书在版编目（CIP）数据

许润三妇科临床心悟 / 许润三，王清主编. —北京：
人民卫生出版社，2024.3
（中日友好医院名老中医学术传承系列）
ISBN 978-7-117-36086-9

Ⅰ. ①许… Ⅱ. ①许…②王… Ⅲ. ①中医妇科学－
经验－中国－现代 Ⅳ. ①R271.1

中国国家版本馆 CIP 数据核字（2024）第 054759 号

人卫智网	www.ipmph.com	医学教育、学术、考试、健康，购书智慧智能综合服务平台
人卫官网	www.pmph.com	人卫官方资讯发布平台

许润三妇科临床心悟
Xu Runsan Fuke Linchuang Xinwu

主　　编：许润三　王　清
出版发行：人民卫生出版社（中继线 010-59780011）
地　　址：北京市朝阳区潘家园南里 19 号
邮　　编：100021
E - mail：pmph @ pmph.com
购书热线：010-59787592　010-59787584　010-65264830
印　　刷：鸿博睿特（天津）印刷科技有限公司
经　　销：新华书店
开　　本：710×1000　1/16　　印张：15　　插页：2
字　　数：208 千字
版　　次：2024 年 3 月第 1 版
印　　次：2024 年 4 月第 1 次印刷
标准书号：ISBN 978-7-117-36086-9
定　　价：68.00 元

打击盗版举报电话：010-59787491　E-mail：WQ @ pmph.com
质量问题联系电话：010-59787234　E-mail：zhiliang @ pmph.com
数字融合服务电话：4001118166　　E-mail：zengzhi @ pmph.com

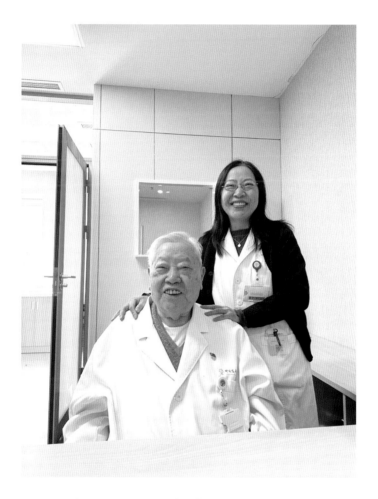

国医大师许润三教授（左）与王清主任（右）合影

仝 序

中医上承岐轩，历久弥新，是中华文化的瑰宝，更是守护中华民族繁衍生息的仁术。数千年间，中医药领域涌现出了岐伯、黄帝、神农、扁鹊、华佗、张仲景、孙思邈等千古名医，正是他们持之以恒的守正和审时度势的发展，才延续了中医延绵而悠长的命脉。因此，传承前辈的临证心法和经验，是保证中医生命力的重要举措之一。

近现代以来，科学技术迅猛发展，以此为理论基础的西医学亦逐渐成为世界范围内的主流医学。西医学传入我国后，跟传统中医学发生了激烈的碰撞与交融，这对中医而言是前所未有的挑战，当然更是千载难逢的发展机遇。因为中医自古以来就不是保守的医学，中医文化精神中的"和"思想，会不断吸收时代中最为先进的理论认知和实践技能。中华人民共和国成立后，国家高度重视中医药事业的发展，制定了中西医并重的医疗卫生政策，近年国家又不断出台了更加有力的政策支持，这为中医药的发展提供了千载难逢的"天时"机遇；中医药是诞生于华夏大地的医学体系，这使我国拥有得天独厚的中医药资源，这为发展中医药事业提供了足够的"地利"条件；新冠病毒疫情过后，国人对中医药的肯定和信赖程度也越来越高，这为中医的发展带来可遇而不可求的"人和"条件。值此盛世，我们中医人当有自强不息之情怀，仁以为己任，海纳百川，从各自的位置推动中医药的发展。

中日友好医院是我早年工作的地方，它在建院之时，就以"现代化医院的示范，中西医结合的基地，对外交流的平台"为宗旨。中日友好医院是一个开放而包容的平台，我在那里十多年的工作经历给了我十足的提升，在那里我种下了汇通中西医的"种子"，积累了中医科研的经验，更经历了抗击 SARS 的战斗。2022 年中日友好医院正式获批成为我国首家国家中西医结合医学中心，聘任我担任中心主任，这使我能与中日友好医院再度携手、共谋中医发展。如今，中日友好医院承担起了引领中西医协同发展、推动中医药传承创新的新历史使命。我作为中心主任，亦将不遗余力，与医院共同承担起这项艰巨而非凡的历史使命。

中日友好医院在建院之初就汇聚了印会河、焦树德等多位国内知名中医大家，之后又涌现出许润三和晁恩祥两位国医大师，以及梁贻俊、张代钊、钱文燕、许杼、史载祥、阎小萍、李佩文、黄柳华、张铁忠、张洪春、李平、金明、贾立群、白彦萍等中医名家。现看到医院能为这些名老中医出版经验集，我甚为欢喜。这既是对中医的传承，亦是对前辈勤恳工作的肯定。希望中日友好医院能做出表率，将前辈们宝贵的临证经验传承下来，为中西医结合事业的发展蓄积能量。如今，该著作集即将出版，邀余作序，幸甚至哉。

中国科学院院士　仝小林

癸卯年小年腊月二十三日于知行斋

在当代中医妇科的学术领域中,许润三当有一定的地位。许老因病从学徒开始拜师学医,师从江苏盐城中医医生崔省三,他 18 岁就迈进中医门槛,习传统中医开悟,勤勉用功,走的是一条传统的师承之路。1953 年卫生部组织盐城年轻中医师学习 1 年西医,1956 年又有机会到南京接受医科师资班(现南京中医药大学前身)的系统中医院校教育。毕业后,分配到北京中医学院(现北京中医药大学)基础教研室,很快被组织调到北京中医学院附属东直门医院,从内科到妇科,精耕中医临床。1984 年中日友好医院成立之初,许老就接到当时的院长邀请,到中日友好医院创建了中医妇科。这么一算,许老从迈进中医门槛,亦师亦医至今已七十余载,从事妇科临床达半个世纪之久,开创并振兴中日友好医院中医妇科。在妇科冲任督带理论指导下,结合西医学的诊断手段,建立了输卵管不通性不孕症的中医诊治体系,在这套体系的引领下,他深化了中医妇科的胞脉学说,并借助西医诊断方法,不断完善输卵管阻塞性不孕症的治疗方案,从宏观和微观两个角度将中医的辨证及治疗精准化。在具体的治疗方法中,配合中药进行灌肠尤其值得推崇。迄今为止,中药灌肠作为中医妇科最具特色,且疗效颇佳的方法已经在国内广泛应用。

许老临床善抓主症,时刻强调辨证论治这一中医精华,推崇病证相合的仲景思维。临床实践中,适当辅以西医的诊断手段,如输卵管造影、盆腔 B 超、性激素检测等则可增加中医的微观辨证能力,这也是一种师古不泥古的中西医融合智慧。

本书先从许老妇科理论体系进行介绍,再从一个个医案中进行分析辨识，医案体现了许老智圆行方、药少力专、精干务实的精神，也颇似仲景方意，值得后辈学习体悟。此外，书中关于许老治病的经验、处方分析，临床验方解读，以及护理部分外治法的规范性描述等，更是体现了当今中医妇科的治病思路和治疗方法多样性的特点。

需要特别提出的是，许老除了业务精湛，在中医上既有守正又有创新外，为人处世也颇值得称道。他恪守"大道源自平常心"，与领导、同行、学生相处，使人如沐春风，也从未去主动争抢各种名誉，"以诚待人、以德服人"，这些高尚的品德使得许老虽已年过九旬，仍然身体健康，精神矍铄，坚持在临床耕耘不辍，为广大女性患者解除痛苦。

医学是与时俱进、不断推新的过程，继承和创新是相辅相成的。本书是学习中医妇科的一个重要参考，即将付梓之时，有幸作序。

国医大师　肖承悰

2023 年 3 月

　　国医大师许润三先生，既谙通旧学，又勤修新知，既注重继承传统中医，又不排斥西医诊疗技术的应用。他虽然以传统师承方式出道，但在北京中医药大学长期从事临床、教学和科研工作，几十年来专攻妇科，以冲任督带胞宫理论为指导，以不孕症为主攻方向，帮助无数女性解除病痛，同时为无数家庭带来希望和幸福，享誉中医界和妇科学界。

　　本书是许润三先生从医70余年的学术经验总结，书中既体现了许老大医精诚的至真情怀，又充分展示了他的理论建树和临床经验。许老的冲任督带胞宫理论体系源于《黄帝内经》，在历代妇科大家的学术思想影响下，经过长期临床实践的验证，得以不断丰富和发展，具有独特的创新和实用价值。

　　全书共分四章。第一章为医家传略，简要介绍了许老的成才历程。第二章为学术思想，介绍冲任督带胞宫理论体系的形成过程及主要内容，包括概念、生理功能、病因病机、辨证与治则、治法等。第三章为医案精华，按照中医妇科优势病种进行分类，分别介绍许老应用冲任督带胞宫理论，治疗具体妇科疾病的经验、用方思路及方药加减，通过病案举例进行分析印证，阐释许老有关冲任督带胞宫功能失常的证候及其对应的妇科疾病辨证施治经验。第四章为临证心要，介绍许老的用药经验、成方心得及妇科病辨证施护思想等。全书内容丰富翔实，系统反映了中医妇科冲任督带胞宫理论与实践研究的沿革与进展，从冲任督带胞宫的角度拓宽了中医妇科辨证论治的思路，尤其是许老以此理论为指导，以不孕症为统领，展开对妇科疾病的诊治，更是体现了他治学高屋建瓴的特点。该书不仅具有学术价值,也具有较高的临床实用价值,可供中医从业人员及基层临床医师参考。

　　本书在写作过程中,国医大师许润三细审了每一部分的文字并加以修正。中日友好医院中医妇科的全体医护人员,以及研究生谷峥、朱梦蝶、王玮婷等也做了很多辅助性工作,在此表示真诚的感谢。鉴于编者水平所限,不当之处在所难免,恳请读者提出宝贵意见,以便再版时提高完善。

王　清

2022 年 12 月

目 录

第一章 医家传略

第二章 学术思想

第三章 医案精华

第四章　临证心要

第一章　医家传略

一、概述

许润三先生，1926 年 10 月出生于江苏阜宁的一户普通人家。他在新旧社会巨大变迁的时代里成长，思想在传统文化与新思想的冲击与交融下转变和成熟。

他 18 岁拜师学艺，开启自己的医学生涯，经历了艰辛的四年学徒生活，出师后开始独立行医于乡里。中华人民共和国成立后，他参加政府组织的中西医培训和考试，进入南京中医师资班，系统学习中医学知识。毕业后，开始从事中医教学，继而以临床诊疗为主，并参与临床科研工作，后由内科转至妇科，自此深耕中医妇科临床专业半个多世纪，直至耄耋之年，仍活跃在妇科临床医教研事业上。许老诊治了上万名患者，培养了众多中医妇科人才，也取得了诸多研究成果。这条漫漫为医路，也是他勤勉治学，勤耕临床，勤做研究，直到成为国医大师的成长之路。

一路走来，他的中医诊病思想，既有传统中医师承的功底、熟读经典的深厚底蕴，又有中西医知识的系统学习，自己长期深耕临床实践与研究的深刻体悟和创新，加之与中西医同行之间的长期交流合作与相互学习，最终形成了以中医为主、中西医融通的一套独特而完整的中医妇科学术思想和治病体系。

二、个人经历简史

缘起——因病而学医

许润三年幼多病，年少时更是生了一场大病，出现严重水肿、昏迷，按西医学诊断应该是类似于肾脏疾病的重症，生命危在旦夕。父母抱着一线希望，将他送到盐城当地名医崔省三先生的诊所，希望能够得到救治，经过崔先生的细心诊治，许润三转危为安。一家人感激崔先生救命之恩，对其神奇高明的医术倍加钦佩和仰慕，年轻的许润三就此师从先生学习中医，悬壶济世，开启了长达70余年的杏林生涯。

起步——艰苦学徒阶段

1944年，许润三开始了艰苦的学徒生活，在侍诊之余，还要承担师父一家的家务活。他白天侍诊学习，晚上熟读、背诵《黄帝内经》《伤寒论》《金匮要略》等经典著作，此外还诵读《药性赋》《汤头歌诀》等入门必读书籍。白天日常侍诊，受师父的临证熏陶，耳提面命，晚上将临床所见与书中内容揣摩对照，日复一日、年复一年，为习医入门、知识精进与本领的提升打下了坚实基础。《医宗金鉴·凡例》指出："医者书不熟则理不明，理不明则识不精，临症游移，漫无定见，药证不合，难以奏效。"许润三从一开始的中医师承阶段，就领悟到读书—实践—再读书—再实践乃医学成才必由之路。

尝试——独立行医

许润三跟师学习近4年，老师的临证医案他收集了几布袋，在他后期独立行医时留作反复学习之用。他将所读牢记于心，所见牢记于行，悟性加勤奋，使得他很快就能够独立行医济世，且能活用老师经验，救治危急重症。他回忆开诊期间曾救治的两个危重病患，一人为新产妇大出血昏厥不知人，一人为温病高热昏迷的年轻男性，都被家属认为不治，已开始准备后事，然而两个危重患者均被许润三用中药救了过来。他也因此在当地迅速建立了良好的口碑，诊所病患众多，积累了丰富的临证经验。

精进——进入体制内

随着中华人民共和国的成立，许润三被政府招收到编制中来，并到南京中医学院（今南京中医药大学）医师师资班接受系统的中西医学基础知识的学习。学习期满后，1957年又被分配到新成立的北京中医学院（现北京中医药大学）基础教研室任教，参与编写众多中医基础、方剂、中医经典及临床等科目的教材。

1957年7月，许润三被调派到北京中医学院附属东直门医院内科工作，独自管理24张病床。虽然工作辛苦，但这段经历却极大地丰富了其内科疾病诊疗经验。1962年，经过详细检查，许润三被诊断出肝脾肿大，东直门医院的外科医生建议进行脾脏切除手术，否则预后堪忧。然而，许润三对中医有着坚定的信念，选择自行服用鳖甲煎丸长达半年之久，他的身体最终也恢复了健康。1967年，他被医院下派到远郊区县，因生活条件艰苦，身为南方人的他不习惯北方饮食，得了胃溃疡，出现胃出血，后经自己调理，服用中药而痊愈。正因这次生病的经历，为了自己的健康，许润三下定决心，戒掉了长期以来的吸烟习惯。

专攻——进入妇科领域

1961年许润三从内科调到妇科，开始了长达半个多世纪的妇科为主兼及内科的诊病生涯。其间，许润三加紧理论学习和临床实践，临床与理论水平得到大幅度提升。许润三认真研读经典，并不断在实践中验证，逐渐形成了自己的独特理论——中医妇科冲任督带胞宫理论，在此理论下指导临床，疗效卓著。

创建学科——开创中日友好医院中医妇科

1984年，许润三从东直门医院调到新建成的中日友好医院，创建中医妇科，用中医和中西医结合手段，收治各种妇科疾病和疑难杂症。鉴于不孕不育症逐年高发，并且当时西医没有更好的治疗方法，于是许润三带领全科医师，致力于开拓中医治疗不孕不育症，以输卵管堵塞型不孕症作为科室主攻方向，研究摸索出一套中医综合治疗体系和方法，并取得了良好效果，在业界产生很大影响，形成了科室特色。在此基础上，许润三又衍生出调经助孕、安胎助产等一系列诊疗思想和方法，至今仍能较好地指导临床。

第二节　学术思想形成过程

下面按照许润三成长经历轨迹,简要分析其学术思想形成过程:

一、少年启蒙中医之路

——读经典,理论源《内经》,杂病法仲景,温病宗吴瑭,确立温阳思想

许润三年少开始随江苏当地名医崔省三先生学医,读的启蒙书籍为《黄帝内经》《难经》《神农本草经》《伤寒杂病论》《温病条辨》等经典著作,因习医地处江苏,时值中华人民共和国成立前夕,随老师出诊所见的病患多为因"伤寒""发热""出血"等前来就诊的患者,崔省三先生经常使用的是张仲景经方和吴鞠通营卫气血理论指导下的方剂。经过跟师临床,许润三对老师反复使用的方剂、经常增减的药物、患者疗效反馈等一一揣摩,牢记在心。四年学徒结束后,许润三独立门户,开业行医,将从老师处习来的仲景经方、鞠通方也一一使用。在此过程中,用心习医的许润三有了一些不同的发现和感悟:如治疗一些温热病患者,由于过用寒凉药物,抑制了仅存的一丝阳气而难起沉疴,当配伍适量附子等温阳之品后,反而有助于患者病情向愈。由此许润三领悟到,机体的阳气是健康的原动力,必须加倍呵护。过用寒凉会伤及阳气,易致使机体无力抗邪;同时,寒凉使邪气凝滞,反阻碍气血运行,形成血瘀。在这一时期,许润三的"温阳助阳、温经活血"治疗思想已初露端倪。

二、壮年迁居,根据古人经验,确立温阳学术思想

——师法景岳,强调肝脾肾三脏功能,阴阳相合

1957年许润三从南京调到北京,从南到北的经历和所见疾病的变化,给他的学术思想、诊病特点带来进一步的影响和变化。与南方多见热病不同的是,北方气候寒冷,患者素体多阳虚体寒,寒性疾病多发。鉴于北方常见疾病的特点,许润三仔细研读了《景岳全书》,对张景岳的补肾阳、重

视命门之火的理论有了较深体会，特别是对张景岳针对朱丹溪之"阳有余阴不足论"，创立"阳非有余，真阴不足"学说，并创制许多著名的补肾方剂（如大补元煎、左右归丸等）认识深刻。此外，许润三在北京中医学院期间，经常与当时的同行、近现代耳熟能详的名老中医，如印会河、刘渡舟、陈慎吾、胡希恕等探讨中医临证处方和用药经验，进一步确立了"温肾助阳，温经活血"的学术思想。在临床治病中，诸如桂枝茯苓丸、温经汤、艾附暖宫丸等温经名方，附片、桂枝、肉桂、干姜、巴戟天、鹿角霜等温阳药物，更多地出现在许润三的处方当中。

三、中老年专攻妇科，立新说，调经种子60载

——建立冲任督带胞宫妇科理论体系，善用入冲任督带胞宫之品

1961年许润三被安排到东直门医院妇科，到了妇科后，他不断地学习新知识、思考新问题，读经典，和妇科名家交流，参与教材编写等，鉴于妇人的"经带胎产杂"与内科、儿科有很大不同，尤其是不孕症患者的诊治，让许润三开始沉下心来思考。这期间，他对张锡纯、张景岳、傅青主女科的学术思想进行了深入学习，对肝脾肾三脏在妇科疾病中病因病机的变化，以及围绕肝脾肾三脏的辨治用药都有了深刻认识。而对于与妇科疾病相关的经络体系，许老更加注重冲任督带四条奇经的作用。这一认识，与当今中医妇科教材略有不同。中医药院校成立之初，在南方罗元恺教授和北方马宝璋教授编写的中医妇科教材中，他们根据《素问·上古天真论》中关于妇科生理的论述，明确了"肾 - 天癸 - 冲任 - 胞宫"生殖轴与女性的月经和妊娠的生理病理密切相关，是女性生殖功能与月经周期调节的核心，教科书至今仍沿用这一表述。许润三在此基础上，通过总结前人经验，并结合自己的临床实践，提出脏腑（肾肝脾）- 气血 - 冲任督带 - 胞宫的中医妇科生殖轴理论体系。

值得一提的是，在专攻妇科疾病的过程中，张锡纯的调冲、理冲，重视奇经八脉的学术思想给许润三很大启发。结合妇科疾病的生理病理特点及临床实践，许润三开始多用鹿角胶、鹿茸蜡片、龟板胶、阿胶、紫河车、

穿山甲、蜈蚣、土鳖虫等入冲任督带胞宫的血肉有情之品治疗妇科疾病，收到了很好的效果。

1984年，许润三调到中日友好医院后，开始专注不孕症治疗。当时因为辅助生殖技术尚未普及，输卵管问题引起的不孕症所占比例较大，这引起了许润三的思考，他独创性地提出了输卵管和中医"胞脉"相当，以子宫输卵管碘油造影技术作为诊断依据，根据影像结果，采用行气活血经方四逆散加减组成经验方"通络煎"，分型论治输卵管问题导致的不孕症，效果较好，治愈不少国内外患者，被当时的媒体进行了广泛报道，形成了较为深远的影响。许润三在临床中，以"种子助孕"为核心，形成了一整套围绕不孕症的诊断与治疗方法。并以此为基础，拓展出其他妇科疾病的诊疗策略。

随着辅助生殖技术的普及，输卵管堵塞原因导致的不孕症通过现代技术可以解决，许润三妇科学术思想和治病方法，在卵巢功能问题导致的排卵障碍（多囊卵巢综合征、早发性卵巢功能下降、卵巢早衰、高催乳素血症、甲状腺功能异常等）、子宫内膜异位症导致的盆腔粘连、免疫原因所致流产、习惯性流产、辅助生殖技术中面临的新问题以及男性精子发育问题等方面又得到广泛应用。40多年来，许润三在治疗输卵管不通的"通络煎"基础上，又创制了众多经验方，如治疗多囊卵巢综合征和闭经的"调冲方"，治疗子宫内膜异位症及子宫腺肌病的"益坤抑痛丸"，治疗男性精子活力下降的"四物五子加减方"，治疗男性前列腺炎的"四逆散加减方"等，广泛应用于临床，疗效显著。

（王　清　刘之椰　许润三）

第二章 学术思想

第一节 冲任督带胞宫理论

中医妇科学的理论来源于中医学，其中天人合一的整体观、阴阳五行、脏腑经络、八纲辨证等同样是中医妇科学认识人体生理病理和诊治疾病的依据，但女性毕竟有"经带胎产乳杂"等病证，其生理特点与临证辨治也有自己的独特之处。

早在有文字记载之初，就有妇科疾病诊治的雏形，甲骨文记载的二十一种疾病中，就有"疾育"之病名。《山海经》中载药一百二十余种，其中就有"种子""避孕"方面的药物。如《山海经·中山经》说"幼鸟食之宜子孙""黄棘之实服之不字（字，孕也）"，《山海经·南山经》云"……鹿蜀，佩之宜子孙"等。敦煌遗书中记载 1 024 首古医方，有关妇产科的医方达 110 首，涉及经带胎产乳及杂病。由此可知，中医妇科历史源远流长，中华文明初始就有对女性专病的初步认识。

此后的《黄帝内经》，不仅奠定了中医学理论基础，同时也有关于对女性独特解剖结构、月经妊娠生理、妊娠诊断等的记载和描述；而关于妇科疾病，则有对血崩、月事不来、带下、不孕、肠覃、石瘕等妇科特有疾病病机的分析。《黄帝内经》还记载了治疗闭经的"四乌贼骨一䕡茹丸"，至今被认为是妇科第一方。上述《黄帝内经》中有关女性生理病理处方的论述，为中医妇科学的发展奠定了基础，后世医家莫不在此基础上发挥而使对妇产科疾病的认识得以丰富和完善。

与中医学其他学科一样，随着历史进程的不断演进，中医妇科理论与实践也在《黄帝内经》的基础上有了不同时代的妇科专篇专著，其中《金匮要略》妇人三篇及《经效产宝》《女科百问》《女科撮要》《景岳全书·妇人规》《济阴纲目》《医宗金鉴·妇科心法要诀》《石室秘录》《叶天士女科》《女科玉尺》《胎产心法》《傅青主女科》《沈氏女科辑要笺正》《妇人大全良方》等著述不仅丰富和发展了中医妇科学的内涵，还汇总了妇产科常见病、疑难病的诊治方法，不少著述产生了沿用至今的经典名方，这些都对华夏民族的女性健康和民族繁衍做出了重要贡献。

但总的来说，这些著述对于妇产科生理、病因病机、疾病诊治的认识多与中医内科学一致，即从五脏六腑、气血阴阳、表里内外等进行说理及辨证论治。其中也有部分文献，注意到妇科生理病理有不同于中医内科的特点，依据《素问·上古天真论》中"女子七岁肾气盛，齿更发长……七七任脉虚，太冲脉衰少，天癸竭，地道不通，故形坏而无子也"，提及有关于冲任、天癸、胞宫与妇科生理病理紧密联系的描述，如清代徐灵胎《医学源流论》："凡治妇人，必先明冲任之脉……冲任脉皆起于胞中，上循背里，为经脉之海，此皆血之所从生，而胎之所由系，明于冲任之故，则本原洞悉，而后其所生之病，千条万绪，以可知其所从起。"他清楚地阐释了冲任之于妇科的重要性，但和强调冲任胞宫与妇科生理病理关系密切的其他医家一样，没有形成以冲任胞宫为主体来论述妇科疾病的体系化的应用。而强调冲任胞宫的作用，并真正形成独特的妇科理论体系则是在中华人民共和国成立之后。在 1959 年南京中医学院出版的《简明中医妇科学》基础上，不少院校开始编写不同层次的中医妇科学教材。在这一过程中，冲任胞宫理论也被老一辈的妇科名医如罗元恺、马宝璋教授等不断讨论，并固化认识，由罗元恺教授首先提出"肾 - 天癸 - 冲任 - 胞宫"为妇科生殖轴的理论，并被写入教材，沿用至今，多年来被广大中医妇科同道所认同。在这一理论的形成和发展中，许润三既有与罗元恺教授基本相同的认识，也有自己独特的见解，将其演化为"肾肝脾 - 冲任督带 - 胞宫"轴为女性生理病理基础，对应的理法方药自成体系。将这套体系应用于妇科临床中，获得了良好的效果，并形成一系列特色方剂，传承至今。

因此，本章节将追溯冲任督带胞宫理论的含义，尝试阐释其在中医妇科理论体系中的重要意义及临床应用；并进一步论述，在该理论指导下，许老有关胞脉理论的创新和应用，以及许老以不孕症诊治为纲所展开的中医妇科优势病种诊治特色。

一、概述

《黄帝内经》初步勾画了冲任督带胞宫的理论雏形，后世医家逐渐丰富其内涵。我们首先要明确女子胞（即胞宫）的概念，《素问·五脏别论》："黄帝问曰：余闻方士，或以脑髓为脏，或以肠胃为脏，或以为腑，敢问更相反，皆自谓是，不知其道，愿闻其说。岐伯对曰：脑、髓、骨、脉、胆、女子胞，此六者，地气之所生也，皆藏于阴而象于地，故藏而不泻，名曰奇恒之腑。"《黄帝内经》从对女性内生殖系统"女子胞"归属于奇恒之腑的认识开始，将妇科的重要器官"女子胞"纳入医学体系之中。关于奇恒之腑的解释，现在已达成共识：奇者，异也，认为女子胞既非脏，亦非腑，这一点很重要，女子胞非脏非腑的特性，有助于理解其发挥功能所仰仗的阴阳气血变化的独特性，也就是其生理病理的独特性。

中医的女子胞（胞宫）在形态上相当于西医学的"子宫"，金元时期，朱丹溪有非常具体的描述，他在《格致余论·受胎论》中指出："阴阳交媾……名曰子宫，一系在下，上有两歧，一达于左，一达于右。"从这段话可知，他观察到类似现代子宫及其附件的结构，"两歧"相当于现代"输卵管""卵巢"及结缔组织的统称，他的描述应该视为对子宫这个概念的初步认识。在他之后，明代张介宾在《类经附翼》中谈到子宫"居直肠之前，膀胱之后，当关元气海之间"。可以看到，历史上医家对"子宫"及女性内生殖器的认识在不断完善，从命名到结构，以及位置的描述都与西医学越来越接近。

但如果深究中医学关于"胞宫"的认识，则不仅是解剖器官这么简单，可以从功能角度来看历代医家的描述。"胞宫"一词，始见于《女科百问》："热入胞宫，寒热如疟。"宋代朱肱《类证活人书》卷十九记载黄龙汤主治："妊娠寒热头痛，嘿嘿不欲食，胁下痛，呕逆痰气，及产后伤风，热入胞宫，寒热如疟。"

其后，经过历代医家的不同论述，可以简要概括出"胞宫"具有如下特点：奇经之系（《黄帝内经》相关描述），带下之出（明代张景岳《妇人规》"淫浊与带下之不同者，盖白带出于胞宫，精之余也"），经水之源（清代唐容川《血证论》"胞宫乃肝之所司，精与血皆藏于此，治血者必治胞，治精者亦必治胞"），嗣育之室（《血证论》"子气者，水肿也，胞与膀胱并域而居，胞宫为胎所占"）。

胞宫之病见于以下论述：藏泄失职可有带下病，如清代张璐《张氏医通》"带下之证，起于风气寒热所伤，入于胞宫，从带脉而下，故名为带"，民国时期《竹泉生女科集要》"……不知湿而成带，绝非常湿之可比。其邪生于脾，由脾之脂膜，走窜冲任二脉，下贯带脉，而注于胞宫，于是乎淋漓外泄，稠黏腥臭，是所谓带下之证也"；可有月经病，如明朝朱橚《普济方》"盖肝乃血之府库，肝既受病，经候愆期，或多或少，或闭断不通，胞宫埋塞"。且可见到邪气直中胞宫之病，如《类证活人书》"产后伤风，热入胞宫，寒热如疟"。病理因素直接导致瘕聚胞宫，如《景岳全书》"妇人有鬼胎之说，岂虚无之鬼气，果能袭人胞宫而遂得成形者乎？此不过由本妇之气质，盖或以邪思蓄注，血随气结而不散，或以冲任滞逆，脉道壅瘀而不行，是皆内因之病，而必非外来之邪，盖即血癥气瘕之类耳，当即以癥瘕之法治之"，等等。

总之，胞宫一词源流已久，《神农本草经》称"子宫"，《素问》称"女子胞"，《伤寒论》称"子脏"及"血室"。梳理历代文献，宋元以前多种称谓并存，宋元明清时期，中医妇科学飞速发展，对古籍颇多发挥，"胞宫"之名日渐兴盛，为女子之重、治疗之本。本书通过梳理历代医家的认识，结合现代中医妇科学的发展，认同应将《黄帝内经》中的"女子胞"统一命名为符合中医妇科语境的"胞宫"，也不建议采用"子宫"一词作为胞宫的代名词，以便从实际含义上将中医妇科学的胞宫区别于西医学的"子宫"概念。中医妇科学的"胞宫"，既包含西医学的子宫、卵巢、输卵管及其连接组织这部分有形器官，又特指其具有行使经孕产乳带等特定功能，是解剖形质和功能活动的总称。也就是说，广义的"胞宫"是指具有行使妇科月经、妊娠、产乳、带下等一系列生理功能的奇恒之腑，狭义的"胞宫"则可单指行使月经和完成妊娠功能的"子宫"。在中医妇科学中，多数情况下，"胞宫"是指具有特定生理功能和病理变化的广义概念。

除此之外，我们还要进一步梳理胞宫与奇经中冲任督带四脉的关系。早在《黄帝内经》中，对这几条经脉的循行就有相关论述，这也是后世中医妇科医家将冲任督带与胞宫联系的开始。冲任督带在十二正经之外，属于奇经八脉，奇经八脉之说在《难经》才有；《黄帝内经》中虽无"奇经八脉"一词，但组成奇经八脉的督、任、冲、带、阴跷、阳跷、阴维、阳维八脉均已记载，其中任督二脉的循行记述较多。如在《黄帝内经》中，有两处描述了任脉的循行路线，一是《灵枢·五音五味》："黄帝曰：妇人无须者，无血气乎？岐伯曰：冲脉、任脉皆起于胞中，上循背里，为经络之海。其浮而外者，循腹右上行，会于咽喉，别而络唇口。"这里指出任脉和冲脉皆起于胞中，胞中在女子就是女子胞、胞宫。胞宫是一个脏器，在腹腔内而非体表。另一处描述任脉循行的地方是《素问·骨空论》："任脉者，起于中极之下，以上毛际，循腹里上关元，至咽喉，上颐循面入目。"而《素问·骨空论》还描述了督脉走向："督脉者，起于少腹以下骨中央，女子入系廷孔，其孔，溺孔之端也。"任督二脉出于人体胞中（少腹），在体表以人体腹部的曲骨穴为起点，从身体正面沿着正中往上到唇下承浆穴，这条经脉就是任脉；督脉则是由曲骨穴向后沿着人体后背往上走，至头顶再往前穿过两眼之间，到达口腔上腭的龈交穴。其中，任脉主血，督脉主气。

另外，《黄帝内经》中有八篇谈到冲脉，分别是《素问》中的《上古天真论》《举痛论》《痿论》《骨空论》，《灵枢》中的《海论》《逆顺肥瘦》《动输》《五音五味》。关于冲脉循行有"夫冲脉者，五脏六腑之海也，五脏六腑皆禀焉。其上者，出于颃颡，渗诸阳，灌诸精；其下者，注少阴之大络，出于气街，循阴股内廉入腘中，伏行骭骨内，下至内踝之后属而别。其下者，并于少阴之经，渗三阴；其前者，伏行出跗属，下循跗，入大趾间，渗诸络而温肌肉。故别络结则跗上不动，不动则厥，厥则寒矣"；"冲脉者，为十二经之海，其输上在于大杼，下出于巨虚之上下廉"；"冲脉者，起于气街，并少阴之经，侠脐上行，至胸中而散"。总之，冲脉上至咽喉，络唇口；在胸腹部和腿部，与足少阴肾经重合；冲脉是重要的气血运行的经脉。

《灵枢》中有两处提到带脉：一是《灵枢·经别》足少阴经别"上至肾，当十四椎出属带脉"；一是《灵枢·癫狂》"脉癫疾……脉满，尽刺之出血；不满，灸之挟项太阳，灸带脉于腰相去三寸……"

从《黄帝内经》描述的经络循行来看，冲任督带围绕胞宫形成一个纵横交错的网络系统。为了便于理解，我们简要分析一下后世对于"冲任督"三脉"一源三歧"的说法。"一源三歧"是指任、督、冲三脉起源相同而走行各异。该理论由金代医家张从正提出，他在《儒门事亲》"证妇人带下赤白错分寒热解六"篇中，以妇科带下病病因病机的推证过程，正式为"一源三歧"立名详述，使之成为中医妇科学理论的重要组成部分。开篇他先否定了《圣惠方》二十三卷和《巢氏内篇》四十四卷对带下病病因病机的判断，再从《灵枢》角度提出治病当先识经络，又从十二正经和奇经八脉的关系，提出带脉循行与其他经脉循行方向的不同，一个是上下，一个是横行，其他经脉循行"上下周流者，止一十九道耳"，而带脉循行"环身一周，无上下之源，络脐而过，如束带之于身"。此后，他又从《难经》立论："《难经》曰：带之为病，溶溶如坐水中。"继论冲任督和带脉的关系："冲、任、督三脉，同起而异行，一源而三歧，皆络带脉，冲、任、督三脉，皆统于篡户，巡阴器，行廷孔、溺孔上端。"由此而开妇科千年之聋聩，揭中医妇科诊治源头。最后，解释妇科带下病的病因病机为"冲、任、督三脉，以带脉束之，因余经上下往来，遗热于带脉之间……白物滑溢，随溲而下，绵绵不绝，多不痛也"。

明代医家薛己《校注妇人良方》详加诠释，他在《月经不通方论第六》中说："经水阴血也。属冲任二脉，上为乳汁，下为月水。其为患，有因脾虚而不能生血者，有因脾郁而血不行者，有因胃火而血消烁者，有因脾胃损而血少者，有因劳伤心而血少者，有因怒伤肝而血少者，有因肾水不能生肝而血少者，有因肺气虚不能行血者。"并详论相应的治法方药。上为乳汁，下为月水，通过心肝脾肺肾的调节，结合冲任督带奇经之作用，充实五脏和"一源三歧"的相互关系，使该学说有理有据，理法方药初趋完备。明代医家万全在《万氏妇人科》中指出："妇人经候不调有三：一曰脾虚，二曰冲任损伤，三曰脂痰凝塞。"并对第二条解释为："冲任损伤者，经曰：气以吹之，血以濡之，故气行则血行，气止则血止也。女子之性，执拗偏急，忿怒妒忌，以伤肝气，肝为血海，冲任之系，冲任失守，血气妄行也。"并提八脉治法。之后，李时珍《奇经八脉考》对冲任督带的功能进一步强调。规划教材《经络腧穴学》中也明确提出"任、督、冲三脉皆起于胞中，同出会阴而异行，称为'一源三歧'"。故现在一般认为八脉中的督、任、冲脉皆起于胞中，同出会阴，而三条经脉循行路线又不相同，其中督脉行于腰背正中，上至头面；任脉行于胸腹正中，上抵颏部；冲脉与足少阴肾经相并上行，环绕口唇。故将冲、任、督三脉的这种循行特点称为"一源三歧"。

　　这一概念的提出和深化在当今妇科具有重要的理论与实践意义。督为阳脉之海、任为阴脉之海、冲为血海，表明人体之精气即一源，因其分布部位、所在脏腑、产生效应等的不同而又体现于温煦推动者即阳、滋润宁静者即阴、有形以濡行于脉中者即为血，故三脉循行部位的差异反映了人体物质本源发挥不同功能的差异，其将妇科胞宫的阴阳气血及其联属表达得清晰而准确，确立了胞宫的生理基础，气血阴阳的来源，循环运动的中医学物质与功能统一。生理功能明确后，才会有相应的病理变化及诊治基础。一源三歧也是中医妇科学整体观念的体现。而将这三条经脉和带脉功能融合，并与胞宫功能进行联结，则可以明晰：五脏通过彼此功能协调，使气血津液运行正常，通过冲任督带，运行正常的气血津液到达胞宫，确保胞宫时藏时泻，经孕产乳带等各项生理功能正常。而妇产科疾病的发生也是在各种致病因素作用下，五脏功能失常，导致气血与冲任督带失去正常功能，胞宫或得不到滋养，或得不到调节，或气血郁滞不行，甚至病邪等病理产物直接通过冲任督带进入胞宫，引起胞宫功能失常，发生经带胎产乳杂等妇科病证。具体而言，胞宫主经孕产乳带，其藏泻功能实则是通过不断地积累精血，达到一定程度后，在气的推动下满而溢，清空后重新开始，表现为月经、妊娠、产乳和带下的定期藏和泻。冲任督带和胞宫一样，既要经气充足，又要保持通畅。经气充足才能发挥功能，经脉通畅才能保证经气的正常灌输，充和通相互影响，冲任督带一源三歧，通过它们与脏腑气血进行交流，使充和通与胞宫的藏和泻联动有序，则有正常的月经、妊娠以及产乳带下。

二、冲任督带胞宫与妇科生理功能的联系

本节重点论述冲任督带的生理功能。在《黄帝内经》之后，通过循迹中医古籍论著，可以看到其生理功能也是逐渐丰富和完善的。隋朝巢元方认为规律来潮的月经需要冲任二脉调控，他在《诸病源候论》中记载："然则月水是经络之余，若冷热调和，则冲脉、任脉气盛，太阳、少阴所主之血宣流，以时而下。若寒温乖适，经脉则虚，有风冷乘之，邪搏于血，或寒或温，寒则血结，温则血消，故月水乍多乍少，为不调也。"唐朝王冰肯定了冲任二脉在女性生殖中的重要地位，他在《黄帝内经》中注释了很多关于冲任二脉的内容，如"冲为血海，任主胞胎，二脉相资，故能有子"。

明代李时珍《奇经八脉考》："督脉起于会阴……为阳脉之总督，故曰阳脉之海。任脉起于会阴……为阴脉之承任，故曰阴脉之海。冲脉起于会阴……为诸脉之冲要，故曰十二经脉之海。带脉则横围于腰……所以总约诸脉者也""盖正经犹夫沟渠，奇经犹夫湖泽"。表明督、任、冲、带调节人体的阴阳气血及其转化功能。明代张介宾："胞中之络，冲任之络也。"认为胞宫通过冲任之络而与脏腑发生联系。带脉与督、任、冲相通，调节诸脉，主司妇女带下。他还认为月经之本在于冲脉，提出冲任气血化生乳汁、月经的理论，如《景岳全书·妇人规·经脉之本》："然经本阴血，何脏无之，惟脏腑之血皆归冲脉，而冲为五脏六腑之血海，故经言太冲脉盛，则月事以时下，此可见冲脉为月经之本也……是以男精女血，皆由前阴而降，此可见冲脉之血，又总由阳明水谷之所化，而阳明胃气又为冲脉之本也。故月经之本，所重在冲脉，所重在胃气，所重在心脾生化之源耳。"《景岳全书·妇人规·乳少》："妇人乳汁，乃冲任气血所化，故下则为经，上则为乳。若产后乳迟乳少者，由气血之不足，而犹或无乳者，其为冲任之虚弱无疑也。"明代武之望认为冲任二脉主阴血，受脾胃生化水谷精微相资而充盈，才能有规律的月经来潮，他在《济阴纲目·调经门》中进行了详细描述："任脉主任

一身之阴血，太冲属阳明，为血之海，故谷气盛，则血海满而月事以时下。"

清代的傅山则肯定了带脉固束胞胎的作用，《傅青主女科》谓："盖带脉通于任、督，任、督病而带脉始病。带脉者，所以约束胞胎之系也。带脉无力，则难以提系，必然胞胎不固，故曰带弱则胎易坠，带伤则胎不牢。然而带脉之伤，非独跌闪挫气已也，或行房而放纵，或饮酒而颠狂，虽无疼痛之苦，而有暗耗之害，则气不能化经水，而反变为带者病矣。"这些论述逐渐明确了女性生理功能是由冲任督带的气血运行来保障的，当人体经气充足并有余时才能流溢于奇经，胞宫需精血满溢才会推陈出新，这个生理功能不是简单的循环往复，而是螺旋式上升，保持动态平衡的稳步提升。需要机体有高水平的阴阳气血平衡，才能保证不断推陈出新的生理功能。督、任、冲经气充足通畅，恰好反映出胞宫气血阴阳状况良好，带脉精气充足，才能起到约束作用，使胞宫蓄溢如常。幼女经气未达有余，故无月事，不能有子；二七后"任脉通，太冲脉盛"，月事来潮，故能有子；等到了七七，"任脉虚，太冲脉衰少"，故绝经无子也。这些论述将气血的充盈通过督任冲带不同的属性，与胞宫气血充盈的生理功能紧密联系起来。

中华人民共和国成立后，马宝璋、罗元恺、许润三等妇科名家在编写教材时，经过反复讨论，确定了"冲任督带""胞宫"等特定的中医妇科术语，并将其应用在临床诊断与治疗上。随后，罗元恺教授首先提出"肾-天癸-冲任-胞宫"生殖轴理论，该轴与西医学的"下丘脑-垂体-卵巢-子宫"轴有一定对应关系。"肾-天癸-冲任-胞宫"轴是以肾为主导，通过天癸这一物质基础，再通过冲任-胞宫联属，所形成的妇科生理体系。这个理论意义很大，但不够全面，一是此处只强调肾脏功能，尚缺乏其他脏腑功能；二是只提及冲任脉，缺少督脉，不能组成有功能意义的一源三歧，而缺少带脉约束，整个胞宫的藏泻功能则不能正常进行。因此，许老认为该理论需作适当补充，以更好地指导妇科临床。

三、冲任督带胞宫与脏腑经络功能的联系

许润三教授重视冲任督带胞宫理论，从生理、病因病机、临床诊治、用

药处方等方面进行了全面阐释。他1987年就在《中日友好医院学报》发表了《冲任督带理论与实践》一文，1992年又在《中级医刊》（现《中国医刊》）杂志发表系列讲座文章，论述"肾气、天癸、冲任与女性生理、病理的关系"。

（一）冲任督带四脉蓄溢气血，与胞宫形成一个完整体系

胞宫是体现妇女生理特点的重要器官，与脏腑有密切的经络和功能联系，这种联系主要依赖冲任督带四条经脉。冲、任、督、带四脉属"奇经"，胞宫属"奇恒之腑"，从前面内容可知，冲、任、督三脉"一源三歧"，均下起胞宫，上与带脉交会，被带脉所约束；冲、任、督、带又上连十二经脉，因此胞宫的生理功能主要与冲、任、督、带四脉的功能有关，从而使冲、任、督、带四脉在妇女生理中具有重要地位。"奇经"不同于十二正经，别道奇行，无表里配属，不与五脏六腑直接联通，冲、任、督、带四脉有以下共同特点：

第一，从形态上看，冲、任、督、带四脉属经络范畴，有经络形象。即经有路径之意，是纵横的干线；络有网络之意，是经的分支，如罗网维络，无处不至。第二，从功能上看，冲、任、督、带四脉有湖泽、海洋一样的功能。如《难经》说："其奇经八脉者……比于圣人图设沟渠，沟渠满溢，流于深湖，故圣人不能拘通也。"《奇经八脉考》更明确地说："盖正经犹夫沟渠，奇经犹夫湖泽，正经之脉隆盛，则溢于奇经。"即十二经脉中气血旺盛流溢于奇经，使奇经蓄存充盈的气血。第三，冲、任、督、带四脉是相互联通的，这对调节全身气血、渗灌溪谷、濡润肌肤、协调胞宫生理功能具有重要意义。第四，流蓄于冲、任、督、带四脉的气血不再逆流于十二正经。《难经》说："人脉隆盛，入于八脉而不环周，故十二经亦不能拘之。"徐灵胎说："不环周，言不复归于十二经也。"都明确阐述了奇经气血不再逆流于十二正经的理论观点，这犹如湖海之水不能逆流于江河、沟渠一样。

简言之，四条经脉形成纵横网络，源起胞宫，相互连通，汇聚十二正经气血灌注胞宫，犹如江湖河泽汇聚大海，使胞宫处于气血充盈、蓄溢有常的状态，从而使经孕产乳带等生理功能保持正常。

（二）冲任督带胞宫与脏腑经络功能的联系

1. 冲脉 - 胞宫与脏腑 "冲为血海"，冲脉之精血充盛，才能使胞宫蓄

积气血,发挥行经、胎孕等生理功能。肝主疏泄而藏血,与冲脉关系密切。对于女性来说,正因为肝气按时疏泄,将汇于冲脉中的部分气血按时、有序地输送至胞宫,为月经的产生提供了基本条件。冲脉使精血汇聚胞宫,除了与肝脏有关外,也离不开肾气的推动作用。根据《素问·上古天真论》的论述可知,肾气充盛后,在其推动下,"太冲脉盛",此时,冲脉同胞宫的特殊联系才开始发挥作用。冲脉的蓄藏气血、向胞宫输送气血,也要在肾气的协助下才能完成。脾为后天之本,气血生化之源,并主摄血、统血。脾的运化功能正常,气血生化有源,冲脉才能有血可蓄。脾气健旺,统摄有度,方能协助冲脉蓄藏气血,而不致妄行,以保证冲脉的功能活动能够正常进行。综上所述,肝、肾、脾三脏均与冲脉关系密切,使精血充盛,按时满溢,确保胞宫发挥正常功能。

2. 任脉 - 胞宫与脏腑　任脉为"阴脉之海",主胞胎。任脉之气通,才能使胞宫妊养气血,发挥行经、胎孕等生理功能。从《素问·上古天真论》的论述可知,肾为藏精之所,在肾气主导下,任脉将肾藏的阴精向五脏六腑输注,以濡养脏腑;当女子发育到一定年龄后,肾气开始充盛,通过肾气的推动作用,任脉同胞宫的特殊联系开始发挥作用,此即"任脉通"。于是肾精的气化物——天癸通过任脉而至胞宫,促进胞宫发育成熟,为胞宫的正常功能活动准备条件。另外,肝气的疏泄功能正常,有助于任脉通盛;肝的藏血功能正常,有助于任脉蓄藏阴精。脾气健旺,统摄有度,可协助冲任蓄藏气血阴精,保证任脉的功能活动正常进行。

3. 督脉 - 胞宫与脏腑　督乃阳脉之海,与足太阳相通,行身之背而主一身之阳,有调整和振奋全身阳气的重要作用。因此,其功能主要与肾的关系最为密切。任督二脉互相贯通,即二脉同出于"会阴",任行身前而主阴,督行身后而主阳,二脉于龈交穴交会,循环往复,维持人体阴阳气血的平衡,从而使胞宫发挥正常的生理功能。

4. 带脉 - 胞宫与脏腑　带脉横行于腰部,总束诸经。横行之带脉与纵行之冲、任、督三脉交会,并通过三脉间接地下系胞宫,起到约束冲、任、督三脉,维系胞宫位置的重要作用。其功能主要依赖脾气的升提统摄。

第二节　冲任督带胞宫理论与脏腑气血功能

一、脏腑与冲任督带胞宫

（一）肾与胞宫

经络上的联系：肾与胞宫有一条直通的经络联系，即《素问·奇病论》说的"胞络者，系于肾"。又肾脉与任脉交会于"关元"，与冲脉下行支相并而行，与督脉同是"贯脊属肾"，所以肾脉又通过冲、任、督三脉与胞宫相联系。

功能上的联系：肾为先天之本，元气之根，主藏精气，是人体生长、发育和生殖的根本；精又为化血之源，直接为胞宫的行经、胎孕提供物质基础。肾主生殖，与胞宫的功能是一致的。

两者之间由于有紧密的经络联系和功能上的一致性，关系最为密切。女子发育到一定时期后，肾气旺盛，肾中真阴——天癸承由先天，继由后天脾气运化水谷精微而逐渐生化、充实，在肝气的疏泄调达下，发生月经来潮的现象。之后，逐渐促成胞宫有规则的月经（经）、正常怀孕（孕）、分娩（产）、哺乳（育）等生理功能。

（二）肝与胞宫

经络上的联系：肝脉与任脉交会于"曲骨"，又与督脉交会于"百会"，与冲脉交会于"三阴交"，可见肝脉通过冲、任、督三脉与胞宫相联系。

功能上的联系：肝有藏血和调节血量的功能，主疏泄而司血海，而胞宫行经和胎孕的生理功能，恰是以血为用。因此，肝主疏泄对胞宫的蓄血具有重要的调节作用。

（三）脾与胞宫

经络上的联系：脾脉与任脉交会于"中极"，又与冲脉交会于"三阴交"，可见脾脉通过冲、任二脉与胞宫相联系。

功能上的联系：脾为气血生化之源，内养五脏，外濡肌肤，是维护人体后天生命的根本。同时，脾司中气，其气主升，对血液有收摄、控制的作用，此即后世医家所说的"统血""摄血"。脾司中气的主要功能在于"生血"和"统血"，而胞宫的经、孕、产、育都是以血为用。因此，脾所生、所统之血，直接为胞宫的行经、胎孕、哺育提供物质基础。

（四）胃与胞宫

经络上的联系：胃脉与任脉交会于"承浆"，与冲脉交会于"气冲"，可见胃脉通过冲、任二脉与胞宫相联系。

功能上的联系：胃主受纳，腐熟水谷，为多气多血之腑，所化生的气血为胞宫之经、孕所必需。因此，胃中的谷气盛，则冲、任二脉气血充盛，可为胞宫提供物质基础。

（五）心与胞宫

经络上的联系：心与胞宫有一条直通的经络联系，即《素问·评热病论》所说的"胞脉者，属心而络于胞中"；《素问·骨空论》说督脉"上贯心入喉"，可见心又通过督脉与胞宫相联系。

功能上的联系：心主神明和血脉，统辖一身上下。因此，胞宫行经、胎孕的功能正常与否，和心的功能有直接关系。

（六）肺与胞宫

经络上的联系：《灵枢·营气》说："其支别者，上额，循巅，下项中，循脊入骶，是督脉也；络阴器，上过毛中，入脐中，上循腹里，入缺盆，下注肺中。"可见肺与督、任脉是相通的，并借督、任二脉与胞宫相联系。

功能上的联系：肺主一身之气，有"朝百脉"和"通调水道"而输布精微的作用，机体内的精、血、津、液皆赖肺气运行。因此，胞宫所需的一切精微物质，是由肺气转输和调节的。

综上所述，胞宫的生理功能是脏腑功能作用的结果，重点是肾肝脾三脏。

二、气血与冲任督带胞宫

气血是人体一切生命活动的物质基础，经、孕、产、乳无不以血为本，以气为用。气血二者之间也是互相依存、互相协调、互相为用的，《女科经纶》说："血乃气之配，其升降、寒热、虚实，一从乎气。"故有"气为血之帅，血为气之母"的说法。北宋《圣济总录》："血为荣，气为卫……内之五脏六腑，外之百骸九窍，莫不假此而致养。矧妇人纯阴，以血为本，以气为用，在上为乳饮，在下为月事。"月经为气血所化，妊娠需气血养胎，分娩靠血濡气推，产后则气血上化为乳汁，以营养婴儿。气血由脏腑化生，通过冲、任、督、带、胞络、胞脉运达胞宫，在天癸的作用下，为胞宫的行经、胎孕、产育及上化乳汁提供物质基础，完成胞宫的特殊生理功能。在脏腑之中，心主血，肝藏血，脾统血，脾与胃同为气血生化之源，肾藏精，精化血，肺主气，朝百脉而输精微，它们分司血的生化、统摄、调节等重要作用。故脏腑安和，血脉流畅，血海充盈，则经候如期，胎孕乃成，产乳如常。在五脏之中，胞宫与肝、脾、肾的关系尤为密切。

1. 胞宫与肝血　肝主疏泄而藏血，为全身气血调节之枢。胞宫的主要生理作用在于血的藏与泄。肝为血海，为妇女经血之本。肝血充足，藏血功能正常，肝血下注血海，则冲脉盛满，血海充盈。肝主疏泄，调畅气机，肝气条达，疏泄正常，则气机调畅而任脉通，太冲脉盛，月事以时下。因此，肝与胞宫的关系主要体现在月经方面。女子以血为体，以气为用。经、带、胎、产是其具体表现形式。女子的经、孕、胎、产、乳无不与气血相关，无不依赖于肝之藏血和疏泄功能，故有"女子以肝为先天"之说。

2. 胞宫与脾血　脾主运化，主生血统血，为气血生化之源。血者，水谷之精气，和调于五脏，洒陈于六腑，女子则上为乳汁，下为月经。胞宫与脾的关系，主要表现在经血的化生与固摄两方面。脾气健旺，化源充足，统摄有权，则经血藏泄正常。

3. 胞宫与肾中精血　肾为先天之本，主藏精，生髓。肾中精气的盛衰，主宰着人体的生长发育和生殖能力。肾与胞宫的关系主要体现在天癸的至竭和月经孕育方面。"天癸者，阴精也……盖男女之精，皆可以天癸称"（《黄帝内经素问注证发微》）。天癸是促进生殖器官发育和生殖功能成熟所必需的重要物质，是肾中精气充盈到一定程度的产物。因此，女子到了青春期，肾精充盈，在天癸的作用下，胞宫发育成熟，月经应时来潮，就有了生育能力，为孕育胎儿准备了条件。反之，进入老年，由于肾精衰少，天癸由少而至衰竭,于是月经闭止,生育能力也随之丧失。

三、肾-天癸-冲任-胞宫生殖轴理论

1974 年广州的罗元恺教授(以下尊称罗老)提出肾与女性月经、妊娠的生理有着直接关系,认为妇产科病基本是妇女生殖系统的病变,与肾经和冲任有直接或间接的关系。此后经过 8 年的临床与实践,罗老在 1982 年全国首届中医妇科学术研讨会上以《肾气、天癸、冲任与生殖》为题,正式提出"肾 - 天癸 - 冲任 - 子宫轴"的观点,认为"肾"为藏精之脏,主管生殖发育,藏先天之精,而命门乃肾中原气,天癸是指与内分泌生殖、相关的元阴、元精,而罗老认为既然天癸始于青春期,竭于绝经期,所以天癸可能是与生殖有关的内分泌物质。而冲任二脉的始末和循行与内分泌功能有一定关系,应包含了性腺的功能。只有肾、天癸、冲任三者调和于子宫,才能够产生月经,发挥正常的生殖功能。罗老认为,肾 - 天癸 - 冲任 - 子宫轴(图 2-1)与当代医学的下丘脑 - 垂体 - 卵巢轴虽分属不同理论体系,但有殊途同归之妙,在调节女性生殖功能的机制方面大致相同。

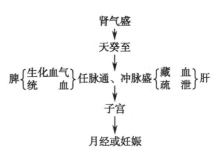

图2-1　肾 - 天癸 - 冲任 - 子宫轴

1982 年孙宁铨教授报道了 3 例运用激素治疗崩漏、不孕闭经、垂体与肾上腺皮质激素低落引起的"黄褐斑"无效,后改用中医调理冲任、益肾法治疗而起效的病例,故而认为中医"肾"的功能在女性生殖生理方面所包括的范围比"大脑 - 下视丘 - 垂体"的功能更广,外界的精神刺激、环境变化等都可以影响"肾"的功能改变,二者是同中有异,而中医更加重视整体观。此外,夏桂成教授认为应当整体调节女性的心肾子宫生殖轴,重中之重是调和癸水阴阳。女性排卵活动必须在周期中到达重阴或临近重阴的水平,精卵才能发育成熟,或临近成熟,促发排卵。许润三则认为肾 - 天癸 - 冲任这个轴与气血、脏腑有密切联系;生殖轴的物质来源,一方面来源

于先天肾气,另一方面来源于后天脾胃化生的水谷精微,脾胃又为气血之源,肝为冲脉之本,乙癸同源,故要同时抓住肾、肝、脾三脏与冲任督带胞宫的关系,调治妇科疾病。

此后,在经孕产乳等妇科疾病的治疗上,后面的医家都有所发挥,并开展了大量的试验研究,将这条生殖轴与西医学的下丘脑 - 垂体 - 卵巢 - 子宫轴进行对应性思考。

总之,当代中医妇科普遍认同的观点是:"肾 - 天癸 - 冲任 - 胞宫"生殖轴与女性的月经和妊娠的生理病理密切相关,是女性生殖功能与性周期调节的核心,也是中医防治女性生殖疾病的重要指导理论。近年来的研究对肾 - 天癸 - 冲任 - 胞宫之间的关系做了较为系统深入的探讨,采用中医生殖轴理论可有效指导妇科疾病的防治,也可启迪中医药防治女性生殖疾病的科研思路。

但许老认为,这一生殖轴理论是涵盖和隶属于肾肝脾 - 气血 - 冲任督带 - 胞宫理论体系中的重要组成部分。因此,解释和理解中医妇科的特有生理功能,应将之前所论述的内容概括起来,图 2-2 可窥见其中的内在联系:

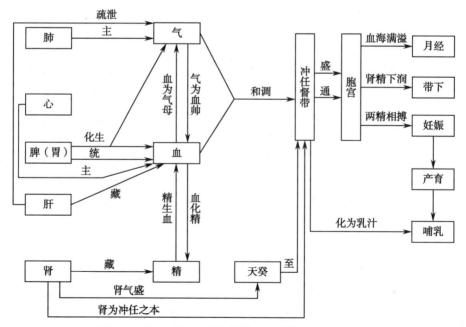

图 2-2　脏腑 - 气血 - 冲任督带 - 胞宫与妇科生理功能

　　月经的产生和调节：月经是因为肾中精气充盛、脾的运化正常、肝的疏泄有度，使天癸按时而至，并在这三个重要的脏腑功能作用下，使气血通过冲任督带与妇科器官——胞宫保持密切有序的联系，循序运动，发挥正常功能。简言之，在肝脾肾为主的脏腑、冲任督带、气血的协调作用下，胞宫能定期按时藏泻，表现出正常的月经初潮，以及月经的应月而行、按时而止。

　　带下的产生和调节：带下同样也是在肾、肝、脾的作用下，冲任督带气血循行如常，胞宫功能有序，而产生的白色无异味的分泌物。其使阴道保持津津常润，并随气血阴阳及月经周期发生相应变化，尤其是中医的氤氲期（排卵期）肾精充足，脾运更甚，阴阳交替之时，特别丰沛的气血通过冲任督带转化成白带，润泽胞宫，使两精容易相搏成孕。

　　妊娠的产生和调节：肾、肝、脾功能正常，气血充盛，冲任督带胞宫功能正常，胞宫藏泻有序有时，女性"二七"之后会有正常的月经和白带，正常的月经和白带呈现阴阳气血的周期性变化。在月经中期，即西医学的排卵期，阴阳气血变化较大之时，男精和女精通过正常的性生活，二者结合成胎元，胎元停驻于胞宫，胎元既秉承父精，又有母血不断涵养，最终形成胎儿。

　　产育及乳汁产生的调节：停驻（着床）在胞宫的胎儿经过十月的母血供养，气血充盛至极，通过冲任督带的调节，调动胞宫发生分娩的生理现象。胞宫分娩后会有一个脏腑气血的修复期，也就是我们熟悉的产褥期，因胎儿分娩后，肝脾肾心等脏腑启动新的机制，确保母血通过冲任督带，尤其是冲脉，将气血化生为乳汁，上注乳房，为新生儿提供营养。

第三节　冲任督带胞宫理论与妇科病机、治法及方药

一、从历代文献源流追溯冲任督带病机、药物及治疗

（一）冲任督带病机

　　从上述的生理认识可知，妇科的生理基础是脏腑 - 气血 - 冲任督带 - 胞宫这个完整的体系，那么中医学的各种致病因素，一般都会导致脏腑或

气血损伤，通过冲任督带损伤胞宫，在女性不同的生理时期，引起妇科疾病。历史上，有些医家已经认识到这一点，在他们论述妇科病机时，是从冲、任、督、带损伤立论的。如巢元方论妇人病，月水不调候五论、带下候九论、漏下候七论、崩中候五论，全部以损伤冲任立论；陈自明称"妇人病有三十六种，皆由冲任劳损而致。盖冲任之脉为十二经之会海"；徐灵胎说"凡治妇人，必先明冲任之脉……冲任脉皆起于胞中，上循背里，为经脉之海，此皆血之所从生，而胎之所由系。明于冲任之故，则本原洞悉，而后其所生之病，千条万绪，以可知其所从起"。都明确指出妇科病机核心是损伤冲任经脉。

至于历代各家关于冲任督带损伤导致妇科疾病的论述，更是举目可见。如《景岳全书》中，妇科的常见病机为"又或为欲不谨，强弱相陵，以致冲任不守者，亦复不少"。其中，月经不调："凡欲念不遂，沉思积郁，心脾气结，致伤冲任之源，而肾气日消，轻则或早或迟，重则渐成枯闭"；崩漏："崩淋之病……未有不由忧思郁怒，先损脾胃，次及冲任而然者"；闭经："枯竭者，因冲任之亏败，源断其流也"；恶阻："然亦有素本不虚，而忽受胎妊，则冲任上壅，气不下行，故为呕逆等证"；缺乳："妇人乳汁，乃冲任气血所化，故下则为经，上则为乳。若产后乳迟乳少者，由气血之不足，而犹或无乳者，其为冲任之虚弱无疑也"；不孕："凡此摄育之权，总在命门，正以命门为冲任之血海"。其他如"经乱""胎不长""鬼胎""产后恶露不止""癥瘕"等，亦都论及冲任损伤的病机。《傅青主女科》中，带下病机为"夫带下俱是湿症，而以带名者，因其带脉不能约束而病此患，故以名之。盖带脉通于任、督，任督病而带脉始病"。再如血崩："血海者，冲脉也。冲脉太寒而血即亏，冲脉太热而血即沸，血崩之为病，正冲脉之太热也"。其余各家如严用和、王肯堂、肖赓六、沈尧封等亦有论及者，各详其书，这里不予赘述。李时珍明确说："八脉散在群书者，略而不悉。医不知此，罔探病机。"

综上所述，无论是脏腑功能受损还是气血失常，抑或致病因素直中冲任督带，妇科疾病的病机核心是冲任督带受损，伤及胞宫。常见的冲任督带受损导致的妇科疾病如下：

冲脉起于胞中，汇聚十二经气血以营养胞宫，为经孕产乳提供物质基础，与任脉并行，与督脉相通。全身气血蓄溢渗灌，仰仗肾气的温煦濡养、脾胃气血的长养、肝血的调节，及冲脉调控气机，主气血升降。冲脉为病，主要表现为脾胃虚弱、气血不足导致的全身证候及胞宫失养相关疾病，同时可见气机逆乱的证候。以冲脉受损为主的胞宫疾病有月经量少、妊娠恶阻、经行吐衄等。

任脉起于胞中，行胸腹，与足三阴、冲脉交汇，调节人身阴经气血，与督脉配合，协调全身阴阳，受脏腑精血，与冲脉相资，得督脉相配，乃能通盛。任脉为病，主要表现为肾阴虚、气血不足所致的循行部位和胞宫相关疾病。以任脉受损为主的胞宫疾病有不孕、癥瘕、月经失调、闭经、崩漏、妊娠胞阻、胎漏、胎动不安、妇人腹痛等。

督脉起于胞宫，总督诸阳，与肾气相通，督导元阳，维协任阴，促天癸成熟，保障孕育生机。督脉为病，主要表现为肾气不足、肾阴阳虚损、气血瘀滞所致的循行部位和胞宫相关疾病。以督脉受损为主的胞宫疾病有不孕、月经失调、癥瘕、闭经、胎漏、胎动不安、妇人腹痛等。

带脉横行绕腰一周，状如束带，具有约束诸经，调节脉气，使纵横之经脉及所属脏腑保持升固而不下陷的功能。带脉为病，主要表现为脾肾不足、失摄、弛缓及下陷疾病。以带脉受损为主的胞宫疾病有各类带下病、阴挺等。

综上所述，妇科病机的核心是冲、任、督、带损伤，导致胞宫发生经、带、胎、产、乳、杂诸病。这一理论，既使妇科病机的阐述有规律可循，又可反映出妇科不同于其他各科的病机特点。

（二）冲任督带药物及治疗

在药物选择上，冲任督带胞宫作为一个系统也有其自身特点，治法也不同于一般的补脾、调肝、滋肾等通常方法，而有其直入下焦冲任督带经络系统的用药特点。以清代《得配本草》为代表的著作已有入冲任诸经的药物录载，《本草纲目》《叶氏医案存真》《傅青主女科》等专著也有少数调治冲任的用药经验。如叶天士说："奇脉之结实者，古人必用苦辛和芳香，以通脉络。其虚者，必辛甘温补，佐以流行脉络，务在气血调和，病必痊愈。"

我们认为奇经的治法可以根据冲任督带胞宫病属下焦的认识，用《黄帝内经》中"补下治下制以急，急则气味厚……适其至所"的观点，选择能够调理冲任督带的药物，以冀取效。冲任督带脉气结滞者，需用芳香气味浓烈之味来启迪通达，正可谓"络虚则胀，气阻则痛，非辛香何以入络，苦温可以通降"思想的延续，我们看到一些妇科名家对花类、辛香药物的偏爱，正是这种思想的体现。冲任督带亏损者，则可遵循"治冲任之法，全在健脾、滋养肝肾，以养血"之理，用大剂柔阴养血或血肉有情之品填补奇经，治疗冲任督带精血之急。但无论"补""泻"，都须寓意于以动为用，如不知同气相求之义，未达奇经之理，则会出现"日饵汤药不应"的结果。这是冲任督带胞宫系统在用药治疗上的着力点，需引起重视。临床上，我们可以根据《中医妇科学》教材所涉病证的冲任督带病机表现，所归纳出的调补冲任、温化冲任、清泄冲任、疏通冲任、和胃降冲、扶阳温督、健脾束带等治法，以及相应方药进行参考。

二、许润三基于古人经验归纳的冲任督带用药和处方

（一）可直达冲任督带的常用药物

1. 冲脉用药

（1）补冲脉之气：吴茱萸，巴戟天，鹿角胶，龟板，紫河车，柏子仁，石英，杜仲，鳖甲。

（2）调冲脉之气：木香，香附，川芎，益母草，当归，丹参，冬葵子，甘草，白芍，牛膝，鸡血藤。

（3）通冲脉之气：王不留行。

（4）补冲脉之血：当归，鳖甲，丹参，川芎，枸杞子，阿胶。

（5）活冲脉之血：芦荟，泽兰，卷柏，桃仁，红花，五灵脂，川芎。

（6）降冲脉之逆：木香，槟榔，黄柏，石英，龙骨。

（7）清冲脉之热：黄芩，黄柏，女贞子，丹皮，白薇。

（8）温冲脉之寒：鹿茸，艾叶，鹿角胶，桂心，小茴香，巴戟天，吴茱萸。

（9）固冲脉之气：山药，莲肉，芡实，巴戟天，车前子，菟丝子，续断，熟地，桑螵蛸。

2. 任脉用药

（1）补任脉之气：鹿茸，紫河车，芡实，覆盆子。

（2）补任脉之血：龟板，丹参。

（3）通任脉之气：王不留行，龟板。

（4）温任脉之寒：鹿茸，艾叶，桂心，小茴香，鹿角霜。

（5）固任脉之气：白果，芡实，莲肉，山药。

3. 督脉用药

（1）通督脉之气：鹿角霜，羊脊骨，白果，苍耳子。

（2）温督脉之血：鹿角胶。

（3）温补督脉精血：鹿茸，枸杞子。

4. 带脉用药

（1）腹痛：白芍。

（2）腹满，腰溶溶如坐水中：艾叶。

（3）带下绵绵：川断，龙骨。

（二）脏腑－气血－冲任督带胞宫理论指导下的常用治法

临床上调治冲任督带法在妇科疾病中的具体应用，多数仍依照肝、脾、肾等脏腑功能失常或气血运行失常予以施治，如冲任不固，常以补肾固冲、健脾固冲法治之；冲任失和，常以健脾疏肝调之；督脉虚寒者，常以温肾助阳主之；带脉失约之属虚者，又常用健脾摄带法治之，等等。但在脏腑－气血－冲任督带胞宫理论指导下，针对妇科常见疾病还是有许多相应治法，现简要归纳如下：

1. 调补冲任 适用于因冲任虚衰或冲任不固所致的月经过多、崩漏、闭经、胎漏、胎动不安、滑胎、产后恶露不绝、不孕症等病。可选用菟丝子、肉苁蓉、鹿角胶、枸杞子、杜仲、人参、白术、山药、吴茱萸、蛇床子等补冲养冲；龟甲、覆盆子、白果、艾叶、紫河车、阿胶以补任脉。方如固冲汤、补肾固冲丸、鹿角菟丝子丸、大补元煎。

2. 温化冲任　冲任虚寒或寒湿客于冲任,以致月经过少、痛经、带下病、不孕症等,宜温化冲任。药如吴茱萸、肉桂、艾叶、小茴香、细辛、川椒、生姜等,代表方有温冲汤、温经汤、艾附暖宫丸。

3. 清泄冲任　热扰冲任,迫血妄行可致经、孕、产各生理时期中的异常出血,如月经过多、崩漏、胎漏、产后恶露不绝;热邪煎灼,冲任子宫枯涸能引发闭经、不孕。治需清泄冲任血海,药如丹皮、黄柏、黄芩、桑叶、生地、知母、地骨皮、马齿苋、重楼等,代表方有清经散、保阴煎、清热固经汤、清海丸、解毒活血汤。

4. 疏通冲任　寒、热、痰、湿、瘀、郁等邪气犯及冲任,致冲任阻滞,可诱发月经后期、痛经、闭经、难产、产后恶露不绝、癥瘕等证,均当疏通之。择用桂枝、吴茱萸、乌药、丹皮、赤芍、苍术、法半夏、生姜、枳壳、川芎、柴胡、香附、王不留行、莪术、桃仁、炮山甲等。代表方如少腹逐瘀汤、四逆四妙散、苍附导痰丸、桃红四物汤、柴胡疏肝散。

5. 和胃降冲　冲气上逆,既可犯胃,致胃失和降,也可与血热相引为乱,引起倒经。治当抑降上逆之冲气。药用紫石英、紫苏、法半夏、代赭石、陈皮、竹茹、伏龙肝等,方如小半夏加茯苓汤、紫苏饮。

6. 扶阳温督(温阳补督)　督为阳脉之海,督脉虚寒,胞脉失煦,可引起月经后期、闭经、绝经前后诸证、不孕等,治宜扶阳温督。常用鹿茸、补骨脂、仙茅、淫羊藿、巴戟天、附子、续断,方如二仙汤、右归丸。

综上所述,许老建立"肝脾肾(为主的脏腑)- 气血 - 冲任督带 - 胞宫"系统,是指导我们用中医思维进行妇科疾病诊治的基础。

第四节　中西医结合,中主西随话"胞脉"

胞宫是中医妇科学的一个重要概念,中医古籍中还有对胞脉、胞络的记载,千百年来,研究者甚少。1984年许润三到中日友好医院工作以来,逐渐接触到很多输卵管不通的不孕症患者,这类患者并没有明确的临床症状,如果不通过西医学检查,无法发现输卵管不通的问题。如何从中医的理法方药建立起对这个病的认识，并使疗效确切，这让许润三在对这类疾病研究之初伤透了脑筋。他思考的是：如何用中医思维去治疗西医学概念下的疾病？是否可以发现现代疾病的中医辨证、辨病思路？

在这种情况下，许润三所学的西医学知识和他熟读的经典文献，以及对冲任督带胞宫理论的熟练掌握起到了重要作用。参照西医学对输卵管阻塞的病理表现及诊断，他发现这与中医学的"瘀血病证"极为相似。最终，通过将临床研究与中医经典相结合，许润三认为中医所说的胞脉相当于输卵管，而输卵管阻塞的病理机制则是由于瘀血内停，留滞于胞脉，胞脉闭阻不通，两精难以相遇，而致不孕。因此，他选用张仲景的"四逆散"加味方主治。之所以选择这个处方，主要考虑这类女性病患，胞宫失去孕育能力，原因在于胞脉闭阻，而胞脉被瘀血阻滞的大多数原因起源于患者情怀不畅，导致肝郁，肝木郁而克伐脾土，她们往往亦兼有脾虚的特点。在冲任督带胞宫理论中，肝脾两脏的功能失常是主要原因。选方四逆散有如下考虑：四逆散始见于张仲景的《伤寒论》："少阴病，四逆，其人或咳，或悸，或小便不利，或腹中痛，或泄利下重，四逆散主之。"方由柴胡、枳实、芍药、甘草组成，药味精炼，配伍严谨。方中柴胡疏肝理气、透达阳郁；枳实散结降逆、行痰消痞，二者一升一降，运转枢机；赤芍能行瘀止痛、凉血消肿，主破散、通利，与柴胡合用，一气一血，收散结合，善治气血郁滞；炙甘草益气和中，与赤芍同用，一柔一缓，缓急止痛。四药相伍，使邪去郁开，气血调畅，四逆自愈。唐容川《血证论》指出，四逆散"疏平肝气、和降胃气之通剂，借用处尤多"。

历代医家在此方基础上，化裁变通颇多。如今，四逆散在主治病症方面，已远远超出"四逆"范畴，而广泛用于内科、妇科各种杂证，病机为肝郁血瘀。许老认为该方对瘀血散和通的力量不够，故又加入生黄芪、穿山甲、丹参、路路通、皂角刺、三七粉、麦冬等益气养血、活血通络，善通养冲任督带的药物。其中，黄芪味甘，性微温，入脾、肺经，能够补中益气、固表利水、托毒生肌；穿山甲消肿溃痈，搜风活络，宣通脏腑，透达关窍，凡血凝血聚为病，皆能开之，属血肉有情之品，与冲任督带关系密切；丹参活血祛瘀，凉血消肿，善治癥瘕积聚；三七粉止血散结、消肿定痛，善化瘀血、治癥瘕；路路通祛风通络，可通行十二经脉；皂角刺清热消积解毒；麦冬养阴清热，能润能通，具有润管通管之功。现代药理研究证实：柴胡有解热、抗炎及抗病原体作用；枳实能加强子宫收缩，使胃肠运动收缩有力；赤芍有解痉、抗炎、抗溃疡、解热作用；甘草有肾上腺皮质激素样作用，还可抗肿瘤；黄芪的药理作用包括抗肿瘤、保护心脑血管、提高免疫功能等；丹参具有抗菌、抗炎、改善微循环作用。

针对不同情况，如输卵管积水，可加马鞭草、王不留行、泽兰、白芥子、萆薢、生薏米等利水化湿药物，及夏枯草、生牡蛎等软坚散结药物；如盆腔粘连较重，加桂枝、威灵仙、蜈蚣等温经通络药物，及生牡蛎、贝母、玄参等软坚散结药物。

临床上，还可配合相应的中药灌肠、热敷等，内外治疗相结合。本法通过疏肝理气，破血逐瘀，补虚扶正，全身调整与局部治疗相结合，疗效明显，治愈众多输卵管不通导致的不孕症患者。以下展开分析许老在输卵管问题导致的不孕症方面独特的学术思想。

一、中医"胞脉"说

对于胞脉的认识，许老认同现代医家蔡小荪的观点：胞脉有广义和狭义之分，广义指分布于胞宫上的脉络，主要指冲任二脉，相当于西医学子宫上分布的动静脉，如《素问·评热病论》："胞脉者，属心而络于胞中"。而狭义的胞脉则相当于西医学的输卵管，正如朱丹溪所云，子宫"上有两歧，一达于左，一达于右"，此"两歧"即指输卵管。因此，输卵管的概念及功能应包括在中医狭义的胞脉之中，输卵管的病变亦与中医胞脉的异常改变相对应。

二、胞脉闭阻发为不孕症

根据临床所见及实验室检查，我们将导致瘀血停滞于胞脉的因素大致归纳为情志所伤、盆腔炎史、结核病史、手术损伤、经期感受寒邪等。以上无论何种原因，一旦影响胞脉的气血运行，皆会造成瘀血内阻，胞脉闭塞不通,两精难于相搏,而致不孕症。历代中医文献中没有与输卵管阻塞相关的病名,输卵管阻塞患者也并没有很多特征性的临床表现,只有发现不孕后,采用西医学的输卵管检查方能诊断。许润三认为本病与中医的"瘀血病证"极为相似。瘀血形成后,可阻碍正常气血的新生与运行,使局部出现炎症、粘连、组织增生和包块等病理改变。若瘀血阻滞于胞脉(输卵管),使胞脉出现炎症、粘连而闭阻,两精难于相搏则不孕。因此,我们认为输卵管阻塞的中医诊断是胞脉闭阻。

三、胞脉闭阻治疗需辨病与辨证相结合

输卵管阻塞性不孕症,当时西医主要采用腹腔镜手术助孕,有条件的患者行体外受精与胚胎移植技术,即现在我们熟悉的试管婴儿。手术的效果不太确定且有一定副作用,试管婴儿的治疗过程烦琐、费用昂贵,使得这两个技术的运用在当时都受到一定限制,这也是很多患者选择中医就诊的原因。中医药治疗价格低廉、服药方便,深受希望自然受孕患者的欢迎。但由于输卵管阻塞患者多无明显的特异性症状,常是多年不孕,经西医检查而被发现,这给临床上准确辨证和针对性用药造成一定困难。因此,建立辨证(中医的宏观与微观辨证结合)与辨病(指西医学的病)相结合的辨证论治新体系,是中医学术界努力的方向。许润三教授即采用中医传统辨证与输卵管局部辨病相结合的方法,来诊治本病,现介绍如下:

局部辨病:由于引起输卵管阻塞的原因不同(盆腔炎症、子宫内膜异位症盆腔粘连、盆腔结核等),其局部的病理表现也不尽相同。一般来讲,输卵管炎性阻塞主要是瘀血阻滞于胞脉;巧克力囊肿内有痰湿,其引起的盆腔粘连,造成输卵管蠕动功能变差,影响拾卵,属于瘀血夹湿气,阻滞胞脉及胞络的情形,输卵管虽通但功能失常;而结核性输卵管阻塞,由于局部有钙化灶及瘢痕形成,则表现为瘀血阻于胞脉的重证;输卵管积水的形成,多是由于瘀血内阻,影响胞脉气机疏通、津液布散,化为水湿,导致痰湿互结于胞脉的病理变化。局部辨病就是辨清输卵管是炎症、粘连、瘢痕钙化,还是输卵管形成积水,在四逆散主导下有针对性地遣方用药。

全身辨证：在局部辨病的基础上，结合患者的发病诱因、证候及舌脉进行辨证分型。一般分为三型：肝郁气滞型、瘀血内阻型、瘀湿互结型。①肝郁气滞型：多为婚久不孕，精神抑郁，喜叹息，经前小腹及乳房胀痛，心烦易怒，月经量少，色暗，经行不畅。舌质正常或略暗，脉细弦。妇科检查：盆腔多正常或附件增厚，压痛不明显。治宜四逆散加生黄芪、穿山甲、丹参、路路通、皂角刺、三七粉等，组成新方"通络煎"。②瘀血内阻型：多为原发不孕，或有结核病史。平时小腹疼痛，经期加重，月经量或多或少，色暗，有血块，甚或闭经。舌质暗，有瘀斑，脉沉弦。妇科检查，附件增厚或可扪及炎性包块。治宜通络煎加桂枝、威灵仙、蜈蚣等温经通络之品，及生牡蛎、贝母等软坚散结药物。③瘀湿互结型：可有子宫内膜异位症病史。小腹及腰骶坠痛，劳累、性交后加重，白带量多，质稀或稠，有味，大便溏薄，舌胖，质暗，脉弦滑。妇科检查，附件区可扪及囊性肿物，输卵管可通但盆腔粘连重，甚或子宫输卵管碘油造影示输卵管积水。治宜通络煎加活血利水药物如马鞭草、王不留行、泽兰、白芥子、萆薢、生薏米，及软坚散结药物如夏枯草、生牡蛎等。配合中药外用灌肠、热敷，以及丹参静脉滴注等综合治疗。

第五节　围绕不孕症诊治形成的妇科治疗体系

一、许润三治疗不孕症体系概要

许润三在 70 余年的临床生涯中，勤求古训，锐意创新，以治疗输卵管不通为契机，在中西医结合、中主西随的思想指导下，运用脏腑 - 气血 - 冲任督带胞宫理论，将中医辨证与西医学辨病有机结合，逐步形成了一套行之有效的诊疗不孕症的思路，创制了一系列疗效确切的中药处方。因为不孕症病因复杂，针对病因的治疗基本涵盖了中医妇科主要优势病种的内容，即调经、种子、带下、孕产、哺乳等各方面。具体而言，许润三按照西医学不孕症的主要病因，即排卵障碍、输卵管不通、子宫内膜异位症、免疫性不孕等进行归类，形成一套完整的中医诊治不孕症的思路和方法，并随着辅助生殖技术的进步而得以不断充实和发展。本法思路清晰，体系明确，对妇科病的诊治具有纲举目张的作用，现分述如下：

（一）排卵障碍性不孕

临床常见的疾病有卵巢早衰、高催乳素血症、多囊卵巢综合征、未破裂卵泡综合征、黄体功能不足等。不孕的根本原因在于无排卵或排卵障碍，许润三根据"肾主生殖"理论，认为此属中医学肾虚，冲任督不足，胞宫精血亏虚范畴，治宜补肾填精养血。但在临床应用时，尚需采用西医检查，明确诊断后，根据患者的年龄、症状、体征及病情特点，辨别阴虚、阳虚、夹痰夹瘀，治疗时各有侧重。我们将其简化为闭经类和崩漏类进行辨证论治。

1. 闭经类（包括月经后期、月经过少、闭经） 根据患者体质和临床表现，一般分为肾阴虚、肾阳虚、肾虚痰湿 3 种证型。闭经常常是不孕症中最常见的临床类型，虽然闭经多责之于肾虚，但实际病机较为复杂，简而言之，至少有三类情况：肾阴、肾阳不足为一大类，主要涉及现代较多见的早发性卵巢功能不全和卵巢早衰等；另一大类往往兼有脾虚，即临床最常见的多囊卵巢综合征；或兼肝郁，较为常见的是高催乳素血症。但临证见闭经初诊者，不可一味攻下通瘀活血，必须辨证施治，徐徐图之，通过调节肝脾肾脏腑功能，使冲任督带胞宫气血充盈，通过观察患者有无白带增多、下腹微坠等行经之兆时，方可活血通经。

2. 崩漏类（包括月经先期、经期延长、经间期出血、崩漏） 发病机制以肾虚、肝肾功能失调为主。临床主要表现为异常子宫出血，故治先止非时之血，血止之后，再补肾调肝健脾，调整冲任督带胞宫及卵巢功能，恢复排卵。崩漏类出血期，许润三一般以气虚、血热、血瘀三型辨证论治。

在排卵障碍中，又根据患者是否有多囊卵巢综合征、甲状腺功能异常、高催乳素血症、卵巢功能下降、卵巢早衰等，而有兼痰湿、阴虚、肝郁、血瘀之不同，配合相应药物加减。

（二）输卵管阻塞性不孕

详见上述关于"胞脉"部分论述。

（三）子宫内膜异位性不孕症

中医药对子宫内膜异位症的治疗近年来已有长足发展，从单纯以血瘀立论到注重肾在本病发生发展中的作用；治疗从单一的活血，到补肾活血、清热活血、痰瘀分消、通腑活血；治疗方法从辨证论治到周期治疗、中西医结合治疗、综合治疗等，使该病疗效获得显著提高。但由于本病疗程较长，攻伐药物久用易损伤正气，常使患者难于坚持治疗或反使病情加重。

许润三认为异位内膜的周期性出血为离经之血，应属血瘀，瘀血结于下腹，瘀阻冲任督带、胞宫胞脉，阻碍两精相合则导致不孕症。子宫内膜异位症的主症——痛经，属中医"痛证"，中医认为"不通则痛"，瘀血是"不通"的常见病因，活血止痛应为治疗首要大法；另外，本病好发于女子"三七"至"七七"之育龄期，其病本必有肾气不足，补肾益气为必兼之法。因此，补肾活血、化瘀止痛是许润三治疗子宫内膜异位症的关键方法，在活血化瘀的同时加强对生殖之本和气虚不足的治疗，虚实并重，切实抓住病机核心。

（四）免疫性不孕症

许润三对于该类疾病的治疗，一般多从湿热内蕴、阴虚内热或脾肾阳虚入手。当今免疫性原因也是胎停育和习惯性流产，甚至是辅助生殖技术不成功的常见原因。治疗应贯穿于孕前和孕后，孕前宜偏重益气补肾、调补冲任、养血活血，孕后偏重补肾健脾、调补任督、升提保胎。

在上述辨证的基础上，许润三梳理出一些经典名方，酌情加减，形成一系列常用方剂，如定经汤合二仙汤加减治疗多囊卵巢综合征、高催乳素血症和黄体功能不足，四逆散加味形成的通络煎治疗输卵管不通，桂枝茯苓丸合失笑散加味治疗子宫内膜异位症，安老汤治疗崩漏出血，等等。

二、许润三不孕症诊疗思想在妇科常见疾病中的应用

许润三按照西医病因分类的不孕症中医诊治，展现了其在调节月经、治疗常见月经类疾病中起到的作用。例如，月经异常可分为出血异常和不出血两类，也就是崩漏类和闭经类。其中，月经先期、量多、排卵期出血等

归为"崩漏类"，治疗原则为出血期辨证止血，血止期辨证调理建周期；月经后期、量少、闭经等归为"闭经类"，治疗原则为辨证调理周期，有经行预兆则活血通经。至于经前期紧张症、围绝经期综合征等，则可按照调肝补肾健脾，调理冲任督带胞宫进行辨证论治。

（一）排卵障碍导致的月经失调类疾病

排卵障碍是导致女性不孕症的主要原因之一，约占 25%～30%。患者除不孕外，常同时伴发月经失调、闭经、多毛、肥胖、潮热、盗汗等症状。西医学认为，下丘脑 - 垂体 - 卵巢生殖轴的任何环节发生功能或器质性改变，均可导致暂时或长期的排卵障碍。临床常见的疾病有闭经、高催乳素血症、多囊卵巢综合征、早发性卵巢功能下降、卵巢早衰、未破裂卵泡综合征、黄体功能不足等。

无排卵或排卵障碍导致的不孕症首先应归因于中医学"肾虚"范畴。因肾藏精，为生殖之本，主脑、天癸、冲任、胞宫间的功能调节和控制，这与西医学的中枢神经系统通过下丘脑和垂体、卵巢进行生殖功能调节有相似之处。肾气旺盛，肾精充实，气血调和，任通冲盛，男女适时交合，两精相搏，胎孕乃成。若肾虚，冲任失调，则胞宫不能摄精成孕。因此，补肾应为治疗排卵障碍性不孕症的首选方法，但在临床应用时，尚需根据患者的症状、体征及病情特点，辨别阴虚、阳虚、夹痰夹瘀，而有所偏重。

排卵障碍的主要症状为月经失调，临床上许润三通常按照闭经和崩漏两类进行辨证治疗。

1. 闭经类（包括月经稀发、月经过少、闭经） 根据《黄帝内经》"肾气盛，天癸至，太冲脉盛，月事以时下"理论，闭经当以肾虚论治。通过补肾调经，达到调整卵巢功能、促进排卵目的。根据患者体质和症状不同，临床一般分为肾阴虚、肾阳虚、肾虚痰湿三种证型。具体治疗思路如下：

一般初诊闭经患者，应审其有无月经来潮之势，若白带较多，乳房胀，小腹坠胀，脉滑，或 B 超示子宫内膜增厚，可选用瓜蒌根散通经，药用桂枝 10g、桃仁 10g、䗪虫 10g、赤白芍各 10g、花粉 10g。若闭经患者无月经来潮征象或经过活血通经月经来潮后，则按肝肾阴虚或脾肾阳虚或肾虚痰湿辨证用药，调整卵巢功能，促排卵。偏肝肾阴虚或无明显征象者，可选用熟地 10g、当归 30g、白芍 10g、山萸肉 10g、紫河车 10g、枸杞子 20g、女贞子 20g、川断 30g、香附 10g、益母草 20g 等；偏肾阳虚者，可选用仙茅 10g、淫羊藿 10g、巴戟天 10g、肉苁蓉 10g、女贞子 20g、枸杞子 20g、沙苑子 20g、菟丝子 20g、香附 10g、益母草 20g 等；体胖、肾虚痰湿之体，可选用鹿角霜 10g、生黄芪 30g、当归 30g、白术 15～30g、枳壳 15g、半夏 10g、昆布 10g、益母草 20g 等（此方可消除卵巢周围痰脂，刺激卵泡突破，恢复排卵，经临床观察，一般患者先体重减轻，继之月经恢复正常）。

治疗闭经，一般为通补交替。闭经患者多无白带，若治疗后白带增多，乳房及小腹胀，为治疗有效，可用活血通经药 1 周。若不来月经仍继续调补。在月经周期第 13～15 天时，加丹参、桃仁等活血药以促排卵，此即"平时帮、中间促"。

排卵障碍以"肾虚"为本，又与肝、脾密切相关，若情志不舒，肝失疏泄，气机郁结，则上扰髓海，下阻冲任气血。结合此证患者大多具有心情抑郁、胸胁胀满、善叹息等肝气郁结表现，许老选用"定经汤"加减治疗，考虑到冲任督带胞宫理论，故命名为"调冲方"。"定经汤"出自《傅青主女科》，原方组成为：菟丝子 30g、白芍 30g、当归 30g、熟地黄 15g、山药 15g、白茯苓 9g、荆芥穗 6g、柴胡 1.5g。傅山自评："此方舒肝肾之气，非通经之药也；补肝肾之精，非利水之品也。肝肾之气舒而精通，肝肾之精旺而水利。不治之治，正妙于治也。""调冲方"全方组成则为：柴胡 10g、当归 10g、白芍 10g、熟地黄 10g、菟丝子 10g、续断 15g、鸡血藤 20g、仙茅 6g、淫羊藿 10g、醋香附 10g、益母草 20g、羌活 10g。许润三以菟丝子、续断、淫羊藿、仙茅等补益肝肾之药为主，当归、熟地、鸡血藤、益母草养血活血，柴胡、香附疏肝理气，白芍养血柔肝，方中妙用风药羌活为使药，利用其性开泄、通督脉，以疏通少阴肾经，激发肾中阳气，使全方补而不滞，为点睛之笔。

许润三在治疗排卵障碍性不孕症时往往重视调补肾精，重用温药，如续断、菟丝子等调补肝肾之品，肾阳足、冲任通、胞宫暖，则易孕矣。根据冲任督带胞宫理论，许润三善用血肉有情之品调经促孕，选择入奇经、温暖胞宫动物类药材,如紫河车、鹿茸、鹿角胶、龟板胶、阿胶等。其中,鹿茸片入肝、肾经,具有壮肾阳、益精血、调冲任作用,许润三认为鹿茸可以促进卵巢功能及卵泡发育,在鹿茸的众多炮制药材中,鹿茸蜡片当为首选,用来治疗卵巢功能下降所致的不孕症,临床颇具良效。现代药理学研究也证明鹿茸具有性激素样作用,可促进生殖系统的生长和发育。

以闭经为主要症状的内分泌疾病如高催乳素血症、多囊卵巢综合征、甲状腺功能减退等,由于症状及病理变化各有特点,可在辨证的基础上选择有针对性的药物加以治疗,辨证与辨病相结合,以提高治疗效果。具体如下:

高催乳素血症:本病以月经稀发或闭经、不孕、溢乳为主症,主要病机为肝郁肾虚,冲任失调,气血紊乱。治疗应在补肾基础上,疏肝退乳,引血下行。临床可选用柴胡、香橼皮调理冲任之气;炒麦芽退乳;牛膝引血下行。

多囊卵巢综合征:本病以月经稀发或闭经、不孕、肥胖、多毛为主症,根据其体胖、卵巢囊性病变、包膜增厚等特点,辨证应以肾虚痰湿为主,在补肾的基础上配伍半夏、陈皮、南星、昆布等化痰之品,同时配合丹参、穿山甲活血通络促排卵。此法与西医学行腹腔镜下对卵巢激光打孔促排卵有异曲同工之妙。

甲状腺功能减退:本病以月经稀发或闭经、不孕、浮肿、基础代谢低、性功能减退为主症,主要病机为脾肾阳虚,治疗以温肾健脾法提高甲状腺功能。临床常选用当归芍药散加鹿角霜、生黄芪、益母草等药。

2. 崩漏类(包括月经先期、经期延长、经间期出血、崩漏) 发病机制仍属肾虚,肝肾功能失调。临床以子宫不规则出血为主要表现,故治疗应先止血,血止之后,再补肾调肝,益冲任,调整卵巢功能,恢复排卵。

崩漏出血期,许润三一般以气虚、血热、血瘀三型辨证论治。气虚者,用温阳止血方(自拟方):鹿衔草 30g,党参 50g,三七粉 6g(分冲);血热者,以犀角地黄汤加减,犀角可用玳瑁或水牛角代替,药用玳瑁 20g,生地 30~50g,丹皮 15~30g,生白芍 15~30g,三七粉 3g(分冲)等;若小量出血不止,久治不愈患者应考虑血瘀证,以生化汤加减。对于出血时间较长者，一般多在辨证基础上加用黄芩、重楼、桑叶、黄柏等清热解毒凉血之品，以防感染。

血止后，继以调整月经周期，恢复排卵，方法基本同闭经。疗程一般需 3～6 个月。对于黄体功能不健，表现为经前少量出血，基础体温双相，但高温期短者，一般以调肝补肾法为主，方选定经汤加减，药用柴胡 10g、当归 10g、白芍 10g、山萸肉 10g、山药 20g、紫河车 10g、菟丝子 50g、川断 30g、制香附 10g、益母草 10g 等。此方可促进黄体发育，增进黄体功能；若为黄体萎缩不全，表现为经期延长、基础体温下降缓慢者，则以活血化瘀法，促进子宫内膜剥脱，方选瓜蒌根散。

（二）输卵管阻塞

详见上述关于"胞脉"部分论述。

（三）子宫内膜异位症

患子宫内膜异位症的妇女中，不孕症的发病率约为 30%～50%。其病变性质为盆腔异位内膜反复出血形成粘连与瘢痕，破坏卵巢，影响排卵；或使输卵管周围粘连扭曲，影响其蠕动及摄取卵子。另外，直肠子宫陷凹粘连使子宫后位固定，宫颈上翘，亦影响精子进入宫腔而致不孕。中医认为异位内膜的周期性出血为离经之血，应属血瘀，瘀血结于下腹，瘀阻冲任、胞宫、胞脉，阻碍两精相合则导致不孕症。治疗当以活血化瘀、软坚散结为主。由于本病疗程较长，攻伐药物久用易损伤正气，临床应根据患者的年龄、体质、症状及内膜异位的不同部位，因人制宜，选方用药。对于体质好、月经规律、以痛经为主的患者，临床治疗多以活血化瘀止痛为主，但在大队活血化瘀药中要加入生黄芪、党参等补气扶正之品，以防久用攻伐药物而耗伤气血。盖气愈虚则血愈滞，一味攻伐反而欲速不达。对于月经先期量多、形体消瘦的患者，临床可选用消瘰丸加味，此方清热止血，软坚散结，能抑制子宫内膜生长，调整月经，减少出血，并软化结节。若患者体胖、虚寒体质，则选用桂枝茯苓丸温通化瘀，再加三棱、莪术增强活血化瘀作用。卵巢巧克力囊肿患者，一般在上述辨证基础上加王不留行、穿山甲、路路通、肉桂、泽兰等活血通透之品。由于子宫内膜异位症常同时存在自身免疫反应、排卵障碍、黄体功能不全等问题，故在活血化瘀的同时应配伍补肾之品，如巴戟天、淫羊藿、川断、菟丝子等以提高妊娠率。

（四）免疫性不孕

免疫性不孕约占不明原因不孕症的 40%～50%。由于生殖系统抗原的同种免疫或自身免疫可阻止精卵结合或阻止精子穿透卵子而导致不孕。中医对于该病的治疗，一般多从湿热内蕴、阴虚内热或脾肾阳虚入手。许润三在临床发现肝郁肾虚应为此病的主要病机。通过调肝补肾，可以调整机体免疫功能，促进抗体消失。方剂以调肝汤加减，药用柴胡 10g、当归 10g、白芍 10g、菟丝子 30g、女贞子 20g、枸杞子 20g、沙苑子 30g、丹参 20g、生黄芪 20g、制香附 10g、益母草 10g 等。大量有效病例证实，此法疗效肯定，治疗中不用避孕，2～3 个月抗体消失，受孕者众。

滑胎　中医学把连续发生 3 次或以上的堕胎、小产称为"滑胎"，亦称"数堕胎""屡孕屡堕"。西医学称为"复发性流产"。多数专家认为，连续发生 2 次流产即应重视并开始评估，因其再次出现流产的风险与 3 次者相近。由于近年辅助生殖技术应用越来越广泛，所评估的 2 次临床妊娠失败中还包括体外受精后的生化妊娠，故将探讨范围扩大至反复妊娠丢失。因其病因未知，且很少有循证的诊断和治疗方案，成为现今生殖医学的一大难题。许润三临床注重调畅气机，补益中兼用活血之品，自拟调冲方；孕后补肾养血，固冲安胎，用寿胎丸加味，临床疗效颇显。

（1）孕前

1）补肾温阳，疏肝解郁。许润三在滑胎的病因上强调肾虚肝郁。肾主生殖，肾阳不足、肾气虚为受孕困难、胎元不固的根本。此外，患者因数次堕胎、小产而致情志不舒，久则肝气郁结，以致冲任瘀阻而难以成孕；《傅青主女科》言"子病而母必有顾复之情，肝郁而肾不无缱绻之谊，肝气之或开或闭，即肾气之或去或留，相因而致"，肝气郁结导致肾气摄纳失职，肾失摄纳则易胎元不固。因此，肾虚和肝郁为本病的基本病机，许老常用自拟调冲方（菟丝子、紫河车、鹿茸、柴胡、当归、生白芍、羌活、鸡血藤、制香附、益母草）来温补肾阳，疏肝解郁。此方化裁于《傅青主女科》疏肝补肾之定经汤，去山药、茯苓、荆芥穗，加温补肾阳之品，酌加鸡血藤等活血通脉。

2）注重通补，补而不滞。许润三认为，补益药物大多滋腻，易滞气血，应辅以行气活血之品，补中有通。故常选用辛散之羌活、养血活血之鸡血藤为佐药，制香附、益母草为使药：因督脉调节一身阳经气血，与脑、髓、肾、生殖的功能密切相关，羌活辛、苦，温，归膀胱、肾经，性善开泄，通督脉，疏通少阴肾经，激发肾中阳气，又上通于脑，有促排卵之效；制香附疏肝解郁，理气宽中，益母草活血调经，两药为许润三常用对药，理气与活血相配，避免大量补益药滋腻碍胃。亦可选用川芎、川续断等品：川芎通达气血，为"血中之气药"；川续断补肝肾、调冲任，又能通行血脉，活血而不动血，使补肾之品补而不滞。另外，若因血瘀使冲任受阻而致数堕胎者，宜在活血化瘀药中酌加补气扶正之品，使通中有补，如补气行滞之生黄芪，因气愈虚则血愈滞，攻伐过度则欲速不达。

3）调畅情志。"妇人百病，皆自心生"。针对当今社会女性生活压力大、精神易紧张的特点，许润三认为可加用西红花或月季花等调畅情志，加强疏肝解郁之效。西红花活血化瘀，解郁安神，《本草品汇精要》言其"主散瘀调血，宽胸膈，开胃进饮食。久服滋下元，悦颜色"；月季花温通行滞，有疏肝解郁、活血调经之功，用于肝失疏泄，经脉瘀阻所致经行不畅。

（2）孕后：补肾养血、固冲安胎。冲为血海，主一身之气血；任主胞胎，为阴脉之海，使所司精血津液充沛。肾为冲任之本、气血之根，肾虚则冲任不固，气血不得正常行其固护调养之功，无力护胎载胎，则致屡孕屡堕。故孕后许润三常以补肾养血、固冲安胎为法治疗，方用《医学衷中参西录》之寿胎丸加味。方中菟丝子平补阴阳，桑寄生、川断固冲任，阿胶补血止血。因脾为后天之本、气血生化之源，胞胎需气血营养，故在此基础上，加入山药、党参补脾益气，使全方补气生血，养胎固胎之功更胜；腹痛甚者可加芍药甘草汤缓急止痛，亦可根据病情酌加砂仁理气安胎，苎麻根清热止血安胎。需要注意的是，保胎治疗应超过以往堕胎、小产的孕周以巩固疗效。

三、不孕症诊治体系是对《傅青主女科》学术思想的发挥

清代名医傅青主对许润三不孕症诊治体系的构建产生了一定影响。在阐释不孕症的病因病机时，傅山突出脏腑辨证，认为肾与脾功能异常是重要病机，心肝二脏功能失调是次要因素。纵观《傅青主女科》种子篇全文，在10种不孕病机论述中，谈肾者（含命门）7次，论肝者2次，说脾者6次（含腰脐1次），语心者（含心包）3次。在脏腑辨证的同时，兼顾奇经。例如，在种子篇10方中论及奇经者有4方，分别为温土育麟汤、宽带汤、开郁种玉汤、升带汤。傅氏对肾气、肾精的精辟论述，远较前人认为的"妇女经血源于阳明水谷精气"之说，更具说服力。其把月经、种子、胎病均责重在肾，奠定了肾之阴阳在调节妇女月经节律、种子安胎中的地位，结合脏腑辨证，也使后世不断完善的肝脾肾-冲任督带-胞宫主导生殖功能的理论得以纲举目张，抓住重点。根据傅青主重视肾中阴阳的观点，许润三通过大量临床实践，也同样提出肾阴阳失调为卵巢功能障碍的关键，并善用傅氏之安老汤、定经汤、养精种玉汤等治疗功能失调性子宫出血、闭经、卵巢早衰等疾病。

《傅青主女科·种子》中记载"人以为腰肾之虚也，谁知是任督之困乎""凡种子治法，不出带脉、胞胎二经"，说明傅氏在前人理论的基础上，进一步肯定了任督带脉与孕育种子的密切关联，这一点也是后世众多医家论及排卵障碍性不孕的重要病机。傅青主采用补脾肾或升提等方式来调理任督功能，许润三则用直接入任督之脉的血肉有情之品如鹿茸、鹿角胶、紫河车、阿胶等，增强补肾精养血的目的，作用更直接，有助于任督充盛，胞宫充实，则胎孕易成。

与傅青主重视脾的功能一样，许润三认为脾为后天之本，土旺精生，生化有源。《傅青主女科·种子》中有4类不孕可反映出傅山从脾论治的种子之道，如"肥胖不孕"责之脾虚湿盛，脾失运化，水谷精微也化为痰湿，躯脂满溢，胞宫为水湿所凝，成为"汪洋之水窟"，难以受精成孕。傅氏治疗不孕，重视调理脾胃，脾肾相资，以后天养先天，治后天以调先天。故傅氏

多用人参、白术、黄芪、山药、茯苓、半夏等益气健脾、燥湿化痰之品，且其中人参、白术用量之大特别突出。而许润三在临床首诊时，会仔细询问患者脾胃情况，如果脾胃弱，直接用参橘煎先调理脾胃；脾胃强则容易受纳吸收补肾养血方药，这一点和傅青主又略有不同。

　　妇女有常"郁"的特点，七情致病，必从肝起，傅山认为女子易于肝血亏虚，肝气郁结，肝木不舒克脾土，致气血不和，冲任不能相资，不能摄精成孕。许润三认为肝郁是排卵障碍性不孕的因，也可能是果，因果相干，则郁滞更甚。他在临证处方时，常在补肾养血基础上酌加柴胡、香附等疏肝调肝之品，又非常注重心理和情志疏导，将现代心理学的观点融入不孕症的治疗当中。

　　总之，傅氏认为不孕以肾虚血虚为主，治疗注重补肾养血；许润三则强调疏肝调督任，且健脾养胃行于补肝肾之前。

四、处方用药，方小而精，效专力宏，直入督任

　　许润三有一个著名的院内制剂处方，就是定经汤和二仙汤的合方加减，名为调冲方。该方治疗排卵障碍性不孕，对多囊卵巢综合征、卵巢早衰、高催乳素血症、黄体功能不足等均可以随症加减化裁。其中加味的药物是紫河车、鹿茸、龟板胶等血肉有情之品，用以补肾养精血。另加羌活一味，升举阳气，疏达肝气，以助排卵。

　　治疗排卵障碍性不孕，许润三的处方组成基本不会超过12味，尽管药物不多，但有的药量很大，如治疗功能失调性子宫出血气血不足型，常采用傅青主安老汤，仅四味药：生黄芪50g，三七粉3g，当归10g，桑叶10g；调脾胃参橘煎仅五味药；即使是治疗病机复杂的多囊卵巢综合征的调冲方加减，也不超过12味，通过药量增减体现辨证论治，如阳虚明显，淫羊藿可用到30g。

　　综上所述，许润三冲任督带胞宫理论体系的建立及临床应用，"胞脉"理论的创新，以及以不孕症诊治经验形成的中医妇科治病体系，正是中医学"传承精华，守正创新"的具体体现。例如，对妇科经孕产乳的生理特点

思考，联系冲任督带胞宫理论，将其归属于脏腑"肝脾肾"和"气血"的变化，临证时处方用药就会有特别的考虑；对"胞脉"一词的新解和临床处方及治疗方法的应用，是中西医结合的典范；就不孕症诊治的病类进行拓展，结合西医学进行分类，其中排卵障碍性不孕，则以傅青主的思想为主纲，他的发挥既有中医原汁原味的学术传承，又有创新融合的西医学思想作为指导；创制的一系列新方更是源自中医经典方剂。在这个过程中，许润三始终"坚持辨证论治，衷中参西，中主西随，西为中用"，并通过执简驭繁，精研处方和药物，形成一套自成体系和特色的冲任督带胞宫理论、胞脉新说、不孕症中医诊治思路和方药。这些学习前人经验和灵活运用的方法，对于后辈的继承和创新十分有借鉴意义。

参 考 文 献

[1] 李良松，刘学春. 甲骨文化与中医学 [M]. 北京：中国中医药出版社，2017.

[2] 山海经 [M]. 谷瑞丽，赵发国注译. 武汉：崇文书局，2020.

[3] 徐灵胎. 医学源流论 [M]. 北京：中国中医药出版社，2008.

[4] 朱丹溪. 格致余论 [M]. 北京：中国中医药出版社，2008.

[5] 张介宾. 类经图翼·类经附翼评注 [M]. 西安：陕西科学技术出版社，1996.

[6] 齐仲甫. 女科百问 [M]. 上海：上海古籍书店，1983.

[7] 朱肱. 活人书 [M]. 北京：中国中医药出版社，2009.

[8] 张景岳. 妇人规 [M]. 北京：中国医药科技出版社，2017.

[9] 唐容川. 血证论 [M]. 北京：中国中医药出版社，1999.

[10] 张民庆. 张璐医学全书 [M]. 北京：中国中医药出版社，2015.

[11] 朱橚. 普济方 [M]. 北京：人民卫生出版社，1959.

[12] 张介宾. 景岳全书 [M]. 北京：人民卫生出版社，1991.

[13] 吴普. 神农本草经 [M]. 北京：科学技术文献出版社，1996.

[14] 张仲景. 伤寒论 [M]. 北京：学苑出版社，2007.

[15] 张子和. 儒门事亲 [M]. 上海：上海卫生出版社，1958.

[16] 薛己. 校注妇人良方 [M]. 太原：山西科学技术出版社，2012.

[17] 万全. 万氏妇人科 [M]. 武汉：湖北人民出版社，1983.

[18] 李时珍. 濒湖脉学 [M].2版. 武汉：湖北人民出版社，1983.

[19] 巢元方. 诸病源候论 [M]. 太原：山西科学技术出版社，2015.

[20] 武之望. 济阴纲目 [M]. 北京：人民卫生出版社，1996.

[21] 傅山. 傅青主女科 [M]. 上海：上海科学技术出版社，1959.

[22] 许润三. 冲任督带理论与实践 [J]. 中日友好医院学报，1987，1（2/3）：102-105.

[23] 皇甫谧. 针灸甲乙经 [M]. 北京：人民卫生出版社，1984.

[24] 萧埙. 女科经纶 [M]. 南京：江苏科技出版社，1986.

[25] 赵佶. 圣济总录 [M]. 北京：人民卫生出版社，1962.

[26] 叶天士. 临证指南医案 [M]. 上海：上海卫生出版社，1958.

[27] 严西亭. 得配本草 [M]. 上海：上海卫生出版社，1957.

[28] 李时珍. 本草纲目 [M]. 北京：人民卫生出版社，1982.

[29] 朱祥麟，奇经证治条辨 [M].2 版. 北京：中国中医药出版社，2012.

[30] 刘文泰. 本草品汇精要 [M]. 北京：北京科学技术出版社，2019.

[31] 张锡纯. 医学衷中参西录 [M]. 石家庄：河北科学技术出版社，1985.

[32] 新世纪全国中医院校规划教材《中医妇科学》编委会. 从《中医妇科学》的四个学术问题看妇科学的时代发展 [J]. 中医教育. 2003，22（4）：47-49.

[33] 刘敬平. 许润三教授妇科经验举隅 [J]. 新中医，2001，33（1）：16-17.

[34] 赵红，经燕. 辨病与辨证相结合治疗输卵管阻塞性不孕症 [J]. 中日友好医院学报，2001，15（4）：248-249.

[35] 王清，许润三. "病证结合，方证相应"治疗子宫内膜异位症 [J]. 中医杂志，2007，48（5）：475-476.

[36] 王清，经燕. 试述许润三教授之慢性盆腔炎非"炎"说 [J]. 中华中医药杂志，2006，21（4）：223-224.

[37] 赵文研，陈荣. "求衡思维"法在妇科临床研究运用体会 [J]. 中华中医药学刊，2007，25（6）：1222-1223.

[38] 吕晶武.《黄帝内经》奇经思想对后世妇科的影响 [J]. 中国中医药现代远程教育. 2019，17（23）：24-26.

[39] 许慧红. 带脉病证治在妇科应用探微 [J]. 江苏中医药. 2003，24（11）：56-57.

[40] 朱文燕. 论冲任督带可作为一个诊疗系统 [J]. 光明中医. 2006，21（12）：1-2.

[41] 凌希. 浅述任督冲与月经不调的相关性 [J]. 临床医药文献杂志. 2017，4（11）：2007.

[42] 李延平，刘勇前. 浅谈"一源三歧"学说的形成和作用 [J]. 中医药学报. 2012，40（3）：7-9.

[43] 叶一萍，刘祖如. 探求冲任督带证治理论 [J]. 中华中医药学刊. 2008，26（6）：1146-1147.

[44] 韩新波，徐慧军.《傅青主女科》种子方用药规律及单方剂量研究 [J]. 中医学报，2016，31（12）：1973-1975.

[45] 许润三. 不孕症辨治之我见 [J]. 江苏中医药，2002，23（5）：1-3.

[46] 辛茜庭，赵红. 许润三治疗排卵功能障碍性不孕的经验. 中日友好医院学报. 2011，25（4）：247-255.

（王　清）

第三章 医案精华

第一节 调经类

一、异常子宫出血

（一）临床心悟

1. 塞流治标，复旧治本，澄源贯穿始终 异常子宫出血属于中医妇科"崩漏"范畴。众医家一直谨守明代方约之《丹溪心法附余》中指出的"初用止血以塞其流，中用清热凉血以澄其源，末用补血以还其旧。若止塞其流而不澄其源，则滔天之势不能遏；若止澄其源而不复其旧，则孤子之阳无以立，故本末勿遗，前后罔紊，方可以言治也"，故"塞流、澄源、复旧"一直是中医治疗本病的原则。本病主要病机在于冲任不固，经血无以制约，非时而下所致。许润三教授认为无论或崩或漏，治疗之先虽以塞流为主，但其因不同，出血表现不尽相同，故塞流之时应当澄源求其因，即根据不同的病因病机，针对不同的个体采用不同的处方及止血药物，应在澄源的基础上塞流。如果不论虚实，一味见血止血，犹如鲧堙洪水，难收功效。一旦血止之后，恢复调节正常的月经为要务，然复旧更应澄源，即根据不同的病因病机、年龄特点、个体情况，以及月经的不同时期而采用不同的药物治疗。

许老通过多年临床实践，总结出异常子宫出血在出血期间的三种常见病机：气虚、血热、血瘀。若气虚不摄，冲任失于固摄，则当益气固脱，兼以止血；若血热导致热扰冲任，经血妄行，需要清热止血；若瘀血阻滞，冲任不通，血行脉外者，则应通因通用，采用活血化瘀法，才能瘀祛血止。澄源，即正本清源，谨守病机之意，在这几种出血中，澄源即补虚、清热及活血化瘀。据此辨证，遣方用药，每获良效。

至于"中用清热凉血以澄其源"，许老认为清热凉血仅是崩漏中血热一型的方法之一，不能以偏概全，应根据崩漏的不同病机，辨证施治。辨证论治是中医学的精髓，对于崩漏的治疗必须坚守这一原则，不可拘泥于"治崩三法"以及清热凉血一法。

澄源复旧法则应根据年龄首先决定治疗方向，如属于围绝经期妇女，血止后根据阴阳偏胜，进行相应的处方用药，目的是使其顺利过渡到绝经期。如果对育龄期和青春期患者而言，澄源复旧法，即调节月经，恢复正常的周期。因为崩漏是以月经周期紊乱、经量紊乱、经期紊乱为临床特点，因此，血止后，恢复正常的月经周期是根本。

2. 师古不泥古，衷中亦参西　许老在治病诊疗中，一直遵循着"师古不泥古，衷中亦参西"的原则。他一直教育年轻医生，中西医诊断和治疗都是为患者治病服务的，需要进行有机结合。许老认为，年轻医生汇通中西医学，衷中参西，但必须中主西随。治疗异常子宫出血，他经常会借助西医学的诊断手段，进行鉴别诊断及指导临床用药。如出血期的患者，许老常会让其进行血常规、盆腔超声等检查，一方面判断贫血情况、血小板情况、是否有感染等，及时扶正及祛瘀；另一方面，通过超声评估子宫内膜厚薄。若盆腔超声提示子宫内膜较薄，则表明"内膜已脱落"，此时应加强止血中药的应用；若盆腔超声提示子宫内膜较厚，表明"内膜未脱落"，则需要辅以活血祛瘀通经之品，使内膜彻底脱落。

崩漏类治疗方药可参考本书"许润三不孕症诊疗思想在妇科常见疾病中的应用"部分。崩漏属于妇科难治性疾病，需根据病情变化，灵活运用辨证论治。此外，中医的"崩漏"，即现代西医妇科的异常子宫出血（abnormal uterine bleeding, AUB）。按照 FIGO 分类法，可分为以下几种情况：子宫内膜息肉所致 AUB（简称 AUB-P）、子宫腺肌病所致 AUB（简称 AUB-A）、子宫平滑肌瘤所致 AUB（简称 AUB-L），AUB-L 的肌瘤包括黏膜下（SM）和其他部位（O）。子宫内膜恶性变和不典型增生所致 AUB

（简称 AUB-M），全身凝血相关疾病所致 AUB（简称 AUB-C）、排卵障碍相关 AUB（简称 AUB-O）、子宫内膜局部异常所致 AUB（简称 AUB-E）、医源性 AUB（简称 AUB-I）、未分类 AUB（简称 AUB-N）。患者可有一个或多个引起 AUB 或与 AUB 有关的病因，诊断表达如下：如为单病因，则表示为异常子宫出血 - 子宫肌瘤（黏膜下）；如为多病因，则表示为异常子宫出血 - 子宫肌瘤，排卵障碍。另外，已发现的疾病，例如浆膜下子宫肌瘤不是目前 AUB 的原因，则需并列诊断，诊断表达为：异常子宫出血 - 排卵障碍，子宫肌瘤（浆膜下）。这些都提示中医诊治时要积极地进行西医学检查，以明确病因，并根据情况进行中西医结合处理。

（二）验案选录

验案 1：连某，女，35 岁。

2019-07-20 初诊：阴道不规则出血 1 月余。患者近 5 年月经周期紊乱，经期长。2017 年诊刮病理为子宫内膜增生过长。曾先后 4 次进行激素类药物人工周期治疗，用药时月经正常，停药则反复。6 月 10 日至 7 月 13 日阴道出血 1 月余，7 月 18 日阴道又有少量出血，伴少腹隐痛，活动多后感气短乏力，食纳可，大便调。舌暗淡，苔薄，脉弦滑无力。

【诊断】中医诊断：崩漏，气虚血瘀证。

西医诊断：异常子宫出血（AUB-O）。

【治法】温肾填精，养血调经。

【方药】党参 30g，当归 6g，三七粉 3g（分冲），山茱萸 10g，龟板 10g，川断 30g，益母草 30g。水煎服，每日 1 剂，共 7 剂，每日 2 次。

2019-07-27 二诊：药后阴道出血 2 天后干净。诊脉弦滑细，改以补肾调肝，调整卵巢功能，恢复排卵。处方：紫河车 10g，山茱萸 10g，女贞子 20g，川断 30g，柴胡 10g，当归 10g，白芍 10g，制香附 10g。

共治疗 3 个月左右，患者排卵恢复，基础体温呈典型双相。

【体会】

该患者为卵巢功能障碍型异常子宫出血，初诊时阴道已淋漓出血 1 月余，伴少腹隐痛，说明胞宫瘀血尚存，但活动多后感气短乏力，脉象弦滑无力，说明出血日久，已见气虚，治疗应以益气补肾，化瘀止血为主，塞流和澄源相结合。初诊治疗后两天血止，下一步当复旧，根据辨证为肾虚，宜补肾调经，调整卵巢功能，达到恢复排卵目的，故以紫河车、山茱萸、女贞子、川断补益肝肾，以调经之本；柴胡、当归、白芍疏肝养血；制香附疏肝理气。此方为许老"调冲方"，以此为基础方进行加减，坚持服用，则肾虚得补，肝郁得调，排卵恢复，月经正常。

验案 2：林某，女，28 岁。

2020-09-02 初诊：阴道不规则出血 20 天。患者 20 天前无明显诱因开始出现阴道不规则出血，量时多时少，色暗红，伴有下腹坠痛及腰酸，其间曾口服葆宫止血颗粒 5 天效果不佳，现为进一步诊疗就诊。刻下症：阴道不规则出血，量少，色暗红，下腹有酸痛，舌暗苔少，脉数。辅助检查：血人绒毛膜促性腺激素（HCG）阴性；血红蛋白 124g/L；凝血六项均在正常范围内。盆腔超声：子宫内膜厚度 1.5cm。既往史：子宫内膜不典型增生，宫腔镜下诊刮 3 次。无药物过敏史。月经婚育史：既往月经规律，行经 7 天，周期 35 天，量中，色红。未婚，有性生活史，工具避孕。

【诊断】中医诊断：崩漏，瘀阻胞宫证。

西医诊断：异常子宫出血（AUB-M）。

【治法】活血化瘀，止血调经。

【方药】土鳖虫 10g，水蛭 10g，西红花 3g（冲服），桃仁 10g，桂枝 30g，莪术 30g。共 7 剂，水煎服，早晚温服。

2020-09-12 二诊：患者诉服药 3 天后阴道出血量增多，夹有大血块，量大，持续 3 天，后减少，现护垫即可。盆腔超声：子宫内膜厚度 0.5cm，双侧附件无异常。中药口服方调整为：柴胡 10g，当归 10g，白芍 10g，山萸肉 10g，紫河车 10g，香附 10g，益母草 20g，白术 30g。共 14 剂，早晚温服，水煎服。

2020-09-26 三诊：现阴道出血干净，未诉特殊不适。继续口服上方 14 剂调整月经周期。

【体会】

患者既往有子宫内膜不典型增生病史，主因"阴道不规则出血 20 天"

就诊，结合辅助检查结果，提示患者子宫内膜偏厚，中医辨证为瘀阻胞宫。许老认为单纯的子宫内膜增厚相当于瘀血内阻胞宫冲任，日久则化为增生未脱落的内膜，胞宫藏泄失司，难以固摄经血，同时瘀血内阻，新血不能归经，从而出现异常子宫出血。针对这种情况，许老多以破血化瘀为主，先使内膜脱落，即瘀血去而病因除，则出血止。故选方用药仿张仲景下瘀血汤之意，以较为峻猛的虫类药为主，如土鳖虫、水蛭，化瘀消癥能力强，配合传统的活血化瘀药桃仁、红花，破血功效卓著的莪术，全方使用桂枝温经通络，统率所有活血药物，直达病所。遵仲景之意，选择效专力宏之药，类似西医的药物性刮宫，对症之后一般服用7天可止血。血止后注意巩固治疗，即澄源，治以调补肝肾，兼顾祛瘀，恢复月经周期而善终。

验案3：王某，女，33岁。

2020-05-08初诊：阴道不规则出血10天。末次月经为2020年3月20日，于2020年4月28日无诱因开始阴道出血，色鲜红，量多，夹有血块，现已阴道出血10天，未见减少趋势，故来就诊。刻下症：阴道不规则出血，量大，色鲜红，伴有手脚心热，脉细数有力，舌红少苔。辅助检查：血HCG阴性；盆腔超声提示子宫内膜厚度0.7cm，双侧附件无异常。既往史：青霉素过敏，阑尾炎手术史（2017年）。月经婚育史：13岁初潮，行经6～7天，周期28～34天，无痛经等不适。G_2P_1，人工流产1次，工具避孕，否认妊娠可能。

【诊断】中医诊断：崩漏，阴虚血热证。

　　　　西医诊断：异常子宫出血（AUB-O？）。

【治法】滋阴清热、凉血止血。

【方药】犀角地黄汤加减。具体方药：水牛角丝50g，生地黄20g，赤芍15g，丹皮10g，三七粉3g（冲服），当归6g，鹿衔草30g。水煎服，早晚温服，共7剂。

1周后电话随诊，阴道出血已干净，嘱其注意休息、避免劳累。

【体会】

本例患者主因"阴道不规则出血10天"就诊。患者既往月经规律，本月周期错后明显，于月经周期第 40 天开始出血，持续 10 天不净。出血的特点为色鲜红、量多、无减少趋势，结合舌脉，辨证为阴虚血热。许老根据患者的出血特点，选用犀角地黄汤加减治疗。犀角地黄汤出自《外台秘要》，此方凉血与活血散瘀并用，特点为"清热宁血而无耗血动血，凉血止血而不留瘀"，犀角现已禁用，多用水牛角代替。方中以水牛角为君药，凉血清心；生地黄凉血滋阴生津，既可助水牛角清热凉血止血，又可滋阴养血，恢复已失之阴血；赤芍、丹皮清热凉血、活血散瘀，共为佐药。同时，加用当归养血活血；三七粉化瘀止血而不留瘀；鹿衔草入肝肾，具有温阳止血功效。患者口服中药 7 剂后血止。

验案 4：张某，女，34 岁。

2020-03-06 初诊：阴道不规则出血 20 天。末次月经（LMP）：2020-02-13，于 2020-02-21（月经周期第 9 天）同房后开始出现阴道出血，量不多，色淡红，淋漓至今。刻下症：阴道少量出血，伴有乏力、气短，纳眠可，二便调。舌淡红，苔薄白，脉细滑。既往无药物过敏和手术史。月经婚育史：13 岁初潮，行经 6 天，周期 30 天，量中色红，无痛经，G_0P_0，未婚，有性生活史。

【诊断】中医诊断：崩漏，气虚不固证。

　　　　西医诊断：异常子宫出血（AUB-O?）。

【治法】益气养血以固冲。

【方药】加减当归补血汤。具体方药组成：当归 10g，生黄芪 30g，三七粉 3g（冲服），炒栀子 5g，桑叶 20g。共 14 剂，水煎服，早晚温服。

2020-03-22 二诊：患者自诉服药 8 剂后阴道不规则出血干净，现偶有乏力，无其他不适。中药调整为：柴胡 10g，当归 10g，白芍 10g，山萸肉 10g，紫河车 10g，鹿茸片 3g，菟丝子 50g，丹参 10g，香附 10g。共 14 剂，水煎服，早晚温服。

【体会】

本例患者主因"阴道不规则出血 20 天"就诊。出血特点为量少淋漓、色淡红、无血块和痛经，伴有气短、乏力，结合舌脉特点，许老认为是气虚不能正常摄血所致，故治以"补气固冲"为主。许老认为，针对气虚所致的阴道出血，若不急补其气以生血，而先补其血而遗气，则有形之血不能行而致瘀滞，无形之气亦必耗散，故应先补气。然而，单纯的补气则血不易生，故补气的同时还要注重养血。当归补血汤为气血双补之剂，另予三七止血，炒栀子凉血止血，桑叶既滋肾阴，又可收敛。患者长时间阴道出血导致阴精亏虚，用此方可暂时止漏，疗效显著，但不可长时间服用，因其缺少滋阴养精之品。故服完此方血止后，许老更改处方为补肾调经之"调冲方"，复旧巩固治疗。

验案 5：陈某，女性，47 岁。

2020-11-20 初诊：月经紊乱 5 月余，阴道不规则出血近 1 个月。近 5 个月经期延长、淋漓不尽，经行 26～30 天方净，周期或提前或后错，25～55 天一行。曾于外院服用中药未见缓解。LMP：10 月 25 日至 11 月 19 日。前次月经（PMP）：9 月 1 日至 9 月 30 日。G_0。既往子宫多发肌瘤（较大者 2.2cm×1.6cm）、乳腺增生、肾上腺皮质瘤术后。平素性急、手脚凉、头晕、面色无华，大便时常不成形。舌淡红，边有齿痕，苔白腻，脉濡细。

【诊断】中医诊断：崩漏，脾肾阳虚证。

西医诊断：异常子宫出血（AUB-O/AUB-L）。

【治法】温阳健脾、暖宫止血。

【方药】附子理中丸加味。黑顺片 10g（先煎），党参 30g，炒白术 50g，干姜 6g，甘草 10g，砂仁 5g（后下），鹿衔草 30g，三七粉 3g（冲服）。共 14 剂，水煎服，每日 2 次。

2020-12-04 二诊：服上方腹胀，矢气后好转。昨夜起阴道少量出血，逐渐接近月经量，就诊时月经量多色红，有血块，伴乏力、胁肋及小腹隐痛、腰部酸痛，睡眠欠佳。证属肾虚肝郁证，治宜益肾疏肝、固摄止血，予自拟方：桑寄生 50g，川断 30g，熟地 20g，柴胡 5g，枳实 10g，乌贼骨 30g，茜草 10g，煅龙骨 50g，煅牡蛎 50g，三七粉 3g（冲服），紫草 10g。共 7 剂。

2020-12-11 三诊：服上方腹胀消失、睡眠改善。LMP：12 月 4～10 日。经行 7 天干净，量多色红，有血块，痛经。舌淡红，边有齿痕，苔中黄腻，脉细。证属脾肾两虚证，治拟健脾益肾、固冲调经，予调冲方加减：党参

30g，当归 10g，白芍 10g，桑寄生 30g，川断 30g，菟丝子 50g，山萸肉 10g，紫河车 10g，女贞子 30g，砂仁 5g（后下），三七粉 3g（冲服）。共 7 剂。

2020-12-18 四诊：阴道出血已停止 1 周。近日畏寒明显，大便腐臭、偶不成形。苔中心黄腻，脉弦细。仍属脾阳虚证，治拟温阳健脾，予附子理中丸合四君子汤、玉屏风散加味：黑顺片 15g（先煎），太子参 15g，黄芪 30g，炒白术 50g，茯苓 50g，干姜 6g，防风 20g，麻黄 10g，甘草 10g。共 7 剂。

2020-12-25 五诊：阴道出血已停止 2 周。近日大便不成形，畏寒怕冷好转，小腹及腰部酸痛，晨起额头少许出汗。证型治法同前，继续予附子理中丸加味：黑顺片 10g（先煎），党参 30g，炒白术 30g，干姜 6g，生甘草 6g，防风 10g，生黄芪 30g，独活 10g。共 14 剂。

2021-02-19 六诊：LMP：2 月 18 日。月经量中等，色红，有血块，痛经。经前头晕乏力、睡眠欠佳。舌淡红，边有齿痕，苔黄腻，脉细。证属心脾两虚证，治拟益气健脾、安神固冲，予归脾汤加味：党参 30g，黄芪 30g，生白术 30g，当归 10g，茯神 15g，远志 10g，酸枣仁 15g，木香 6g，龙眼肉 30g，生姜 15g，大枣 15g，甘草 10g。共 7 剂。

2021-02-26 七诊：LMP：2 月 18~24 日。经行 7 天干净，行经期小腹酸痛、怕冷、睡眠欠佳。舌胖大，边有齿痕，苔黄腻，脉弦。证属心脾两虚兼脾虚湿阻证，治拟健脾化湿、养心安神，予归脾汤加减：党参 30g，黄芪 30g，生白术 30g，当归 10g，茯神 30g，远志 10g，刺五加 15g，石菖蒲 10g。共 14 剂。

【体会】

1. 患者主因"月经紊乱 5 月余、阴道不规则出血近 1 个月"就诊，中医诊断为"崩漏"。患者先天禀赋不足，肾气虚弱；后天调养不当，脾气亏虚；脾肾两虚，气血津液生化乏源，统摄无权，冲任失固，以致胞宫经血非时而下、淋漓不尽。病因在脾肾，病位在冲任，病性以虚为主，证属脾肾阳虚。故许老治疗过程中以温肾健脾为主，先后使用附子理中丸、归脾汤、调冲方等温脾肾、养气血、调冲任。对于兼有肝郁、湿阻、心血不足等见证，在温补脾肾基础上，加用疏肝、利湿、养心、安神之品，使脏腑安顺、冲任平和。

2. 患者年近七七，天癸渐竭，冲任虚衰，以致月经非时而下、淋漓不尽。初诊时患者以脾肾阳虚为主要症候，表现为冲任统摄不固；肾阳亏虚，温煦不足，故手脚凉；脾阳耗损，气血不足，见头晕、面色无华；脾阳不足，运化失司，见大便时常不成形。故以附子理中丸温肾健脾、暖宫止血，方中附子（黑顺片）10g为君，"入足太阴脾、足少阴肾经。暖水燥土……"（《长沙药解》），治疗脾肾阳虚之冲任虚寒，加砂仁佐助理中之功效，脾阳得温、脾气得运，则冲任安和；鹿衔草、三七粉养血止血，气血充盈，固摄得力，则经血归位。二诊时恰逢患者月经来潮，在乏力、腰酸等肾虚表现基础上，兼见胁肋及小腹隐痛等肝郁表现，睡眠欠佳等阴虚血热表现，故予桑寄生、川断、熟地益肾养血，在此基础上加用柴胡、枳实疏肝理气，乌贼骨、茜草、紫草凉血止血，煅牡蛎、煅龙骨重镇安神，以防心神受扰、阴虚愈甚。全方疏补并用、温凉得法，患者经期延长、淋漓不净好转，经行7天即止。三诊之后为月经方净时，当以补脾肾调冲任为主，许老结合患者临床见证，先后予调冲方、附子理中丸、归脾汤等善后，使脾肾得以温煦、气血得以濡养，则冲任经血按时而下、按时而止。

验案6： 张某，女性，33岁。

2020-09-11初诊：经期延长、月经后期6月余。患者半年来经期延长，10余天方净，月经后期，40～60天一行，LMP：2020-08-29。经行10天干净，量中，色暗，有血块，无痛经。G_1P_1，顺产1子。平素工作压力大，经常熬夜，常有腰膝酸软之感，偶有烦躁汗出，大便时干时稀。舌淡红，苔薄白，脉细滑。

【诊断】 中医诊断：崩漏，肝肾阴虚证。

西医诊断：异常子宫出血（AUB-O？）。

【治法】 滋阴益肾、养血安冲。

【方药】 知柏地黄丸加减。盐知母10g，盐黄柏10g，生地20g，山萸肉15g，山药20g，丹皮10g，当归10g，白芍10g，黄精30g，仙鹤草30g，旱莲草30g。共7剂。

2020-09-25二诊：服上方无明显不适。此次月经周期已28天，否认怀孕可能，患者恐错后日久，故来就诊。近期无小腹及乳房胀痛，白带正常未见拉丝状，大便2天一行。舌暗红，苔薄白，脉略涩。证属肾虚血瘀证，治拟益肾养血、活血调经，予调冲方加减：柴胡10g，当归10g，白芍10g，山萸肉10g，紫河车10g，丹参30g，红花8g，生白术30g，枳壳15g，益母草20g。共14剂。

2020-10-30三诊：服上方无明显不适，LMP：2020-10-21。经行7天干净，量多色暗红，有血块，轻微痛经。舌暗红，苔少有裂纹，脉细。证属肝肾阴虚兼有血瘀证，治拟益肾养肝、活血调经，予调冲方加减：柴胡10g，当归10g，川芎10g，山萸肉10g，紫河车10g，丹参30g，红花8g，香附10g，益母草20g，炒白术30g，鹿角片15g。共14剂。

【体会】

1. 患者主以经期延长、月经后期为表现，属中医"崩漏"范畴。其病势较缓，出血量少，淋漓不绝，当属崩漏之"漏"。治疗时以止血"塞源"为主，然患者就诊时出血已停止，故治疗重心转向"澄流"和"复旧"，以补养肝脾肾三脏，调整卵巢功能，助恢复排卵。患者后天调养不当，劳逸失衡，以致肝肾之阴备受煎灼，阴虚则生内火，灼伤冲任，故见经期延长、淋漓不尽；阴虚受灼，冲任血海空虚，经血乏源而下，故见月经后期；此外，因经血长时不得下泄，停滞于胞宫，故在二诊时兼见冲任血瘀等舌脉表现。许老在调治此例患者时，以调补肝肾之阴为主，疏通冲任血脉为辅，意在使经血之"源"得以充养、"流"得以畅行，而"旧"得以恢复。

2. 崩漏一病中，阴虚、阳虚或兼杂之证均可散见，有的患者以手脚冰凉、面色无华等脾肾阳虚为表现，而本例患者以腰膝酸软、烘热汗出等肝肾阴虚为表现。故治疗上应紧扣病机，脾肾阳虚者应温阳健脾、暖宫止血，肝肾阴虚者应滋阴益肾、养血安冲。本例患者初诊时，许老抓住核心病机，以知柏地黄丸加减调补肝肾之阴，加用当归、白芍养血柔肝，黄精、仙鹤草、旱莲草养阴补虚，助知柏地黄丸中生地、山萸肉、山药等平补肝肾之力。诸药合用，肝肾之阴得养、冲任之血得充，故月经淋漓较前好转。然患者二诊时为月经后期所扰，结合其舌暗红、脉略涩表现，辨证当属肾虚血瘀,治予调冲方益肾养血、活血调经。方中山萸肉、紫河车养阴益肾,当归、白芍养血柔肝,柴胡、枳壳疏肝理气,丹参、红花、益母草活血调经,生白术健脾理气,助下焦之气血畅行。三诊时患者虽为月经方净之时,然结合月经量色质及刻下舌脉表现,在肝肾阴虚之病机下,仍有血瘀见证,故许老在调冲方中加用川芎活血祛瘀、香附理气活血,另外予鹿角片大补肝肾之精血,使滋养肝肾、畅行冲任之力得以巩固和加强,可谓循序渐进、步步为营。

验案 7:张某,女性,21 岁。

2020-12-04 初诊:阴道不规则出血 4 月余。患者 10 岁初潮,12 岁时因月经先后无定期开始服用炔雌醇环丙孕酮片,服药期间月经 30 天一行,量中色正,无痛经。2020 年 3 月停用此药,月经 40 余天一行,至 2020 年 8 月底开始出现阴道不规则出血至今,量少色暗红,曾服用中药治疗未见效。

2020-11-27 查盆腔超声示多囊卵巢,查性激素示睾酮升高,LH/FSH>3。既往 2020 年 6 月曾诊断为桥本甲状腺炎,现口服左甲状腺素钠片,2020-11-27 查甲状腺功能:促甲状腺激素(TSH)0.11mU/L,甲状腺过氧化物酶抗体(TPO-Ab)35.2U/ml。刻下:身高 160cm,体重 59kg,体毛不重,面部、胸口、后背可见散在痤疮,平素乏力,寐差易醒,纳可便调。舌淡红,苔薄白,脉细。

【诊断】中医诊断:崩漏,气虚血瘀证。

西医诊断:异常子宫出血(AUB-O)。

【治法】益气化瘀止血。

【方药】红芪 60g,当归 25g,三七粉 3g(冲服),瞿麦 30g,鹿衔草 30g。共 7 剂。

2020-12-11 二诊:服上方后,阴道出血量减少,仍有面部痤疮。证型治法同前,上方加枳实 10g。共 7 剂。

2020-12-18 三诊:2020-12-15 阴道出血停止,现偶有腰酸、多梦,脉细。证属肝肾阴虚,治拟补肾调肝,予调冲方加减:柴胡 10g,当归 10g,白芍 10g,山药 20g,菟丝子 50g,山萸肉 15g,紫河车 10g,香附 10g,益母草

10g, 桑寄生 50g。共 7 剂。

2020-12-25 四诊：多梦、腰酸症状改善。2020-12-21 阴道少量褐色分泌物，持续至今，脉细。证型治法同前，继续予调冲方加减：上方去桑寄生，加仙鹤草 30g，枳实 10g。共 7 剂。

2021-01-08 五诊：12-21 至 12-26 阴道少量出血，伴白带量多、小腹隐痛。证型治法同前，继续予调冲方加减：2020-12-18 方加鸡血藤 20g。共 14 剂。

2021-01-22 六诊：LMP 2021-01-12。经行 5 天干净，量色质正常，第 1 天痛经明显。近期多梦，脉弦。证型治法同前，继续予调冲方加减：2020-12-18 方加川断 30g。共 14 剂。

2021-02-05 七诊：近日前胸后背有痤疮。舌尖红，苔白，脉细。证型治法同前，继续予调冲方加减：柴胡 10g，当归 10g，白芍 10g，山萸肉 10g，紫河车 10g，鹿茸片 3g，丹参 30g，红花 10g，香附 10g，益母草 10g。共 7 剂。

2021-02-19 八诊：LMP 2021-02-13。5 天干净，量中色暗，有血块，第 1～2 天痛经。仍有痤疮。舌红，边有齿痕，苔白，脉细。证型治法同前，继续予调冲方加减：上方加生白术 30g。共 14 剂。

2021-03-12 九诊：LMP 2021-03-08。4 天干净，量少色暗，有血块，无痛经。痤疮好转，口干明显。舌暗，苔薄白，脉弦细。证型治法同前，继续予调冲方加减：柴胡 10g，当归 10g，白芍 10g，山萸肉 10g，紫河车 10g，菟丝子 50g，沙苑子 30g，川断 30g，香附 10g，益母草 20g。共 14 剂。

2021-04-02 十诊：LMP 2021-03-31 至今。经前腹痛，无血块，饮食欠佳。舌淡红，边有齿痕，苔薄白，脉弦滑。证型治法同前，继续予调冲方加减：① 2021-03-12 方加枳实 10g，共 6 剂；②前方服完后，2021-03-12 方加鹿茸片 2g，共 7 剂。

2021-04-16 十一诊：LMP 2021-03-31。6 天干净，量增多，有痛经，经前 2 天小腹痛。近日口干，大便稀。舌红，边有齿痕，苔薄白，脉细。证型治法同前，继续予调冲方加减：柴胡 10g，当归 10g，白芍 10g，山萸肉 10g，紫河车 10g，菟丝子 50g，沙苑子 30g，川断 30g，香附 10g，益母草 20g，鹿茸片 2g，炒白术 30g。共 14 剂。

2021-05-14 十二诊：LMP 2021-04-29。6 天干净，有血块，有痛经。近 2 日咽干、痤疮。舌淡红，边有齿痕，苔薄白，脉细。证型治法同前，继续予调冲方加减：2021-03-12 方加鹿角胶 12g。共 14 剂。

2021-05-28 十三诊：近日额头、前胸、后背出现痤疮，小腹偶有隐痛，多梦易醒。舌暗红，边有齿痕，苔薄白，脉细滑。证属肾虚血瘀，治拟养阴益肾、活血调经，予左归丸加味：熟地 20g，山萸肉 15g，山药 20g，当归 20g，枸杞子 20g，菟丝子 50g，鹿角胶 12g，龟甲 50g，丹参 30g，西红花 2g（冲服），羌活 10g，月季花 15g。共 14 剂。

2021-06-18 十四诊：LMP 2021-06-03。7 天干净，量中色红，有血块，经前小腹冷痛。脉细。证型治法同前，继续予左归丸加味，上方加肉桂 8g，共 14 剂。

2021-07-09 十五诊：LMP 2021-07-05。现未干净，经前 3～4 天腹痛，经期第 1 天痛经，大便偏稀，舌淡红，苔薄白，脉弦滑。证属肝郁脾虚、气血瘀滞，治拟疏肝健脾、养血调经，予逍遥散加味：柴胡 10g，当归 10g，白芍 10g，炒白术 30g，茯苓 30g，甘草 10g，薄荷 5g（后下），三七粉 3g（冲服），干姜 6g，大枣 20g。共 14 剂。

2021-07-30 十六诊：LMP 2021-07-05。6 天干净，量中色红，有血块，有痛经。2021-07-09 查卵泡刺激素（FSH）4.08U/L，黄体生成素（LH）3.66U/L，雌二醇（E_2）25pmol/L，雄激素（T）1.26nmol/L。2021-07-06 查盆腔超声：内膜 0.6cm，卵巢多囊样改变。近日后背、额头痤疮，大便仍偏稀。证属脾阳不足、湿郁血瘀，治拟温阳健脾、化湿活血，予附子理中丸加味：附子 15g（先煎），党参 30g，干姜 6g，炒白术 50g，甘草 10g，丹参 30g，西红花 3g（冲服），羌活 10g，当归 10g，益母草 20g。共 14 剂。

【体会】

1. 患者主因阴道不规则出血就诊，初诊时阴道淋漓出血已 4 月余，量少色暗红，说明胞宫瘀血下行不畅；乏力、舌淡红、脉细等，说明出血日久，气虚之象已然明显。故治以益气化瘀止血之法，使胞宫瘀血得下、冲任气血得养。血止之后，当以调养肝脾肾、改善卵巢功能、恢复排卵周期为目的，许老先后予调冲方、逍遥散、左归丸、附子理中丸等补肾、调肝、健脾，肾虚得以滋补、肝郁得以舒畅、脾虚得以温养，则冲任督脉运行如常、周而复始，经血按时而下、按时而止。基于肝脾肾三脏的止血固崩、养血调经法治疗崩漏，是许润三教授冲任督带理论的生动实践，整个施治过程中患者依从性良好，这也是最终药到病除的必要条件之一。

2. 患者初诊时崩漏病程日久，以睾酮及 LH/FSH 偏高为表现，既往口服炔雌醇环丙孕酮片调理月经已近十年，现希冀于中医药治疗而前来就诊。患者体重指数不高，属于年轻的瘦型多囊卵巢患者，临床表现为月经后期、淋漓不尽，散发痤疮，整个治疗过程可分为三个阶段：①初诊和二诊时，许老以止血固崩为主要治疗目的，采用益气化瘀止血法，使用比黄芪益气效力更为强大的红芪 60g 为君统领全方，当归、三七粉养血止血为臣，鹿衔草益肾填精、通经止血，为红芪、当归、三七粉之佐助，瞿麦清热通经，可防出血日久变生感染。②三诊至十二诊均为血止之后，许老以补肾调肝为主要治疗目的，以调冲方为核心，采用滋阴、益肾、疏肝、活血、理气等方法，改善卵巢排卵功能。其中，菟丝子、沙苑子、山萸肉、川断、桑寄生等滋阴益肾，血肉有情之品鹿茸片、鹿角胶、紫河车益肾填精，当归、白芍养血和血，柴胡、香附疏肝理气，丹参、红花、益母草活血通经。③十三诊至十六诊时，患者出现症候夹杂的临床特点，表现为合并有小腹冷痛、经前痤疮、经前腹痛、大便偏稀等症状，但辨证审因总不离肝脾肾三脏，处方用药总不离通补兼施。肾虚血瘀者，左归丸基础上加用丹参、西红花、月季花；肝郁脾虚、气血瘀滞者，逍遥散基础上加用三七粉活血通经；脾阳不足、湿郁血瘀者，附子理中丸基础上加用丹参、西红花、益母草等活血调经。整个治疗过程不仅充分展示了许老冲任督带理论在崩漏治疗中的指导意义，更是许老深谙辨证论治精髓、灵活运用妇科经方的生动写照。

验案8：刘某，女性，23岁。

2018-11-09 初诊：子宫异常出血2月余。13岁月经初潮，月经延后，3～6个月一行，在大学期间诊断为多囊卵巢综合征（PCOS），服用屈螺酮炔雌醇片 3 年，服药期间月经规律，5/30。2016 年 4 月停用屈螺酮炔雌醇片后，在当地服用中药治疗（具体不详），服中药期间月经 40～50 天一行，停药后月经仍稀发，2～3 个月一次。今年 9 月底开始出现不规则子宫出血，至今淋漓不尽，量时多时少，未予治疗。未婚，否认性生活史，母亲更年期功能失调性子宫出血切除子宫。刻下症见面部痤疮，偶眠差，梦多易醒，纳可，二便调，舌淡红，苔薄白，脉细。体重 50kg，身高 165cm。

【诊断】中医诊断：崩漏，肾虚肝郁证。

　　　　西医诊断：异常子宫出血（AUB-O）。

【治法】补肾益气止血。

【方药】当归补血汤加味。生黄芪 30g，当归 15g，三七粉 3g（冲），瞿麦 30g，鹿衔草 30g，茜草 10g，乌贼骨 30g。共 7 剂，水煎服，每日 2 次。

2018-11-16 二诊：患者诉服上方后阴道出血量明显减少，目前有少量褐色阴道出血，纳可，眠差，多梦，二便调，舌淡红，苔薄白，脉细。上方加菟丝子 50g，淫羊藿 30g。共 7 剂。

2018-11-23 三诊：患者诉服药后，11 月 20 日阴道出血停止，睡眠较前有改善，舌淡红，边稍有齿痕，苔薄白，脉细。改用调肝补肾法，自拟调冲方加减：柴胡 10g，当归 10g，白芍 10g，山药 20g，菟丝子 50g，山萸肉 15g，紫河车 10g，香附 10g，益母草 10g。共 14 剂。

2018-12-07 四诊：患者面部痤疮好转，近期白带增多，伴随小腹隐痛，舌淡红，苔薄白。上方加鸡血藤 30g。共 14 剂。

2018-12-21 五诊：LMP 2018-12-10。行经 7 天，月经量中，色红，无痛经，痤疮较前减轻，纳可，多梦，二便调。上方去鸡血藤，加川断 30g。之后患者按此法调理，月经周期规律，随访半年月经规则。

【体会】

1. 中医药治疗年轻未婚女性 PCOS 闭经、月经稀发的病案报道较多，而关于异常子宫出血的报道相对较少。许老认为月经规律，须肝脾肾功能正常，任督脉通调，冲脉旺盛，气血和畅，胞宫按时满溢，才能排卵行经。PCOS 所致的异常子宫出血无论是出血量多的"崩"抑或出血量少的"漏"

（即经血淋漓），均应从肾论治。"经水出诸肾"，肾主生殖，藏真阴而寓元阳，青春期是女性肾气渐充的过程，有的女孩发育较晚，肾气不充，冲任督带胞宫的功能尚不完善，此时容易受情绪、内伤、饮食、起居失常、过劳等其他因素影响，导致肝郁化热，迫血妄行，或脾虚运化不畅，痰湿内生，气血运行不畅，引发肾虚兼气虚，或兼血热，或兼湿瘀，或兼痰瘀所致的崩漏发生。治疗仍宜遵"塞流、澄源、复旧"原则，通过"养、温、通"采取益气养血，温经通络，活血凉血等治法正本清源，在此基础上，适当加用止血药达到固冲、恢复胞宫功能的目的。

对于以"漏"为主要表现的异常出血，更应注意"久漏宜通"，正本清源的同时宜益气活血，祛瘀生新，这也是许老方中选用大剂量"血中之气药"——黄芪益气行瘀的重要原因。处方选用当归补血汤养血补血，并根据患者情况佐以清化祛瘀之品，切忌一味固涩，许老在本案中用瞿麦、鹿衔草清热止血，三七粉祛瘀止血，茜草、乌贼骨止血不留瘀，都是基于此点的考虑。早在《黄帝内经》中就有乌贼骨与茜草配伍应用的记载，用于血枯经闭，称"四乌贼骨一藘茹丸"。乌贼骨又名海螵蛸，藘茹即今日之茜草，上二药以雀卵为丸，用鲍鱼汁送服，是最早的妇科方剂之一。《神农本草经》记载乌贼骨："主女子赤白漏下，经汁血闭，阴蚀肿痛，寒热癥瘕，无子。"《大明本草》曰其"疗血崩"。《本草纲目》曰："主女子血枯病，伤肝唾血，下血……"《名医别录》记载茜草："止血，内崩下血。"乌贼骨配伍茜草，既能行血通经，又能止血固经。其中，乌贼骨入肝、肾二经，茜草入肝经，两药共补肝肾，行血止血，以疗冲任之疾。这两味也是许老临床常用的止血之品。

2. 许老认为，恢复 PCOS 月经周期的调理，一定要注意肝肾同调以固本。本案中许老自拟的调冲方，以柴胡、当归、白芍、山萸肉养血行气柔肝；山药、菟丝子、紫河车、桑寄生补肾之阴阳；许老喜用的香附、益母草药对，正是从调肝的角度考虑，同时参合西医研究，此两药同用能促进子宫收缩，加强气血运行，从而达到恢复胞宫功能的作用。本案中，许老通过精心组方，在对 PCOS 患者止血成功后，重视肝肾同调，实际上是调整患者的月经以建立规则的周期，逐步使青春期少女恢复排卵，最终达到止血目的。正如《傅青主女科歌括》所述："求因为主,止血为辅。"血止后应辨证求因,从因而治,乃治疗此病之关键所在。

二、痛经

(一)临床心悟

1. 对于寒热虚实的辨证,需善辨巧思　痛经的证因脉治,历代医家叙述较详,根据月经的期、量、色、质,参合舌脉及疼痛时间和性质,区分寒热、虚实,常不困难。但临床上并非一成不变。如经前痛属实,经后痛属虚,经前腹痛系经血排出困难,瘀血未下,不通则痛,待经血排出后,疼痛即减,是为实证。然有个别病例,经量虽多,仍然腹痛,有时下血块后痛势略缓,少顷又剧,反复发作,甚至经血愈多,腹痛愈甚。从症状看,似痛在经血排出以后,但不能作经后痛属虚论。此症系宿瘀内结,随化随下,经血虽畅,瘀仍未清,故经血虽下,疼痛不减。在治法上即使经血量多,仍当活血化瘀,从实论治。药后不但痛势缓解,经量亦可相应减少。如对症治疗,用止血镇痛剂,则宿瘀未消,非但不能止痛,相反出血也越来越多,是形似通而实不通。这是痛在经后属实的特殊情况。

腹痛喜按属虚,拒按属实,但也不尽然。不少病例,尽管经血不畅,里有瘀滞,往往腹痛喜按。痛而拒按,大都系瘀滞重证,如腹部胀硬,甚至灼热,一触即痛等。一般经行不畅,虽也有瘀,但不一定拒按,相反喜按喜温,按可促使瘀血排出,血得热则流畅,通则不痛。因此,辨别虚实不能一概以喜按拒按定论,可根据经血排出后或血块排出后腹痛是否减轻以分虚实。此外,有素体怯弱,气虚无力推动血行,致经来不畅,血滞作痛而拒按,是属夹虚夹实的证型。更有极个别患者,同时出现既喜按又拒按的现象。这种病例可分为两种情况:一种是轻按觉舒,重按即痛,多属夹寒夹瘀,寒轻瘀重;另一种,轻按则痛,重按反舒,多属兼瘀兼虚,瘀少虚甚。

在临床上本病常虚实并兼,纯虚者少,不像文献中所述症状典型容易辨证。如某些病例,平素体质虚弱,因经行期间,心情不快,或受风冷,致气滞寒凝,血行不畅,导致痛经。瘀血未下之前腹痛较剧,既下之后绵绵作痛，此种情况说明剧痛时属血瘀实痛，隐痛时属血虚虚痛，故经行时应活血通经，从实论治；经血畅通之后，需养血益气，按虚证处理。同一病例，经前经后治法迥异。

方书皆谓患者面色紫暗，目眶暗黑，舌色紫暗，舌边有青紫色斑点或瘀斑，脉涩，属有瘀之象。但大多数血瘀痛经患者并不出现上述症状，则须根据月经的期、色、量、质及腹痛的时间和性质，以别虚实。反之，如腹痛并不严重，但血量少而色黑亮，脉、舌、面色等出现以上征象者，是为有瘀，则当从脉、舌、面色的形态辨证，用活血化瘀法处理。

痛经常伴有全身症状，也是诊断的重要旁证，但有些症状，不一定是病态。如部分患者行经期间，常有屡欲大便之感，但大便依然成形。这是因临经之际，冲任充盈，刺激直肠而产生的感觉，属一般经期反应，并非病态。又如腹痛严重时，往往出现恶心呕吐，大都是由经滞不下，冲气不得下泻，反而上逆犯胃所致，一旦经血畅下，腹痛减轻，其吐自然消失，这并非胃腑本身有病，故不能作为辨证的佐证。因此，在治疗时也无同时兼顾的必要，这是参考伴有症状辨证时有所取舍的情况。在治疗方面，有些伴有症状须与主症并治，以兼顾主次，增强对主症的疗效。有些症状则不一定同时治疗，只要主症消失，伴有症状亦自然缓解。如瘀滞化热的痛经患者，常伴有大便秘结和口干不欲饮等现象。对于便秘，可在活血通经时加用芦荟，芦荟除泻热通便外，兼可活血通经，疗效更显。至于口干不欲饮，与一般热在气分的口渴不同，瘀滞化热系热在血分，故口虽干而不欲饮，待瘀化热除，主症治愈，口干就自然消失，故处方时无须兼顾口干。

精神因素在原发痛经中亦起一定作用，特别是神经质性格的人，或对月经生理缺乏认识的人，她们在临经之际，表现为过度的焦虑、紧张和恐惧，致使经血流通不畅，造成经血滞留，从而引起痛经。这类患者，如能给予心理治疗，进行适当解释，消除顾虑，再辅以药物治疗，常能获得满意疗效。

2. 治疗重点为通畅气血，经期治标，平素治本　痛经多因气血运行不畅，月经排出困难，所谓"不通则痛"。临床治疗首先应以调理胞宫冲任督脉气血，使气血流通，经血畅行为原则。再根据不同证型，或行气、或活血、或散寒、或补虚、或清湿热。经期时主要以调血止痛治标为主，平时辨证求因以治本为主。实证：气滞血瘀型，以佛手散与失笑散加减；寒湿凝滞型治宜温经养血；湿热蕴结型以四逆散为主加减。虚证：气血两虚型以八珍汤加减；肝肾虚损型以《傅青主女科》调肝汤为主加减。在此基础上，气滞用香附、益母草，血瘀用水蛭、莪术、三七粉、生蒲黄、五灵脂，血热用丹皮、赤芍，寒凝用吴茱萸、细辛、艾叶，气虚用生黄芪、三七粉，督脉阳虚用紫河车、鹿角片、血竭等。

3. 注意青春期痛经的补法应用　"月经期痛时治标，非经期平时治本"，这一月经病的治则在临床上往往被忽视。痛经患者往往痛时才来就医，医生常给予化瘀止痛之品，疼痛暂时缓解，下次再痛时再来就诊。渐渐地，止痛效果不明显，便加大药量，延长服药时间。活血化瘀药物有耗伤气血、影响脾胃功能的副作用，活血之品久用也有劫伤阴血之弊，如此治疗，精血更伤。应谨记攻邪"衰其大半而止"的治疗原则，活血化瘀药物不宜长服久服。有些青春期原发性痛经的女孩子，平时症状不明显，不像子宫内膜异位症或盆腔炎等引起的痛经，有明显的证候可辨。目前生活条件好，家长十分注意孩子的穿着保暖、饮食调理等。青春期女性情志致病也不像成年女性那么多见。刘完素认为，"妇人童幼天癸未行之间，皆属少阴"，因此，青春期痛经运用补肾健脾、养血生精法很重要，八珍汤、左归丸、艾附暖宫丸是常用的方剂。平时服中成药，经前、经行痛经时服汤药。一部分患者伴见月经后期量少、经期延长等精血亏虚的表现，服用上述养血补肾中药，往往痛经可缓解。很多患者自行服用乌鸡白凤丸，往往痛经也能好转。真正做好平时的气血补养与调理，有时经期不必动用大队的活血化瘀止痛药物，或只需加用几味温经活血的药物即能收到良效。随着年龄增长，生殖系统发育不断完善，辅以药物，肾及气血阴精充实，肝脾肾 - 冲任督带 - 胞宫的体系完整有序，痛经自然逐步缓解，此即《黄帝内经》中"正气存内，邪不可干"之意。

（二）验案选录

验案 1：丁某，女，25 岁。

2017-02-10 初诊：经行腹痛 5 年。患者近 5 年来无明显诱因出现经行小腹坠痛，以经行 1～2 天为重，喜温喜按，经色暗红，有小血块。每次经期均需服止痛片 3～4 片。痛甚时常伴有恶心呕吐，四肢发凉，曾服用元胡止痛片、艾附暖宫丸等药，痛经症状改善不明显。患者月经 16 岁初潮，5～6/28 天，量中，色暗，有血块，LMP：2017-01-15。未婚，否认性生活史。常感疲乏无力，舌质偏淡，苔薄白，脉沉细。

　　【诊断】中医诊断：痛经，气虚血瘀证。

　　　　　　西医诊断：痛经。

　　【治法】益气化瘀止痛。

　　【方药】党参 30g，赤芍 15g，川芎 10g，三七粉 3g（分冲）。每日 1 剂，共 7 剂，水煎服，每日 2 次。

　　2017-02-17 二诊：服药 2 剂后，患者月经即来潮，小腹疼痛已不明显，经色转红，血块很少，精神转佳。效不更方，嘱患者每于经前 7 天始服上方 7 剂，共 3 个月经周期，以巩固疗效。

　　【体会】

　　该患者 25 岁，初潮无痛经，随着年龄增长出现痛经，全身表现为一派气虚征象，而经期疼痛期则有寒凝血瘀之征。纵观病症，当属虚实夹杂之证。许老认为，临证治疗关键在于辨清孰重孰轻，不可一味纯用攻或补之品。该患者痛经虽以经期第 1～2 天为重，经色暗，有血块，当属实证、瘀证。然此患者痛经已 5 年，久病多虚，且平素乏力、舌质淡，现虽正值经前期，脉本应以滑为主，可脉仍沉细，故本为气虚，因气虚运血无力，而致瘀滞内停，不通则痛。治疗上当益气以化瘀，瘀去则痛止。药用党参补中益气，取其气足则血活，气足则血行，气血通畅则瘀滞自化之意；取四物汤中赤芍、川芎两味行气活血，祛瘀通经以治其标。三七粉既补虚以助党参之力，又行瘀止痛，实乃标本兼顾，是许老治疗妇科痛症的常用药。这个病例的处方药味不多，但契合辨证，选药精当，故疗效显著。

　　验案 2：杨某，女，15 岁。

　　2019-05-19 初诊：经行腹痛 2 年。患者 11 岁月经初潮，2 年前月经逐渐规则，7/30 天，量中，色暗红。每逢经行第 1 天开始下腹疼痛，性质为绞痛，伴食欲下降，甚则恶心、呕吐，经行第 3 天排出"肉样血块"后腹痛逐渐缓解。经期曾服用红糖水、益母草胶囊、痛经宝颗粒，均未见明显疗效。未婚，否认性生活史。LMP：2019-05-18。现为月经第 2 天，量多，夹少量血块，下腹疼痛明显，伴恶心，舌质淡，苔薄白，脉细滑。

【诊断】中医诊断：痛经，气虚血瘀证。

西医诊断：痛经。

【治法】益气化瘀止痛。

【方药】党参 30g，当归 15g，延胡索 10g，香附 10g，川芎 12g，莪术 30g，益母草 20g，枳实 10g，白芍 20g，甘草 10g，三七粉 3g（冲服）。水煎服，每日 1 剂，共 7 剂，每日 2 次。

2019-05-26 二诊：患者 1 周后复诊，月经已干净，诉此次月经第 3 天，仍有"肉样块状"物排出，但疼痛较之前稍有减轻。现为月经干净后 2 日，觉乏力，食欲尚可，睡眠好，大小便正常。舌淡红，苔薄白，脉细。因患者在校寄宿，汤药不便，许老嘱平时服用八珍颗粒，经前 2 周开始加入右归丸口服；经期服用上方；连续三个月，再复诊时诉"肉样块状"排出物已消失，痛经明显缓解。

【体会】

该患者月经初潮不久后即出现经行腹痛，此时患者先天脾肾之气不足。先后天之气不足，血行不畅，导致瘀血形成，瘀血阻于冲任督脉，胞宫瘀滞，不通则痛；先后天不能相互化生，脾肾亏虚则气化不利，气化不利则痰湿脂膜不化，痰湿凝聚，脂膜蕴阻，与瘀滞相结成膜状物，故见经行时排出"肉样块状"之物；经血下行，冲气偏亢，夹胃气上逆，故恶心呕吐。患者初诊之时为经期，正值腹痛之时，故急则治其标，许老在党参、当归益气健脾，养血活血基础之上加入川芎、莪术、益母草、三七粉之活血化瘀之品，以助散瘀化膜止痛之效；同时予延胡索、香附行气，气为血帅，推动血行；白芍、甘草更增缓急止痛之效。本案秉承许老主张的"经期治标，平素治本"原则，在月经净后，予患者八珍颗粒，补益气血，并于月经后半期加用右归丸，考虑黄体期需使督脉阳气旺盛，经期才能使冲任引经血下行，这也是根据月经周期气血阴阳变化,通过脾肾同补,温养冲任督带的理论用于临床的治本方法。

验案3:李某,女,25岁。

2019-02-15 初诊:经期小腹胀痛3年。患者14岁月经初潮,平素月经5/30天,无痛经。近3年开始出现经前和经期小腹胀痛,伴有腰酸不适,严重时呕吐。曾自行口服布洛芬等止痛药,症状未缓解。LMP 2019-02-12。刻下:现月经周期第4天,经期小腹胀痛,经量可,色暗,有血块,伴有情绪易激动、乳房胀痛不适。纳眠可、二便调。舌暗红,苔薄白,脉弦滑。妇科辅助检查:盆腔超声示,子宫、附件未见异常;CA-125:11U/ml。既往史:无特殊病史。婚育史:未婚,否认性生活史。

【诊断】中医诊断:痛经,气滞血瘀证。

西医诊断:继发性痛经。

【治法】理气活血,化瘀止痛。

【方药】佛手散合失笑散加减。具体组方:当归15g,川芎10g,生蒲黄60g(包煎),生五灵脂10g,制香附10g,益母草30g。共7剂,水煎服,每日2次。

2019-03-01 二诊:患者现为月经周期第18天,无下腹胀痛不适,自觉情绪容易激动,乳房胀痛,气短不适。故上方去生蒲黄、五灵脂,加柴胡10g疏肝解郁,白芍10g敛阴柔肝,生黄芪30g扶助正气。共7剂,水煎服,每日2次。

2019-03-08 三诊:患者现为月经周期第25天,无特殊症状。考虑患者近3年均为经前和经期小腹胀痛明显,故予2019-02-15方14剂,水煎服,每日2次。

2019-03-22 四诊:LMP 2019-03-10。患者诉服药后,此次经期小腹胀痛较前明显改善。故效不更方,非经期口服逍遥散加味,经前和经期口服佛手散合失笑散加减。继续服用两个月经周期,以巩固治疗。

【体会】

本患者为经前和经期痛,并伴有情绪激动、乳房胀痛等不适,属于实证无疑。患者平素容易急躁，愤怒而伤肝，肝气不舒而气滞，血行瘀阻，冲任胞脉受阻。经前及经期气血下注胞宫，胞脉气血壅滞而出现"不通则痛"。故临床治疗以理气活血、化瘀止痛为主。许老根据月经周期冲任督带阴阳气血变化的特点，采用分周期治疗的方式，即经后期以疏肝解郁、调理冲任气血为主，方药为逍遥散加减；经前期和经后期在疏肝调理冲任的基础上，更注重化瘀止痛以治标，方药以佛手散合失笑散加减。方中当归和血调经，为血证要药；川芎能行血中之气滞；两药合用为佛手散，具有和血行滞功效，为治疗痛经之主药。《太平惠民和剂局方》云"失笑散治产后心腹痛欲死，百药不效，服此顿愈"，此方由五灵脂和炒蒲黄组成，专用于瘀血停滞之妇人腹痛；制香附长于疏肝理气止痛，善于疏解妇女气郁之证；益母草善于活血调经；诸药合用，缓痛力强，效如桴鼓。

验案 4： 严某，女，29 岁。

2019-01-25 初诊：经行腹痛 2 年。患者 13 岁月经初潮，平素月经 7/28 天，无痛经。2 年前经期感受寒凉后开始出现痛经，经前和经期明显，经期第 3 天开始缓解，性质绞痛，热敷后可缓解，色暗，有少量血块。刻下：LMP 2019-01-18。现月经周期第 8 天，平素怕冷，手脚冰凉，纳眠可，二便调。舌暗苔薄白，脉沉细。2019-01-25 盆腔超声：子宫及双侧附件未见异常。婚育史：未婚，否认性生活史。

【诊断】 中医诊断：痛经，寒凝血瘀证。

西医诊断：继发性痛经。

【治法】 温经散寒，化瘀止痛。

【方药】 自拟经验方：肉桂 5g，吴茱萸 3g，生艾叶 3g，当归 10g，川芎 10g，白芍 10g，党参 10g，香附 10g，甘草 3g。共 14 剂，水煎服，每日 2 次。

2019-02-09 二诊：现月经周期第 22 天，诉近日大便偏稀，余无特殊不适。上方加生麻黄 10g、炒白术 10g。共 14 剂，水煎服，每日 2 次。

2019-02-25 三诊：LMP 2019-02-20。现月经周期第 6 天，痛经较前有所缓解，可耐受；手脚冰凉有改善；大便成形。效不更方，故继续口服 2019-02-09 方 21 剂，水煎服，早晚温服。

2019-03-16 四诊：现月经周期第 25 天，未诉特殊不适。考虑患者月经即将来潮，上方去麻黄，加益母草 20g 以活血调经。共 14 剂，水煎服，每日 2 次。

患者口服中药治疗 3 个周期后，痛经基本消失。

【体会】

本例患者经前腹痛明显，经期第 3 天开始缓解，有少许血块，经血色暗。大多医者直接以瘀血论治，投以失笑散、金铃子散，多效果不佳。许老观其面色萎黄，形体偏瘦，腹痛喜温喜按，伴有四肢冰凉、乏力怕冷，结合舌脉，认为此患者不是单纯的瘀证，而是同时夹有脾肾阳虚之证。督脉阳气不足，若一味攻伐，恐破散太重，故用药中除温经通络外，尚加肉桂以温肾阳，党参以健脾益气。此外，吴茱萸暖厥阴，艾叶、香附温督脉、暖胞宫而行气止痛，当归、川芎养血活血，白芍、生甘草缓解止痛。患者服药后大便偏稀，许老认为肺与大肠相表里，宣发肺气可以解郁，故加一味生麻黄。四诊时月经即将来潮，许老结合通则痛减的原则治标，加活血调经之益母草。此例告诉我们"经前痛属实，经后痛属虚，其实非也"，临床中应根据实际情况灵活辨证。

三、闭经

（一）临床心悟

1. 肾虚为闭经的根本　　肾为生殖之本，正如《素问·上古天真论》所说："女子七岁，肾气盛，齿更发长，二七而天癸至，任脉通，太冲脉盛，月事以时下，故有子……七七，任脉虚，太冲脉衰少，天癸竭，地道不通，故形坏而无子也。"说明月经的初潮、正常行经及经行断绝均与肾气的盛衰相伴。肾是促使月经产生和维持的原动力，它对天癸的成熟和冲任督带的通盛起着主导作用。根据中医理论，许老认为闭经的产生，肾虚、冲任督带不足或阻滞是根本，肾阴是月经的物质基础，肾阳起温煦、推动作用。肾阴精亏虚，无以化生经血，冲任不足，胞宫空虚则致闭经；肾阳虚弱，督脉阳气不足，虚寒滞血，也可致胞宫阻滞，血运不畅而闭经。

2. 闭经虽以肾虚为本，还需兼顾肝脾 许老治疗闭经，除以肾为主外，常兼顾肝脾二脏。因女性通过肾肝脾三脏主导冲任督带功能，从而使胞宫的精血充、阴阳合，施行正常的经带胎产乳等生理功能。

肝藏血，肾藏精，精血相生，肝肾同源。肝肾同为冲任督带之本，肝肾亏损，则精血不足，冲任空虚，月事不下。肝又主疏泄，肝气不舒，则气血在冲任督脉中不能畅行，影响经血下行。故许老在补肾之时不忘调肝。

脾为后天之本、气血生化之源，冲脉隶属于阳明。妇女以血为用，经血的重要来源之一是脾运化的水谷精微和血液。补益后天以养先天，脾气虚弱，生化无源，则肝肾无资，胞宫血海枯竭，月事无以下。又脾虚不运、痰湿内生、阻滞胞络，也可致月经停闭，故健脾运脾亦为许老治疗闭经所常兼顾。

3. 中西医结合，病证相合 许老在临床中一向主张"衷中参西"，对于闭经的治疗亦是如此。主张辨病辨证相结合，采用西医学的检测方法，了解是器质性，还是功能性病变。以闭经为主要症状的内分泌疾病有卵巢早衰、高催乳素血症、多囊卵巢综合征、甲状腺功能减退等，由于症状及病理变化各有特点，可在辨证的基础上选择有针对性的药物加以治疗，以提高疗效。

4. 用药体会

（1）补肾药物大多滋腻，易滞气血，故常辅以行气活血之品，使补而不滞。再则经闭日久，非相反相成、通补并用或通补间用不能取效。

（2）补肾药物的选择与应用：补肾阴药：山茱萸、女贞子、旱莲草、鳖甲、菟丝子、山药、沙苑子等；补肾阳药：淫羊藿、仙茅、巴戟天、紫石英、覆盆子、肉苁蓉。另外，紫河车、鹿角胶为血肉有情之品，无论阴虚、阳虚均可应用，因其既补肾气，又益精血。肉桂、附子补阳而不助阴，性燥烈，闭经少用。

（3）肾阴虚者，补阴药与补阳药比例多为 7∶3，反之也多以 7∶3 为适宜。

（4）痰湿是由于脾肾阳虚，水液代谢障碍引起，常表现为肥胖，同时还可见水湿停留。应在健脾补肾阳的基础上加祛痰湿药物。服药后往往体重减轻，可达到促排卵的效果。

（5）治疗中应注意不可一见闭经即用大量活血通经之品，必须在补肾养血的基础上用之方可奏效。张介宾云："欲其不枯，无如养营，欲以通之，无如充之，但使雪消则春水自来，血盈则经脉自至，源泉混混，又孰有能阻之者？"一般补肾养血治疗 15 天左右，加适量的活血药如丹参、桃仁、刘寄奴、土鳖虫等，以促排卵。在治疗过程中，出现白带多、乳房胀、小腹胀时，不必用理气药，可加活血通经药物，一般用 1 周左右为宜。

（二）验案选录

验案 1：常某，女，30 岁。

2019-01-06 初诊：停经 1 年。患者月经 18 岁初潮，周期 40 天。LMP：2017-12-31。至今月经一直未潮，曾在外院查尿妊娠试验为阴性，盆腔超声示：子宫偏小，双附件正常。血 E_2 偏低，PRL（催乳素）、T、FSH、LH 均在正常范围。曾服中药治疗 3 个月，仍未行经。现感精神疲惫，腰酸乏力，白带很少，大便偏干，2 天 1 次。妇科检查：子宫后位，偏小。舌质正常，苔薄。脉沉细无力。

【诊断】中医诊断：闭经，肾虚精亏证。

西医诊断：闭经。

【治法】温肾填精，养血调经。

【方药】仙茅 10g，淫羊藿 10g，巴戟肉 10g，鹿角胶 10g（烊化），紫河车 20g，枸杞子 20g，沙苑子 20g，山萸肉 10g，当归 30g，白芍 15g，香附 10g，益母草 25g。水煎服，每日 1 剂，共 7 剂，每日 2 次。

2019-01-13 二诊：服药 1 周余，感小腹隐痛，白带增多。舌质正常，脉细略滑。此为药物奏效，月经将至之征兆，当因势利导，故在上方基础上，加大活血通经之力。处方：仙茅 10g，淫羊藿 10g，巴戟肉 10g，紫河车 20g，枸杞子 20g，川断 30g，当归 30g，赤芍 15g，红花 10g，生牛膝 10g，香附 10g，益母草 25g。

患者服上方 7 剂后，月经来潮，量不多，色暗淡，小腹坠痛，带经 2 天净。舌质正常，脉沉细。继续用初诊方调理。用药 3 个月后，月经恢复正常。

【体会】

1. 患者先天禀赋不足，肾气虚弱，天癸晚至，故初潮晚；肾虚则冲任不足，血海不能按时满盈，故周期延后，经量少，渐致闭经；肾虚，鼓动无力，故精神疲惫，腰酸乏力；肾精不足，故白带少，大便偏干。治疗以温肾填精，养血调经为大法。

2. 本病例系继发性闭经。许老认为，无论是原发性还是继发性闭经，根本均源于肾虚，主要为肾中阴阳失衡，导致冲任督脉功能失常，胞宫无血可下。治疗上当恢复冲任督脉的功能，以温补肾阳、滋养肾阴并举，兼以调肝养血，使胞宫充实而达到调经目的。在选药上，温补肾阳之品，许老喜用二仙，二药禀性辛温，入督脉专壮肾阳；巴戟肉，温而不燥，补阳之中又具补阴之性，亦入督脉，许老认为三药合用可大补肾阳，温养督脉，以促使下丘脑 - 垂体 - 卵巢轴功能的恢复。血肉有情之品，如鹿角胶、紫河车，补肾填精入冲任督脉，以促进胞宫发育；枸杞子、沙苑子、山萸肉，滋阴补血，佐以当归、白芍、香附、益母草养血调肝，理气调经。诸药合用，肾阳振奋，阴精充足，冲任督脉阴阳协调，胞宫气血调畅而经自渐复。

验案 2：彭某，女，36 岁。

2020-06-21 初诊：闭经半年余。患者 15 岁月经初潮，平均周期 30～36 天，行经 7 天。LMP：2019-11-28。现月经一直未来潮。2020-06-20 查血 HCG 阴性；盆腔超声提示子宫内膜 0.5cm，双侧附件区未见特殊；查性激素，促卵泡生成素 17IU/ml，促黄体生成素 5.7IU/ml，雌激素 82pg/ml，催乳素和雄激素均在正常范围内。患者曾于外院口服中药治疗 3 个月经周期，月经仍未来潮。现为求进一步诊治而来许老门诊。刻下：平素腰酸乏力明显，时有烦躁和烘热，白带偏少，自觉阴道干涩，纳可，易早醒，大便偏干，2～3 天 1 次。舌淡红，苔薄白，脉沉细。月经婚育史：15 岁月经初潮，7/30～36 天，经量偏少，色红，少血块，经期伴有腰酸和困乏。已婚，G_2P_1（2016 年人工流产 1 次，2018 年顺产 1 子），现工具避孕，无妊娠计划。

【诊断】中医诊断：闭经，肾精亏虚证。

西医诊断：闭经。

【治法】温肾填精，养血调经。

【方药】自拟经验方调冲方加减，具体方药为：柴胡 10g，当归 10g，白芍 10g，山萸肉 10g，紫河车 10g，鹿茸片 3g，生白术 30g，枳实 15g，益母草 20g。水煎服，早晚温服，共 14 剂。

2020-07-05 二诊：月经未来潮。自诉烘热症状有所缓解，白带增多，仍有腰酸乏力，大便改善，质可，每日 1 次。舌淡红，苔薄白，脉沉细。考虑患者腰酸明显，故于初诊方基础上加补肾填精之菟丝子 50g。共 14 剂，水煎服，早晚温服。

2020-07-20 三诊：近日感觉小腹有坠胀感，乳房胀痛，腰酸改善。舌红，苔薄白，脉细滑。基础体温监测：高温相 8 天。结合患者症状和舌脉，考虑患者月经将至，故用药应因势利导，在二诊方基础上加大活血通经之力。具体处方为：柴胡 10g，当归 10g，白芍 10g，紫河车 10g，鹿茸片 3g，菟丝子 50g，益母草 20g，川芎 10g，丹参 30g，西红花 2g（泡服），香附 10g。共 10 剂，水煎服，早晚温服。

2020-07-31 四诊：患者继续随诊，服药治疗 3 个月后，月经周期恢复正常。复查激素六项：促卵泡生成素 9.2IU/ml，促黄体生成素 8.1IU/ml，雌激素 101pg/ml。

【体会】

本例患者为继发性闭经，结合性激素六项结果，考虑为卵巢功能减退导致的月经不能按时来潮。患者肾精亏损，则冲任不足，血海不能按时满盈，故无血可下而出现闭经；腰为肾之府，肾虚不能濡养四肢，故出现腰酸乏力、精神疲惫；精血亏虚，则白带量少、阴道干涩。许老认为女子以肝为先天，调经过程中不仅要关注肾精是否充足，更应注重疏肝养肝以调畅气机，肝肾同调方可使冲任督脉功能恢复正常。故而许老在疏肝解郁方逍遥散的基础上进行用药加减，以柴胡为君药，疏肝解郁、调达气机；当归、白芍合用柔肝养血；同时，加用血肉有情之品（紫河车、鹿茸片）大补肾之精血；菟丝子具有温而不燥、补而不滞的特点，故许老喜重用以滋补肝肾而强腰脊；考虑患者月经久不来潮，故在养精血的同时勿忘通调，酌加益母草、川芎、丹参、西红花和香附。张仲景《金匮要略》云"心下坚，大如盘，边如旋盘，水饮所作，枳术汤主之"，枳术汤早前多用于心下腹部鼓起、肉多、发硬等情况。许老认为枳实有通利九窍和祛胃中湿热之效,白术能够健脾除湿,两药合用,一泻一补、一升一降,可以增加胃肠动力而助于减肥。因此,针对临床中肥胖型或痰湿证明显的患者,许老多加用枳实和白术,用药比例多为1:2,随着患者体重增加,用药量也会适当增加。

验案 3: 孙某,女性,32 岁。

2009-06-10 初诊。闭经 4 年。2005 年顺产自然分娩后,哺乳 2 个月,后行经 4 个月,末次月经为 2005 年 6 月 5 日。初潮 18 岁,周期为 40~60 天,量中等,无痛经,3~5 天净。22 岁时,周期自行正常。22 岁结婚,孕 2 次,人工流产 1 次,正常产 1 次,无产后出血过多史。自测基础体温单相型。妇科检查子宫较小,质地正常,活动尚可,双侧附件(-)。2009 年 2 月在外院做蝶鞍摄片,未见异常。形体肥胖,胸闷纳差,心慌气短,头晕,全身乏力,阴道分泌物很少,舌胖,苔薄白,脉濡细而迟。性激素六项检查 LH 略高,其余(-)。B 超检查未发现明显异常。

【诊断】中医诊断:闭经,脾肾阳虚证。

西医诊断:闭经。

【治法】温肾健脾,祛痰活血。

【方药】鹿角霜、生黄芪、当归、枳壳、益母草各 20g,白术 50g,川芎 10g,香附 10g,半夏、昆布各 10g。30 剂(外地患者不方便频繁进京就诊)。

2009-07-13 二诊:服药 1 月余体重减轻,心慌气短等症状明显改善,原方续进,30 剂。

2009-08-15 三诊:8 月 8 日月经来潮,量少色褐,3 天净。继用参茸卫生丸,早晚各服 1 丸;五子衍宗丸,每日中午 1 丸。治疗 4 个月,经行如常,基础体温示双相型。

【体会】

本例患者先天肾气不足,初潮迟,月经后期,40~60 天行经一次。婚后孕、产更加损耗精血。症见闭经 4 年,形体肥胖,胸闷纳差,全身乏力,舌胖,为脾阳虚、痰湿内盛之象。治以补益脾肾为主。此证初诊并见痰湿阻滞冲任督带,经血不得下行于胞宫的标象,《女科切要》云:"肥白妇人,经闭而不通者，必是湿痰与脂膜壅塞之故也。"故予黄芪益气活血，辅以健脾化痰之白术、枳壳、半夏、昆布，配合鹿角霜、香附行气通畅经络，川芎、当归活血通经，使脾气健运，痰湿渐消，体重减轻，冲任督脉通盛，月经来潮。后期继续以滋补脾肾养精血的中成药治本巩固数月，排卵恢复，月经自然规律而来潮。本例患者虽未诊断为多囊卵巢综合征，但临床表现很像此病。脾肾不足、痰湿内盛表现明显，治疗需长期健脾运、化痰湿，后期尚需治本，以温补脾肾、充养胞宫，缓缓图之而收功。

四、经期延长

（一）临床心悟

经期延长治疗不当可能发展为崩漏，故要抓住主要矛盾进行治疗。治疗大法为固冲止血调经，重在缩短经期。与崩漏一样，许老认为冲任督带功能不正常，胞宫不固，经期出血不能按时而止，主要有三种原因，即气虚、血热（阴虚和湿热）及瘀血。气虚者重在益气摄血；阴虚血热者宜滋阴清热，安冲宁血；瘀血阻滞和湿热蕴结者以通为止，以利为涩，不可概投固涩之剂，勿犯虚虚实实之戒。具体用药选方原则可参考"崩漏"部分。但经期延长以止血为主，处方可从月经的第3～5天开始服用，以止非时之血。且无论何种证型，经期延长常伴瘀滞，必须时刻谨记化瘀治则。

（二）验案选录

验案：许某，女，40岁。

2017-04-03初诊：经期延长2年。患者以往月经规律，自2015年带环后，月经量明显增多，经期延长，10～14天方净。曾于外院就诊，予口服中成药（安坤颗粒、葆宫止血颗粒）后，经量减少，但经期仍长。曾多次检查节育环的位置，均属正常。其间服用过抗生素、止血药，效果不显。LMP：2017-03-20。至今已14天，仍淋漓不净，量不多，色淡红，小腹下坠，头晕乏力，大便偏稀，每日1次。舌质正常，苔薄，脉细无力。

【诊断】中医诊断：经期延长，气虚失摄，兼有血瘀证。

西医诊断：月经失调。

【治法】补气摄血，兼以化瘀。

【方药】生黄芪30g，三七粉3g（分冲），仙鹤草50g，功劳叶25g。水煎服，每日1剂，共7剂，每日2次。

2017-04-10二诊：服3剂药，血即干净，证明辨证用药准确，效不更方。对于经期过长的患者，用药时间非常重要。故嘱患者每于经期第4天开始服药5～7剂，连服3个月经周期。3个月后随访，患者经期已恢复正常。

【体会】

患者于2年前置宫内节育器后开始出现月经经期延长，淋漓不尽；节育环置于宫内，易直接损伤胞宫。胞宫受损，经血难固，故经期延长；长期出血可使气随血脱，气陷于下，故小腹坠痛，头晕乏力；气血虚弱导致脾虚失运，故而大便偏稀。

本病以虚证居多，但久漏多伴瘀证，故治疗应以补气升阳摄血为主，兼以化瘀止血。药用生黄芪补中气，升清阳，气足则血有所统。且生黄芪补益之中又有通利之性，使补而不滞；许老认为三七粉用3g，其主要功能为化瘀止痛而不伤正气；仙鹤草、功劳叶相配，补气之中兼止血之功，止血之中又兼化瘀之性，集补气、止血、化瘀三种功效于一身，是许老治疗带环后出血、人工流产术后出血等宫腔操作术后阴道出血不净的常用药物。药味虽少，但配伍严谨，一药多功，故见效迅速。

五、经前期综合征

（一）临床心悟

经前期综合征宜从"肝"论治：经前期综合征（PMS）又称经前紧张症，指月经来潮前7～14天（即在月经周期的黄体期），周期性地出现躯体症状（如乳房胀痛、头痛、小腹胀痛等）和心理症状（如烦躁、紧张、嗜睡、失眠、焦虑等）。多数医家根据临床症状将本病归于"郁证""躁证"等范畴，认为多由心血不足、肝郁气滞及痰湿郁结所致。许老认为，女子因有胞宫这一奇恒之腑，而与男子不同，叶天士的"女子以肝为先天"，表达的是因女子以血为本，以气为用，胞宫的经、带、胎、产，无不与气血相关，无不依赖于肝之藏血和疏泄功能。经前期属于胞宫聚血以下的过程，为冲任血脉偏旺，女性理应平稳度过，但现代女性既要承担家庭责任，又有社会职场的工作压力。肝之疏泄正常，表现在情志舒畅，因此面临重压，对那些自我调节能力差的女性来说，常易致肝气不舒，肝郁气结，在冲任气血偏旺之时肝郁更盛，故而表现出上述一系列症状。典型的如乳房胀痛、头痛、头晕，甚至焦虑、抑郁。因此，"疏肝"是治疗经前期综合征的基础。但妇科病毕竟需要考虑肝脾肾三脏引导的冲任督带胞宫之间的平衡关系和功能转化，诊治时也须在辨证中以肝为主，兼顾脾肾。

（二）验案选录

验案1：曾某，女，30岁。

2016-09-12初诊：经前头痛、头晕10年。患者既往月经规则，7/30天，量中，色暗红，经行无明显腹痛。近10年无明显诱因，患者每逢经前10天左右即出现头痛、头晕，甚则伴有恶心、呕吐。待月经来潮后，头痛、头晕可逐渐自行缓解。曾间断服用中药治疗，效果不显。患者平素性情急躁，喜叹息，常感胸胁胀满不适。LMP：2016-08-25。现经前两周患者尚无头痛等不适，但情绪急躁，夜间多梦，易早醒。食纳一般，大便不成形。舌质红，苔少，脉弦细。

【诊断】中医诊断：经行头晕，肝火上扰，湿浊中阻证。

西医诊断：经前期综合征。

【治法】清肝火，化湿浊。

【方药】夏枯草10g，菊花10g，钩藤10g，赤芍10g，川芎12g，生牛膝10g，生苡仁20g，白蔻5g，佩兰10g，乌梢蛇30g，金钱白花蛇1具。水煎服，每日1剂。共7剂，每日2次。

2016-09-19二诊：服完7剂，患者复诊，正值月经第2天。患者诉此次月经经前头痛、头晕明显减轻，稍有恶心，但未吐，很快缓解。

【体会】

1. 患者平素肝气不舒，郁而化热，故性情急躁。加之经前阴血下注冲任，肝脏失柔，肝阳上亢，与肝经郁火合而致病，上扰清窍，则经前头痛、头晕。肝木横克脾胃，胃失和降，则伴见恶心、呕吐；脾失健运，则大便溏薄。故该患者证属肝火上扰，湿浊中阻。

2. 方中夏枯草、菊花、钩藤清肝火，利清窍；生苡仁、白蔻、佩兰调和脾胃，化湿祛浊；赤芍、生牛膝凉血活血；川芎活血行气，止头痛；乌梢蛇、金钱白花蛇为许老治疗经行头痛的常用药，二药均入肝经，有良好的祛风通络止痛之功。

3. 许老临证尤为重视脾胃情况，在诊病用药选择时，若遇妇科病伴有脾胃功能低下，或抵抗力低、易感冒、体质虚弱患者，均会在治疗妇科病症的基础上，调理脾胃；见肝之病，知肝传脾，在此例"经行头痛头晕"病案中，又见脾胃湿阻的恶心呕吐一症，故许老在清肝降火的基础上，加入生苡仁、白蔻、佩兰化湿浊，醒脾胃。

验案 2： 吴某，女，30 岁。

2018-03-10 初诊：月经期头晕不能站立 5 年。患者月经规则，11 岁初潮，3/27 天，量中等，色红，痛经。近 5 年出现月经第一天血压下降，80/50mmHg，不能站立，必须卧床休息 1 天方可逐渐缓解，曾在日本服用当归芍药散 3 年，略有好转。但仍时发作，不能完全缓解。平时血压正常，无头晕头痛等不适，无下腹痛，白带正常，饮食正常，二便正常。舌质淡红，舌苔薄白，脉细。

【诊断】中医诊断：经行头晕，肝肾不足证。

西医诊断：经前期综合征。

【治法】滋补肝肾。

【方药】柴胡 10g，当归 10g，白芍 15g，淫羊藿 10g，巴戟肉 10g，生黄芪 30g，山萸 10g，紫河车 10g，菟丝子 50g，川断 30g，香附 10g，益母草 10g。水煎服，每日 1 剂，共 7 剂，每日 2 次。

2018-03-17 二诊：服药 7 剂，此次月经来潮未出现头晕。主证缓解，但服药后似有过敏，且脉为弦象，上方去温阳之品淫羊藿、巴戟肉，重在滋肾疏肝。经治 1 月余，月经分别于 4 月 1 日和 4 月 30 日按期来潮，血压正常，头晕未作。

【体会】

1. 经前期综合征虽肝郁实证居多，但本例患者已过"四七"之年，因病程较长，病久及肾，肾气不足，肝肾同源，肝血亦不足，月经来潮时阴血下泻胞宫，血脉空虚，加之肝肾不足，更加重阴液不能上养头窍之势，出现头晕，不能站立。纵观脉症，病位在头窍，病性属虚，证属肝肾不足，故治疗应滋补肝肾。

2. 患者主因经行头晕不能站立 5 年为主症，中医诊断为"经行头晕"，西医诊断为经前期综合征。一诊结合患者病史，辨病与辨证相结合，中医辨证为肝肾不足，故治以滋补肝肾、调理冲任、养血调经之法立方用药。二诊患者诸症缓解，但面部出现红疹，考虑用药过敏，脉弦为肝郁之象，故去温补肾阳之巴戟肉、淫羊藿，疏肝调经，巩固疗效而收功。本案体现许老辨病辨证相结合，月经病重在"滋补肝肾"的原则。

验案 3：李某，女，25 岁。

2019-11-19 初诊：经前乳房胀痛 2 年。患者两年来常在月经前乳房胀痛发作，当地医院诊为乳腺增生，予中成药（小金片等）对症止痛治疗，疗效不佳。近几月出现乳房胀痛加重，甚则不能触衣。患者平素月经规则，5/30 天，经量中等，无痛经。患者平素性情急躁，无下腹疼痛不适，白带正常，腰部无酸痛，饮食正常，二便正常。舌质淡暗，苔薄白，脉细弦。

【诊断】中医诊断：经行乳房胀痛，痰湿血瘀证。

西医诊断：经前期综合征。

【治法】健脾化痰，活血通络。

【方药】全蝎 10g，生白术 30g，白芍 10g，山慈菇 15g，橘核 10g，生麦芽 15g，通草 3g。水煎服，每日 1 剂。共 7 剂，每日 2 次。

2019-11-26 二诊：服药 7 剂，患者乳房胀痛已减，效不更方。经治 4 月余，乳房胀痛基本缓解。

【体会】

患者平时性情较为急躁，导致肝气郁结，肝郁日久化火，肝木克伐脾土，脾虚健运失常，则痰湿凝结；郁久气血运行不畅，气滞血瘀，不通则痛，经前气血偏盛,则乳房胀痛发作。痰湿血瘀凝结于乳房,形成乳癖。舌质淡暗为血瘀之象,脉细弦为肝郁之象。病位在乳房,病性属实,证属痰湿血瘀,治疗应健脾化痰,活血通络,方拟六神全蝎丸加减。六神全蝎丸是清朝陈士铎《洞天奥旨》卷十五中治疗瘰疬的处方。原文功效主治:"治多年瘰疬,百治不愈。"组成配方:"全蝎三两(焙干,去足勾)、白术(炒)三两、半夏一两、白芍四两、茯苓四两、炙甘草五钱。"用法用量:"共为末,油核桃肉捣为丸,绿豆大。每日二服。清晨服一钱五分,晚服一钱五分,火酒送下,看人大小,加减服之。"原方主治的瘰疬与乳癖的发病机制均为肝郁脾虚,痰湿血瘀聚集在甲状腺、乳腺、淋巴结等处。本例患者西医诊断为乳腺增生,属于中医的乳癖,许老选用六神全蝎丸中的三味药物全蝎、白术、白芍,去半夏、茯苓、甘草,增加入肝经、散结通络的山慈菇、橘核、生麦芽、通草,共奏健脾化痰、活血散结通络之效。全蝎是运用虫类药治疗顽固性疾病的名老中医常用之药。

验案 4:路某,女,35 岁。

2021-05-21 初诊:经行头痛 10 余年,近 2 年进行性加重。经前 1 周左右开始头痛,颠顶为重,严重时需口服止痛片,待月经来潮后头痛可缓解,曾于外院服用中药治疗,效果不佳。平素性情急躁,情绪容易波动。LMP:2021-05-01。现月经周期第 21 天,开始出现头痛,伴有头晕头胀、颈部酸胀,余无不适。纳眠可、二便调。舌红少苔,脉弦细。月经史:12 岁初潮,6~8/28 天,经量中,色偏暗,有少量血块。婚育史:未婚,有性生活史,工具避孕。

【诊断】中医诊断:经行头痛,肝火上扰证。

西医诊断:经前期综合征。

【治法】清肝泻火,通络止痛。

【方药】自拟经验方:夏枯草 10g,菊花 10g,钩藤 30g,当归 10g,川芎 10g,白芍 30g,葛根 15g,乌梢蛇 20g,金钱白花蛇 1 具。共 14 剂,水煎服,每日 2 次。

2021-06-03 二诊:服药 12 剂后月经来潮,经前头痛、头晕明显减轻。嘱患者每次月经前 10 天口服上方至月经来潮。治疗 3 个月经周期后痊愈。

【体会】

头为诸阳之会，厥阴肝经上于颠顶。女性头痛一证，非外来之邪，多为肝郁化火所致，与情志密切相关。许老认为，肝体阴而用阳，女性的经、孕、产、乳均以血为本，以血为用，故整体处于阴血不足、气相对有余的状态。如果平素肝气不舒，郁而化热，加之经前阴血下注，肝脏失柔，肝阳上亢，上扰清窍，则出现经前头痛、头晕。许老针对肝火旺引起的头痛，善用夏枯草、菊花、钩藤以清肝火；当归、白芍以养血敛阴；川芎活血行气以止痛。同时，许老多选用乌梢蛇和金钱白花蛇作为治疗经期头痛的药对，两药均入肝经，可祛风通络止痛，虽为治标之药，但可尽快改善头痛症状，增加患者依从性。患者除头痛外，尚有项背酸痛，故许老加用葛根 15g。《伤寒论》第 31 条太阳病有载"项背强几几……葛根汤主之"，葛根被认为是治疗项背僵痛的要药，临床中如碰到颈背部不适患者，许老多用葛根治之。

验案 5：刘某，女，27 岁。

2019-04-19 初诊：经期腹泻 3 年。患者 3 年来每次月经来潮即出现腹泻，平均 5～8 次/d，为中药调理，遂来许老门诊就诊。LMP 2019-04-05。现月经周期第 15 天，平素怕冷，手脚冰凉，经期腹泻，舌淡苔薄白，脉沉细。既往史：花粉类过敏，无手术病史。月经婚育史：既往月经规律，行经 3 天，周期 26 天，经量少，色淡红，无血块和痛经。未婚，否认性生活史。

【诊断】中医诊断：经期泄泻，脾胃虚寒证。

西医诊断：经前期综合征。

【治法】温阳祛寒止泻。

【方药】附子理中丸加味。具体方药组成为：黑顺片 10g（先煎），党参 30g，炒白术 50g，干姜 6g，甘草 6g，当归 10g，川芎 10g，益母草 20g。共 15 剂，水煎服，早晚温服。

2019-05-06 二诊：患者诉服药后手脚冰凉有所改善，经期腹泻次数减少，无其他不适。效不更方，继续口服上方 3 个月经周期巩固调理。之后电话随诊，经期腹泻痊愈。

【体会】

患者的病证以"泄泻伴随月经周期而出现"为主要特点，许老认为本病的发病机制与脾、肾二脏密切相关。脾气虚弱或肾阳不足，经行之际，精血均下行冲任胞宫，脾肾更虚而出现泄泻。结合患者平素怕冷、四肢发凉等症状，许老认为脾胃虚寒明显，故治疗首选附子理中丸加味。附子理中丸出自《太平惠民和剂局方》，方中黑顺片温阳祛寒，配伍干姜温运中阳，白术健脾燥湿，党参益气健脾，炙甘草补中扶正，调和诸药。考虑患者现为经前期，故加养血活血之当归、川芎和益母草，协助通调经血。许老认为若患者气短乏力等气虚证明显，可加重党参用量；若伴有胃逆呕吐者，可加生姜、半夏以和胃止呕；若大便后期偏黏滞者，可重用白术、茯苓以健脾利湿。

验案 6：何某，女，32 岁。

2020-02-18 初诊：经前乳房胀痛 1 年。1 年来患者经前 1 周开始出现乳房胀痛，情绪容易急躁，月经来潮后逐渐恢复。LMP 2020-02-02。现月经周期第 17 天，平素脾气急躁，纳眠可，二便调，舌淡苔薄白，脉弦细。既往史：否认药物过敏史，2018 年行腹腔镜下卵巢囊肿剔除术。月经婚育史：14 岁初潮，行经 6 天，周期 30 天，经量中，色暗红，夹有少量血块，无痛经。已婚，G_0。辅助检查：2019-12-20 查乳房和双侧腋窝淋巴结超声，示双侧乳腺增生，余无特殊。

【诊断】中医诊断：经行乳房胀痛，肝郁气滞证。

西医诊断：经前期综合征。

【治法】疏肝解郁，理气通络。

【方药】逍遥散加味。具体方药为：柴胡 10g，当归 10g，白芍 10g，炒白术 15g，茯苓 15g，甘草 10g，橘核 15g，远志 10g，郁金 10g，青皮 10g。共14 剂，水煎服，早晚温服。

2020-03-07 二诊：LMP：2020-03-02。自诉此次月经来潮前乳房胀痛较前有所缓解，余无特殊。效不更方，继续口服上方 14 剂。1 个月后电话随诊，未出现上述症状，病告痊愈。

【体会】

经前期综合征的特点是经前 7～10 天开始出现躯体、精神及行为方面的改变，严重者影响生活质量，月经来潮后，症状自行消退。病因尚不完全明确。许老根据临床经验，认为此类证候的发生和经前脏腑功能失调有关，主要为肝郁气滞。肝经循行于乳络两侧，肝郁则乳络阻滞，故出现乳房发胀，阻滞严重者则出现乳房胀痛。许老认为经前冲任脉盛，气冲而血流急，容易导致经脉壅滞不通，不通则痛；而经血一来，则冲任气血通调，症状自除。

针对经前乳胀，许老选用逍遥散作为基础方。方中当归、川芎、白芍养血柔肝；柴胡疏肝解郁；白术、茯苓、甘草健脾和胃；茯苓健脾利湿；橘核疏通肝经；远志、郁金宁心安神以除烦。

六、月经量少

（一）临床心悟

月经过少是现代妇科常见病，西医学认为可能的病因是下丘脑 - 垂体 - 卵巢轴功能失调，或者人工流产等宫腔手术损伤子宫内膜基底层，导致宫腔粘连等。本病常与月经后期合并出现，进一步发展可导致闭经，甚至不孕。古人认为本病的核心病机以阴血亏虚为本，冲任血海不充，致月经量少。阴血亏虚可表现为失于濡养或阴虚内热。根据病因及体质差异，还可兼寒凝、气滞、血瘀、痰阻等标实证。和闭经一样，许老认为，"经水出诸肾"（《傅青主女科》），肾为先天之本，元气之根，真阴真阳所藏之处，若肾之封藏失职，精气外泄，则会导致肾阴不足，精亏血少，天癸不足，冲任血虚，胞宫失于濡养则经水少至渐断。肝与肾"乙癸同源"，肝肾精血充足，则冲任二脉得以滋养，气血调节如常。若肾水不充，肝木失养，则相火不能守位，而涸泽燎原，内炽妄动，百病丛生。脾胃为后天之本，气血生化之源，"中焦受气取汁，变化而赤是谓血"（《灵枢•决气》），张景岳亦有言："调经之要，贵在补脾胃以资血之源，养肾气以安血之室"（《景岳全书》）。总之，肝脾肾三脏为调理冲任阴血的根本，治疗培后天、滋先天以通经水、衍子嗣。在用药上，注意一些重要的引经药，如香附"乃气病之总司，女科之主帅"，具有疏肝理气调经的作用，是治疗肝气郁结所致月经过少的要药。王不留行具有活血通经的作用，《得配本草》称其"通冲任二脉"，可用于瘀血内阻、血行不畅所致月经过少者。

（二）验案选录

验案：罗某，女，30岁。

2019-03-20初诊：月经过少1个月。患者今年1月孕3个月，因"胚胎停育"而行清宫术，手术顺利。术后1月余，在2月13日阴道极少量出血，1天即净，至今月经未来潮。现白带不多，无乳胀，食纳正常，大便调。既往月经2/40天，量少，色暗，无腹痛。患者分别于2017年、2018年及今年均因孕3个月胎停育而行清宫术。舌质淡暗，苔薄白，脉细弱。

【诊断】中医诊断：月经量少，肝肾不足证。

　　　　西医诊断：月经失调。

【治法】滋补肝肾，因月经将至，先予养血通经，拟四物汤加味。

【方药】党参30g，当归30g，川芎10g，莪术10g，熟地10g，首乌20g，香附10g，生牛膝15g，白芍15g，益母草20g。水煎服，每日1剂。共7剂，每日2次。

2019-03-30二诊：服药7剂，于2019-03-27月经来潮，月经量较上次多，色暗，无腹痛，自觉腰酸。考虑月经第3天，脉细滑无力，说明宫内尚有积血，根据患者体质，辨证为气虚血瘀。方药调整为：生黄芪30g，当归10g，三七粉3g，益母草10g，白术30g，枳壳10g，14剂。

2019-04-14三诊：患者服药后自觉腹胀，大便次数增多，稍稀，3~4次/d，乏力，舌苔白腻，脉细弱。予芳香化浊，调理脾胃。处方：藿香10g，厚朴10g，砂仁5g，生苡仁20g，通草2g，滑石25g，神曲10g，茯苓15g，荷梗10g，14剂。

2019-05-07四诊：LMP 2019-04-27。8天干净，经量较前增多，经期长。上月BBT（基础体温）单相，升降幅度较大。现自觉困倦，饮食二便正常，脉细弱。丈夫查精液常规正常。考虑既往习惯性流产主要为黄体不健所致。治以补肝肾、调冲任，处方如下：淫羊藿10g，仙茅10g，巴戟天10g，女贞子20g，沙苑子20g，枸杞子20g，菟丝子30g，紫河车10g，首乌20g，川断30g，香附10g，益母草10g，14剂。

此后许老治疗本例，采用经期养血通经，平时调补肝肾之法，共治疗半年，患者月经量恢复正常，基础体温呈典型双相。

【体会】

1. 根据患者多次自然流产，流产后月经量少、月经后期，基础体温单相，脉细等表现，许老认为患者习惯性流产为黄体功能不健所致，证属肝肾不足、冲任不充，故平时以调补肝肾为主，经期养血通经。

2. 本案体现了许老以下辨证用药特点

（1）调补肝肾以五子衍宗为基础，加淫羊藿、仙茅、巴戟天温补肾阳，使其阳生阴长；紫河车、首乌加强滋补肝肾之力；女贞子、川断相配有促排卵作用；香附、益母草理气活血可使滋补药运化吸收，免其滋腻碍胃。

（2）出血期辨证以脉象为主，尤其是脉力和脉形，而症状和舌象只作为参考。一般来讲，脉细数有力或细滑者，属血热证；脉数而无力，细滑无力，脉来沉微者，属气虚证。本案经期根据患者体质及脉细滑无力辨证为气虚血瘀。

（3）许老临证尤为重视脾胃情况，他认为人体免疫功能的强弱关键在于脾胃功能是否强壮；脾胃功能低下会直接影响药物吸收，且更加重肠胃负担。故在临床上，许老常在治疗妇科疾病的基础上，酌加调理脾胃之品。

七、月经稀发

（一）临床心悟

月经稀发与现代人的生活方式密切相关，发病日趋增多，现代社会竞争加剧，家庭和职场的压力较大，女性精神常处于紧张状态，肝郁不畅几乎为常态，肝郁日久，思虑伤脾，木郁土塞，冲任受阻，血海不能如期满溢而发为本病。随着人们生活水平的不断提高，滋腻贪食，或嗜食生冷，或过度节食等均易致脾胃损伤，脾胃受损可致气血生化之源不足，肝肾失养，冲任不足，血海空虚，而致月事不行；亦可因脾胃运化水湿失常，痰湿壅阻，冲任督脉气血运行不畅而发病。或因过度医疗，盆腔手术等干扰冲任督脉功能，胞宫受损而发病。月经稀发常见于卵巢早衰或多囊卵巢综合征等疾病的开始阶段。

许老认为，在肾主生殖的基础上，从肾论治还需根据病机分为两类，一类为冲任督脉气血不足，无血可下；一类为痰湿瘀血阻滞，血行不畅。前一种治宜补肾调肝，健脾养血，可选用许老的经验方——调冲方；后一类宜补肾阳、祛痰湿，兼活血化瘀，方选苍附导痰汤加味。

（二）验案选录

验案：赵某，女，32岁。

2020-03-02 初诊：月经后期 2 年。15 岁月经初潮，既往规律，周期 30 天；近 2 年因工作压力大开始出现月经后期，周期平均 45～60 天，最长时间为 3 个月，经量可，色红。刻下：LMP 2020-01-20。现月经周期第 42 天，自觉身体困重，形体肥胖，四肢倦怠，纳眠可，小便调，大便黏滞，舌胖苔白腻，脉沉滑。身高 160cm，体重 75kg，近 1 年体重增加 5kg。月经婚育史：月经后期，周期 45～60 天，量可，少许血块，无痛经。未婚，有性生活史，工具避孕。辅助检查：2020-03-20 查血 HCG 阴性；查盆腔超声：子宫内膜厚度 0.6cm，双侧卵巢均可见 12～15 个小卵泡，提示多囊样改变。

【诊断】中医诊断：月经后期，痰湿阻滞证。

西医诊断：多囊卵巢综合征。

【治法】燥湿除痰，活血调经。

【方药】苍附导痰丸加味，具体方药为：苍术 30g，香附 30g，枳壳 15g，天南星 20g，当归 30g，川芎 20g，生黄芪 30g，生白术 30g，白芥子 20g，益母草 30g。水煎服，早晚温服，共 28 剂。同时，嘱患者加强运动、合理饮食、适当减重；晨起测基础体温。

2020-04-04 二诊：基础体温现上升 2 天，阴道分泌物增多，余无特殊不适。查盆腔超声：子宫内膜厚度 1.2cm，双侧卵巢无异常。考虑患者高温相 2 天，现为黄体期，月经即将来潮，故在上方基础上加大活血之力，加红花 6g、川牛膝 10g。共 14 剂，水煎服，早晚温服。

2020-04-17 三诊：LMP 2020-04-15。现为月经周期第 3 天，查激素六项：促卵泡生成素 5.8U/L，促黄体生成素 14.7U/L，雌激素 135pg/ml，雄激素、催乳素在正常范围内。2020-03-02 方继续口服 30 剂，监测基础体温。

2020-05-23 四诊：LMP 2020-05-21，周期 36 天。口服中药治疗后，月经周期有所改善，故继续巩固治疗 3 个月经周期。之后随诊，月经周期规律。

【体会】

本例患者形体肥胖，饮食厚腻，损伤脾胃，脾胃运化失职，痰湿内生，湿阻冲任、胞宫，气血不能正常运行，血海不能按时满盈，出现月经后期。许老认为肥胖型 PCOS 的月经失调多为湿邪作祟，故治疗以化湿为重，选用苍附导痰丸为主方，根据不同兼证进行加减。苍附导痰丸出自《竹林女科证治》，文中指出"形盛多痰气虚，至数月而经始行者，宜服苍附六君汤，兼服苍附导痰丸"。许老临床应用中考虑到气行则血行，在祛痰除湿的基础上不忘扶正益气，故重用生黄芪；同时，考虑患者为经血数月不行，为加大推动之力，以当归、益母草、川芎活血调经。如果患者体形肥胖明显，可加鹿角霜、白芥子化痰通络；如果卵巢增大明显，可加莪术、三棱行气散结。

八、围绝经期综合征

（一）临床心悟

1. 绝经前后诸证当以肾统领，肝肾同补，阴阳同调　围绝经期患者病症纷繁复杂，而西医学的相关检查常无异常表现，属于中医学"绝经前后诸证"范畴。许老在临证时，师法《黄帝内经》"女子七七"理论，认为治疗应以肾为纲，平衡冲任督带关系为要，注重补肾、调肝、平衡阴阳，选方配伍时常常温阳、滋阴、泻火共用，同时注重"方证对应"，灵活运用二仙汤、二至丸、知柏地黄丸以及历代中医经典方剂等调补肾阴肾阳，如《金匮要略》的当归芍药散、《太平惠民和剂局方》的逍遥散等疏肝柔肝，以适应阴阳俱虚于下、内火炎扰于上的绝经前后复杂见证。

2. 绝经前后诸证之虚火上扰，补中兼清，巧用经方　许老善用经方治疗热性病症，尤其是绝经后妇女的各类内伤热症。首先进行虚实辨证，对于实证发热，法宗仲景六经辨证和吴瑭三焦辨证，按照热邪的病位和深浅，选用白虎汤、清暑益气汤、三黄石膏汤（黄芩、黄连、大黄、石膏）等使邪有出路；对于虚证发热，并不忌讳热证用热药，在详参证候、精确辨证的基础上，气虚发热用补中益气汤，阴虚发热用复脉汤，阳气亏虚、火不归原之发热用麻黄附子细辛汤，等等。对于虚实夹杂，如虚火上扰，兼有气分之热者，许老在二仙汤滋肾阴、降相火的基础上，加入专清阳明气分热之白虎汤，使下焦之虚火得安，上焦之实热得清，效果显著。

3. 绝经前后诸证症状繁多，治疗抓主要病机及主症，辨证论治 绝经前后诸证因发生在女子"七七"之年，冲任二脉功能衰退，肾气不足，肾阴亏虚，天癸竭而无子。这种精气和功能的衰退，引起全身各脏腑功能失常，诱发诸多病症，可见于中医古籍的"汗证""不寐""眩晕""脏躁""郁证""寒热往来""关节痛"等描述中。我们通常会根据患者的各种不适，对症加减药物，导致处方庞杂，而许老善于抓主症和主要病机，优选经方，所以尽管围绝经期患者症状繁多，其处方也只有12味左右，真正做到以仲景精神立方，方小药精，效如桴鼓。

（二）验案选录

验案1：韩某，女性，53岁。

2021-06-04 初诊：潮热、汗出2年余。患者51岁绝经，近2年反复出现潮热、汗出，每天平均发作5～6次，每逢下午或遇心情烦躁时更为明显。自觉低热，体温最高可达37.2℃。夜间盗汗，偶有心悸、头痛。晨起眼睑浮肿、脚肿，活动后方可缓解。查心电图示窦性心律不齐，查盆腔超声示甲状腺小结节0.4cm，余相关检查均未见明显异常。曾有幽门螺杆菌阳性病史，经规范四联疗法治疗后转阴，电子胃镜示慢性萎缩性胃炎。刻下：潮热、汗出时作，伴有心烦。胃纳一般，不易消化，睡眠欠佳，容易早醒，二便调畅。舌红，苔薄白，脉弦。

【诊断】中医诊断：绝经前后诸证，肝肾阴亏、虚火上扰证。

西医诊断：围绝经期综合征。

【治法】补肾调肝、滋阴降火。

【方药】二仙汤加味。淫羊藿 30g，仙茅 10g，巴戟天 20g，盐知母 15g，盐黄柏 15g，当归 10g，白芍 10g，生石膏 30g，刺五加 25g，莲子心 5g，炒谷麦芽各 15g，生甘草 10g。共 7 剂，水煎服，每日 2 次。

2021-06-18 二诊：患者诉潮热、汗出较前明显好转，一天平均发作 2～3 次，体温已基本恢复至正常，晨起浮肿亦有好转。睡眠一般，胃纳可，饭后容易排便，解成形大便 1～2 次/d。舌红，苔薄白，脉弦。遵初诊方，共 14 剂。

【体会】

1. 本例患者经水断绝后出现典型的潮热、汗出等肝肾阴虚症状，伴有心烦、心悸、头痛、寐欠等虚火上扰表现，同时兼有胃纳一般、不易消化的脾胃虚弱症候。参合四诊，当属中医"绝经前后诸证"范畴。女子绝经后，肾气渐衰，天癸日竭，阴阳平衡发生变化，特别是肝脾肾三脏功能失调。肝肾阴亏，相火偏亢，迫津液外泄，而见潮热、汗出，甚至自觉低热；虚阳上炎，致心神不宁，清窍被蒙，而见心悸、头痛、寐欠；肝失条达，疏泄不利，木郁乘土，脾胃虚弱，而见心烦、胃纳欠佳、不易消化；肝脾失调，血行不畅，壅塞水道，而见晨起浮肿等症。

2. 二仙汤为治疗绝经前后诸证的经典方剂，也是许老调治更年期女性的常用方剂，具有温肾阳、补肾阴、泻肾火、调冲任的功效。本例患者的处方是在二仙汤基础上，加用生石膏 30g 清解里热，考虑患者存在低热、汗出、脉弦等类似阳明热盛的表现，配合盐知母、生甘草，含有《伤寒论》白虎汤清热生津的寓意。另外，患者主诉心悸、头痛、睡眠欠佳，属虚火上扰之病症，许老予刺五加、莲子心等滋阴清热、养心安神之品，意在安顿相火、顾护肾水；患者心情烦躁时潮热汗出明显，加之晨起浮肿，遂予白芍配伍当归调肝养血、通调水道，寓有逍遥散疏肝解郁、当归芍药散调肝利水之意；患者既往慢性萎缩性胃炎病史，恐方中苦寒清热药伤及脾胃，故予炒谷麦芽顾护脾胃、鼓舞气血化生，亦可佐助当归、白芍调和肝脾。

验案 2：李某，女性，51 岁。

2020-10-23 初诊：反复潮热汗出伴外阴瘙痒 2 年余。49 岁绝经，近 2

年潮热汗出时作,下午较为明显。伴有外阴瘙痒不适,白带量多质稠,有异味,白带常规提示白色念珠菌合并革兰氏阳性菌感染。平素纳差、寐差。2020-10-11 外院查 FSH: 138.8U/L, LH: 57.27U/L, E_2: 5pmol/L。妇科盆腔超声示盆底静脉迂曲扩张、子宫附件未见异常。舌红,苔少,脉弦。

【诊断】中医诊断:绝经前后诸证,肝肾阴虚证;带下病,湿热下注证。

西医诊断:围绝经期综合征、老年性阴道炎。

【治法】养阴益肾、清热利湿。

【方药】知柏地黄丸加减。盐知母 10g,盐黄柏 10g,生地 30g,山萸肉 10g,山药 20g,丹皮 10g,泽泻 10g,苦参 15g,蛇床子 15g。共 14 剂,水煎服,每日 2 次。

2020-11-06 二诊:服上方潮热稍有好转,上半身出汗明显,仍有外阴瘙痒。证型治法同前,改用当归贝母苦参丸加味:当归 20g,浙贝母 10g,苦参 10g,蛇床子 15g,川椒目 10g,琥珀粉 3g(冲服),女贞子 30g,旱莲草 30g,淫羊藿 30g。共 14 剂。

2020-11-20 三诊:外阴不适、汗出好转,近期少量白带,伴腰痛。证型治法同前,继续予当归贝母苦参丸加味:当归 10g,浙贝母 10g,苦参 10g,白鲜皮 12g,地肤子 20g,三七粉 3g(冲服),川椒目 10g。共 14 剂。

2020-12-04 四诊:外阴瘙痒不适、汗出潮热较前好转,偶有腰痛、睡眠欠佳,夜间易醒。舌红,苔薄黄,脉弦细。口服方:上方加琥珀粉 3g(冲服),共 7 剂。外洗方:黄芩 50g,蛇床子 50g,花椒 30g,红花 30g,共 7 剂。

2020-12-11 五诊:服上方诸症改善,继续予上方口服加外洗,各 14 剂,调理善后。

【体会】

1. 患者已过七七,肝肾渐亏,阴液渐损,故出现潮热、汗出、寐差等绝经后症状;冲任督带失却濡养,水液运化不利,下焦湿浊内盛,蕴久而化热,湿热交缠而见白带异常、外阴瘙痒。此属绝经前后诸证之肝肾阴虚,兼有带下病之湿热下注,证型交错、虚实夹杂。除采集必要的中医诊断信息外,许老亦详细询问了患者的相关西医检查结果,辨病与辨证相结合,稳抓主证主因,巧用经方疗疾。

2.《金匮要略》云:"妊娠小便难,饮食如故,当归贝母苦参丸主之。"原方苦参清热利尿,可降小便之火;当归补血润燥,可解大便之秘;浙贝母除痰散结,可助疏散诸邪。然此方却不单独运用于妊娠二便之难,凡有下焦燥热,兼有痰瘀实邪等症,均可酌情使用。许老在当归贝母苦参丸清下散结基础上,加用蛇床子、川椒目、白鲜皮、地肤子、黄芩以清热利湿止痒,后予三七粉、红花等化瘀散结、助湿下行之品画龙点睛,缓解盆底静脉瘀血。内服外用相结合,同时兼顾此年龄段妇女天癸渐竭、肝肾亏虚的生理特点,加用滋肾养肝之女贞子、旱莲草、淫羊藿,内外虚实兼顾,收效显著。

验案3: 吴某,女性,55岁。

2021-04-23 初诊:潮热汗出伴失眠6年余。49岁绝经,近6年烘热汗出时作、夜间难寐,平素容易烦躁,伴外阴干涩、脚踝发冷,大便2~3天一行。舌红,苔少,脉细。

【诊断】中医诊断:绝经前后诸证,肝肾阴虚、虚热内扰证。

西医诊断:围绝经期综合征。

【治法】滋阴清热、除烦安神。

【方药】百合地黄汤加味。百合30g,生地30g,知母15g,生栀子5g,淡豆豉10g,清半夏10g,刺五加20g,茯神20g,远志10g,莲子心5g。共14剂。

2021-05-07 二诊:服上方诸症改善,近1周大便干结,呈羊屎蛋状。芒硝6g,大黄6g(后下),厚朴10g,枳实15g,生白术80g,麻黄10g。共7剂。

2021-05-14 三诊:服上方大便改善,2日一解,质软成形。百合30g,生地30g,知母15g,生栀子5g,淡豆豉10g,清半夏10g,刺五加20g,茯神20g,远志10g,莲子心5g,火麻仁30g。共14剂。

【体会】

1. 该患者具备烘热汗出、夜间难寐等绝经前后诸证的典型症状,因此生理阶段肝脾肾功能下降、阴阳失于调和,可表现为百合、脏躁等症候。女子七七,天癸渐竭,肝肾阴虚,而见烘热汗出;虚热上扰心神,故见夜间难寐。此患者施治过程中，许老融合百合地黄汤、百合知母汤、栀子豉汤等经方，配伍诸多养心安神之品，滋肾养阴安其本，清热除烦治其标，使脏腑得安、心神宁静、诸症平和。

2.《金匮要略·百合狐惑阴阳毒病脉证治》云："百合病者，百脉一宗，悉致其病也。"百合病由外感伤寒，汗吐下过，肺中燥热，传及百脉，而见百证，临床见症复杂、涉及病证繁多，表现在情志、饮食、寒热、身形等方面，但其方证病机总不离心肺阴虚、内热熏扰。百合地黄汤、百合知母汤均为仲景创立的百合病治方，其中生地黄滋肾养阴、补水制火，百合润肺滋阴、清热降火，知母润燥敛阴、清肺肾热。栀子豉汤源自《伤寒论》"发汗若下之，而烦热胸中窒者，栀子豉汤主之"，主治热郁胸膈之不寐证，可助百合方清热除烦。初诊时患者虽经清解之品驱气分之热，然二诊时邪热已入阳明，出现燥屎内结症状，故许老以大承气汤攻下，加用生白术健脾助运、麻黄畅达气机、祛邪外出，使燥结顺势而下、邪热不得入内。

验案4：杨某，女，49岁。

2018-12-27初诊：烘热出汗，伴心烦2年，加重2个月。既往月经规律，7/28～31天，痛经明显。患者2008年因子宫腺肌病，子宫内膜异位症，给予孕三烯酮治疗。2011—2013年，3次试管婴儿，均未成功，未曾生育。近日体检，盆腔超声无明显异常，心血管检查正常。患者近2年感烘热、汗出，心烦易怒，头晕，睡眠尚可，腰酸困，畏寒怕冷，大便偏稀。舌质淡暗，苔薄白，脉沉细。

【诊断】中医诊断：绝经前后诸证，肾阴阳俱虚证。

西医诊断：围绝经期综合征。

【治法】温肾扶阳，益阴降火。

【方药】淫羊藿10g，仙茅6g，巴戟肉10g，盐知母10g，盐黄柏10g，当归20g，白芍10g，熟地20g，山萸10g，生山药10g，合欢皮10g，益母草20g，旱莲草10g。水煎服，每日1剂，共7剂，每日2次。

2019-01-04二诊：许老以上方为主方，根据病情变化略加减一二味药物。患者共坚持服药治疗3月余，诸症渐缓。

【体会】

1.《素问·上古天真论》："女子七七，任脉虚，太冲脉衰少，天癸竭，地道不通，故形坏而无子也。"患者年届经断之时，加之此前反复辅助生殖耗竭肾中精气，肾气已虚，肾阴亦渐竭，冲任失调，阴虚内热，虚阳上越，故烘热汗出，心烦易怒；肾虚，腰府失养，故腰酸困；肾阳虚，不能温煦四末，故畏寒怕冷。治疗以温肾扶阳，益阴降火，方拟二仙汤合知柏地黄丸加减。

2. 此患者病为绝经期综合征，辨证属肾之阴阳俱虚。许老选二仙汤补肾阳，其中仙茅、淫羊藿温补肾阳以治本。现代药理研究发现，两药具有激素样作用，对于因雌激素水平低出现的更年期症状，有很好的治疗效果。而知柏地黄丸具有滋肾阴、降虚火的功效，对于烘热汗出、心烦等虚火上亢症状，尤为适合。两方配合，阴阳双补，契合病机病症，最终获效。

验案 5：余某，女，58 岁。

2019-08-16 初诊：潮热盗汗 1 年。患者绝经 1 年余，近 1 年出现烘热汗出，平均每天 10～15 次，晨起和夜间明显，伴有心慌和气短等症状，现为中药治疗而来许老处就诊。刻下：烘热汗出，时有畏寒肢冷，腰酸乏力，时有心烦，夜间难入睡，容易腹胀，二便调。舌淡红，苔薄白，脉弦细。既往史：甲状腺癌术后病史。月经婚育史：绝经 1 年余，已婚，G_3P_2，人工流产 1 次。

【诊断】中医诊断：绝经前后诸证，肾阴阳俱虚证。

西医诊断：围绝经期综合征。

【治法】滋阴补肾，调补冲任。

【方药】二仙汤合百合地黄汤加味。具体方药：淫羊藿 30g，巴戟天 20g，仙茅 10g，百合 30g，知母 10g，生地黄 20g，莲子心 5g，炒谷芽 15g，炒麦芽 15g，当归 10g，白芍 10g。共 7 剂，水煎服，每日 2 次。

2019-08-23 二诊：服药后烘热汗出明显缓解，但患者诉近日困倦、心慌明显。故更方为生脉饮加味，具体方药：太子参 15g，麦冬 15g，五味子 10g，百合 25g，知母 15g，淫羊藿 30g，炒谷芽 15g，炒麦芽 15g，仙鹤草 30g，功劳叶 30g。共 14 剂，水煎服，每日 2 次。

2019-09-06 三诊：患者诉目前状况稳定，无特殊不适。故效不更方，继续口服二诊方28剂。

【体会】

本例患者绝经1年余，以烘热汗出为主证，结合患者腰酸乏力、时而畏寒等症状，绝经综合征诊断明确，中医辨证为肾阴阳两虚证。女子七七天癸竭，患者已过七七，肾气由盛渐衰，肾藏元阴而寓元阳，久之则肾阴亏损，阴损及阳，导致肾阴阳俱虚。二仙汤是许老治疗围绝经期综合征的基础用方，具有温肾阳、补肾阴、调冲任的功效。如果同时有心烦、神志恍惚等症状，许老多合用百合地黄汤以滋阴清热。考虑女子以肝为先天，用药时需要时刻顾护肝阴，故加当归、芍药以柔肝；考虑患者时有腹胀，故加炒谷芽、炒麦芽以顾护脾胃。患者二诊时烘热汗出明显改善，但有心慌、困倦不适，许老认为多为气阴亏虚所致，故更方为生脉饮加味。其中，功劳叶可以清虚热、补肝肾；仙鹤草又称"脱力草"，可以补虚。临床中如果更年期女性乏力明显，许老多加用功劳叶、仙鹤草补虚。

九、绝经后子宫内膜增厚

（一）临床心悟

随着盆腔B超的影像诊断效率提升，绝经后妇女子宫内膜病变的检出率增加，以往的绝经后内膜病变患者多表现为阴道不规则流血，但现在的很多女性往往无明显症状，仅是常规体检时超声监测发现。对于这类患者，西医常采用宫腔镜手术治疗以排除恶性病变，但宫腔镜后有复发情况，且该病的发生发展与体内雌孕激素水平变化、肥胖、糖尿病、高血压等有一定的相关性，内膜增厚病变并非都是恶性的，随着年龄增加也可能逐步消退。绝经后的女性大部分是拒绝反复做宫腔镜操作的。许老认为绝经后妇女子宫内膜病变，如果有出血症状，可以按照"经期延长""崩漏"等治疗；如果没有症状，仅是体检发现，则可根据肾主生殖，七七之后，肾气不足，肾中阴阳失衡，冲任督带胞宫功能失常，气血运行不畅而形成"癥瘕"一证，来进行辨证论治。但也要根据治疗的反馈及时复查，对于中药治疗无效者，必要时还是建议患者行宫腔镜手术以免延误病情。

(二) 验案选录

验案: 张某,女,56岁。

2020-06-21 初诊:发现子宫内膜增厚 1 个月。绝经后 3 年,2020 年 5 月体检行盆腔超声检查,结果提示子宫内膜厚度为 1.2cm。患者拒绝手术,计划中药治疗而来许老门诊处就诊。刻下症:绝经后 3 年,子宫内膜增厚;平素时有盗汗、烦热,食欲欠佳,小便频、尿不尽,大便偏干。舌红少苔,脉弦细。既往无药物过敏史,胆囊息肉术后 3 年。月经婚育史:绝经 3 年,G_1P_1。辅助检查:2020-06-20 复查盆腔超声,子宫内膜厚度 1.1cm,双侧附件无异常。肿瘤标记物结果均在正常范围内。

【诊断】 中医诊断:癥瘕,肝肾阴虚证。

西医诊断:子宫内膜增厚。

【治法】 滋养肝肾、软坚散结。

【方药】 知柏地黄丸加味。具体方药组成为:盐知母 10g,盐黄柏 10g,生地黄 10g,山萸肉 10g,山药 20g,泽泻 10g,茯苓 30g,黄芩 10g,紫草 10g,海藻 10g,炒鸡内金 30g,夏枯草 15g。共 14 剂,水煎服,早晚温服。

2020-07-05 二诊:患者诉服药后烦热有所缓解,尿频仍明显,余无特殊不适。故上方加乌药 10g、益智仁 10g(捣碎),共 14 剂,水煎服,早晚温服。

2020-07-20 三诊:复查盆腔超声,提示子宫内膜厚度为 0.5cm。嘱患者继服二诊方 28 剂,1 个月后复查盆腔超声。

2020-08-19 电话随诊,患者复查盆腔超声,提示子宫内膜厚度为 0.35cm,已恢复正常,无特殊不适。

【体会】

《素问•上古天真论》云:“七七任脉虚,太冲脉衰少,天癸竭。”说明女子 49 岁左右,肾气衰,天癸枯竭,地道不通,月经停止是正常的生理现象,如果绝经后阴道出血或子宫内膜增厚则属于病理现象。许老认为此期女性多处于肝肾阴虚状态,而增厚的子宫内膜相当于中医的“癥瘕”。故治疗中多选用知柏地黄丸以滋肝肾之阴,同时加用活血化瘀、软坚散结之品以消增厚的内膜。同时,患者有尿频尿急症状,此乃阴阳失衡,肾阳不固所致气化失司,故在滋阴的同时不忘顾护肾阳,加缩泉丸以温肾阳而缩尿。

(王 清 许 琳 杨 舫 于永慧 张浩琳)

❧ 第二节 安胎类

先兆流产

(一)临床心悟

补肾健脾养血、固冲安胎

先兆流产指妊娠 20 周前出现阴道流血,伴或不伴腹痛,宫颈口闭合和宫腔内胎儿可见,轻者经休息或及时治疗后症状消失,可继续妊娠,重者可能发展为难免流产、不全流产等不良妊娠结局。属于中医学"胎漏""胎动不安""妊娠腹痛"等范畴。随着辅助生殖技术的进步,目前西医对于此病主要以补充激素、抗感染、免疫治疗等对症治疗为主,针对性较强,但部分患者担心应用西药会对子代的安全性产生影响,从而存在一定抵触心理。相比较而言,中药保胎较为安全、方便,易被患者接受。

许老认为,本病辨证应以脾肾亏虚为主,随着社会进步及环境变化,现代人们的生活作息也逐渐发生改变,饮食上偏嗜辛辣刺激、肥甘厚味之品,或过度节食,或暴饮暴食,导致脾气虚弱,脾阳不足;平素过于熬夜,或过早过频的性生活,或多次行流产手术,或生育年龄过大等,导致肾气不足,肾精亏虚,由于脾肾二脏与冲任督脉关系密切,脾肾不足,对胞宫完成滋育胎儿的功能影响最大,导致发为先兆流产或复发性流产。常用寿胎丸加减进行治疗。

寿胎丸首载于《医学衷中参西录》,由菟丝子、续断、桑寄生、阿胶组成。菟丝子、桑寄生、续断补肾益精安胎,肾旺自能荫荫;阿胶珠补血养血。阿胶珠是由阿胶与蒲黄或蛤粉炮制而成,乃止血佳品。阿胶性滋腻,且有腥气,炒后补而不腻,并能去腥,又能使质地酥脆,以便调配时粉碎。蛤粉炒制清热化痰,养阴润肺,止咳止血;蒲黄炒制祛瘀止血。《神农本草经》说阿胶"主心腹，内崩，劳极，洒洒如疟状，腰腹痛，四肢酸疼，女子下血，安胎"，为补血安胎之佳品。如患者出现腹痛、腹坠、阴道出血等，或因妊娠后阴血聚于胞宫，而成相对阴虚火旺时，则可酌加黄芩、桑叶、苎麻根清热安胎。又脾为后天之本、气血生化之源，胞胎需气血滋养，故在此基础上，可加入山药、党参、人参等补脾益气，使全方补气生血，养胎固胎之功更胜；腹痛甚者可加芍药甘草汤缓痉止痛，亦可根据病情酌加砂仁理气安胎，苎麻根清热凉血安胎。

（二）验案选录

验案1：刘某，女，35岁。

2013-07-09初诊：因胚胎移植术后40天，阴道间断出血15天，伴下腹隐痛2天就诊。2011年7月因"子宫纵隔"行宫腔镜手术加放环术，4个月后取出避孕环。后在2011年12月、2012年6月、2012年12月发生妊娠不足3个月的三次流产。平素月经尚规则，6/33～36天，量中、色红，无痛经。2013年初曾查染色体、TORCH抗体、性激素检查，基本正常。男方精液检查多次为弱精症。2013年因"不良孕史、男方弱精症"行体外受精胚胎移植术（IVF-ET）。末次月经2013-05-18，5月29日植入冻胚2枚。6月7日查HCG 82.3IU/L。6月19日开始阴道少量出血，色暗，予黄体酮注射剂及地屈孕酮口服保胎治疗后，阴道出血时作时止。近两天劳累后出现下腹痛，口苦咽干，舌红苔薄，脉细滑数。7月7日查血HCG 108 281.3IU/L，雌二醇（E_2）731.09pg/ml，孕酮（P）120.12nmol/L。B超提示：宫内早孕，宫腔内见一大小约22.4mm×14.1mm孕囊样结构，胚芽长6.2mm，可见胎心，孕囊旁可见液性暗区，范围约12.4～8.0mm。刻下：停经40天，阴道少量出血，咖啡色，下腹隐痛，乳头痛，无恶心呕吐，饮食可，二便调。舌质正常，苔薄。脉沉细无力。

【诊断】中医诊断：滑胎、胎漏，脾肾虚损，冲脉不固。

西医诊断：复发性流产，先兆流产。

【治法】补肾健脾，凉血止血，固冲安胎。

【方药】菟丝子30g，川断10g，桑寄生10g，阿胶珠10g，白芍15g，生晒参 30g，甘草 10g，鹿茸蜡片 6g。水煎服，每日 1 剂，共 7 剂，每日 2 次。

2013-07-16 二诊：患者阴道仍少量出血，觉口干咽燥。原方基础上加女贞子 20g、苎麻根 10g，7 剂。后至停经 60 天，家属来咨询，告知患者阴道出血已停止，复查盆腔超声示：宫内可见 4.4cm 胎囊，胎芽 1.7cm，可见胎心搏动，未见宫腔积液。告诉家属可让患者间断服用上方至孕 10～12 周。后患者至足月剖宫产一健康男婴，为产后缺乳来诊告知。

【体会】

患者曾行子宫纵隔术，有多次流产病史，年龄又到了五七之年，脾肾受损严重，冲任督脉失固，胞宫孕育胞胎功能失常，故出现胎漏之主症。治疗以补肾健脾益气，固冲安胎为主，方拟寿胎丸加减。寿胎丸方中所用药物均是补肾益精养血的，但鉴于患者滑胎病史，须加强补肾药力，故采用鹿茸蜡片一味，原因在于鹿茸是雄鹿督脉阳气、精血所化生，为血肉有情之品，能直入肾经，入督脉，有壮肾阳、补气血、益精髓、强筋骨的功效，而鹿茸蜡片则为鹿茸入药部分的最佳品，具有温而不燥的特点，是许老治疗妇科胎产疾病的常用药。在本方中，鹿茸蜡片用量偏大也是要充分发挥其补肾、入督脉、暖胞宫之效，与他药配合，阴阳同调，起到固冲任、安胞胎的作用；健脾益气则用生晒参，同时予女贞子、苎麻根滋阴止血。全方药物均为许老精心选择之品，方小药宏，故而效佳。

验案 2：吴某，女，32 岁。

2020-08-05 初诊：孕 6 周，下腹酸痛 5 天。LMP：2020-06-25。自诉近日有腰酸和下腹部坠胀感，伴有头晕耳鸣、小便频数，无阴道出血。舌淡苔白，脉沉细滑。既往史：青霉素过敏，阑尾炎术后，甲状腺功能减退（现口服左甲状腺素钠片）。月经婚育史：13 岁初潮，行经 8 天，周期 30 天。G_1P_0，孕 6 周胎停育 1 次。辅助检查结果：血 HCG 翻倍缓慢，2020-06-24 查盆腔彩超：宫内早孕，未见胎芽和胎心，宫腔内 1.9cm×1.1cm 低无回声。

【诊断】中医诊断：胎动不安，肾虚证。

西医诊断：先兆流产。

【治法】补肾益气、固冲安胎。

【方药】寿胎丸加味。桑寄生 10g，川断 10g，菟丝子 50g，白芍 10g，甘草 10g，阿胶 10g，党参 30g，鹿茸片 3g，砂仁 3g，苎麻根 10g。共 7 剂，水煎服，早晚温服。

2020-08-12 二诊：患者于 2020-07-01 复查盆腔超声：宫内早孕，宫腔内可见一低回声，大小为 2.3cm×1.1cm，可见胎心和胎芽。患者自诉昨日阴道少量褐色分泌物，腰酸、腰痛。中药方调整为：桑寄生 10g，川断 10g，菟丝子 50g，白芍 15g，甘草 10g，阿胶 10g，鹿茸蜡片 10g，仙鹤草 30g，苎麻根 10g。共 7 剂，水煎服，早晚温服。

2020-08-19 三诊：孕 7 周⁺，现无阴道出血和下腹痛，纳眠佳，二便调。已于产科建档。

【体会】

孕后出现腹痛，我们要根据疼痛部位、是否有腰酸，结合舌脉，辨病证虚实。本例患者下腹坠痛兼有腰酸、头晕耳鸣，乃肾气虚，胎结不实，为胎漏先兆症状。如果拖延不治，后期可能会发生流血，导致流产。针对胎动不安、胎漏患者，许老多选用具有固肾安胎功效的寿胎丸为基础方，根据不同情况加减用药。其中，对于腰酸明显者，许老喜重用菟丝子，一般可用到 50～100g；腹痛者，喜用药对白芍和甘草，取《伤寒论》芍药甘草汤之意，白芍养血柔肝止痛，甘草健脾益气、缓急止痛，二药合用，酸甘化阴，柔筋止痛；头晕耳鸣、气短乏力者，多为气血不足，故加党参、砂仁益气健脾，同时具有安胎之效；对于阴道少量出血者，多选用苎麻根、仙鹤草，既可补虚，又可止血，若血色鲜红、量有增加趋势，则加莲房炭。

验案 3：梁某，女，30 岁。

2019-02-22 初诊。近 2 年反复流产 2 次。患者于 2017 年因孕 8 周胚胎停止发育行清宫术，2018 年 9 月孕 11 周因胎停育行清宫术。既往月经规律，5/28～30 天，量中、色红、无痛经，末次月经 2019 年 2 月 4 日。平素易腰酸、手脚凉，纳眠可，二便调，舌暗红、苔薄白、脉细。

【诊断】中医诊断：滑胎，肾虚肝郁证。

西医诊断：反复妊娠丢失。

【治法】补肾温阳、疏肝解郁、固冲安胎。

【方药】调冲方加减：山茱萸 10g，紫河车 10g，鹿茸片 3g（另煎），柴胡 10g，当归 10g，川芎 10g，穿山甲 9g，香附 10g，益母草 10g，水煎服，每日 1 剂，早晚分服，共 14 剂。建议完善相关检查。

2019-03-08 二诊：LMP 2019-03-04，4 天干净，量偏少、色红，痛经（±），腰酸，饮食二便可，多梦易醒。舌暗红，苔薄白，脉细。2019-03-06 查性激素均在正常范围。配偶精液常规 A 级精子 24.95%。诊断同前，上方加女贞子、旱莲草各 20g。此后以补肾调肝为基本治法，随证加减。

2019-04-26 三诊：LMP 2019-04-26。量中、色红，痛经（+），腰酸痛。纳食可，大便调，尿频，睡眠欠佳。舌淡红，苔薄白，脉细滑。方药：菟丝子 50g，山茱萸 10g，紫河车 10g，鹿茸片 3g（另煎），柴胡 10g，当归 20g，川芎 15g，丹参 30g，鸡血藤 30g，穿山甲 9g，月季花 10g。服药 3 个月余后试孕。

2019-09-06 四诊：末次月经 2019-07-21，孕 6 周 +6 天。现腰酸、小腹坠胀，阴道偶有少量褐色分泌物，偶有恶心、气短。纳眠可，二便调，舌淡红，苔白，脉细。2019-08-27 查血 β-HCG 4 765mIU/L；08-30 血 β-HCG 12 925.47mIU/L，孕酮 35.729nmol/L；09-06：血 β-HCG 45 674.15mIU/L，孕酮 31.104nmol/L。诊断为胎漏，治以补肾固冲，养血止痛安胎，方药：桑寄生 10g，川断 10g，菟丝子 50g，阿胶 10g（烊化），白芍 30g，生甘草 20g，鹿茸蜡片 5g（另煎），太子参 15g，砂仁 3g（后下），仙鹤草 30g，苎麻根 10g。

2019-09-27 五诊：腰酸，小腹胀气，恶心、气短，无腹痛及阴道出血。纳食可，多梦易醒，二便调，舌暗红，苔白腻，脉细滑。2019-09-16 B 超：子宫后位，宫体大小 6.5cm×6.5cm×5.6cm；肌层回声不均，前壁可见低回声结节，直径约 1.3cm；胎心搏动可见。诊治同前，方药：桑寄生 10g，川断 10g，菟丝子 50g，当归 6g，白芍 10g，鹿茸蜡片 10g（另煎），太子参 15g，陈皮 10g，竹茹 10g，生姜 3 片。患者服此方至孕 12 周 +，胎儿发育正常。2020 年 5 月电话随访，足月顺产一子，母子体健。

【体会】

患者平素手脚凉、易腰酸，加之两次堕胎，情志抑郁，睡眠欠佳，辨为肾虚肝郁证。肾气不足,冲任失固,故而两次堕胎。孕前以调冲方加减,补肾温阳、疏肝解郁以治其本;又不忘注重气机,在补益药中加入行滞活血之品,其中,穿山甲入肝经,性善走窜,可引药入血,通达气血、畅行胞脉;同时以解郁安神、活血化瘀之月季花调畅情志。孕后患者胎动不安,脉细滑,为肾气不足所致,以寿胎丸为基础,补脾益肾以固冲安胎。其中,鹿茸蜡片为血肉有情之品,温补肾阳效果甚佳。加入陈皮、竹茹,可降冲逆之气,和胃止呕。此外,对于当归,虽然有人提出其"走而不守",孕期使用会增加出血量,但许老结合多年临床经验,认为药物用量是关键,孕前调经用量在10g,可养血行血、补而不滞;孕后阴道出血,用量在6g却可养血止血,归其所归。

(王　清　杨　舫　许　琳)

第三节　种子类

一、排卵障碍性不孕

(一)临床心悟

1. 排卵障碍治疗须不忘补肾　许老认为,肾为人体先天之本,肾主生殖。肾的功能作用在女性生理及病理上处于主导地位,肾气的盛衰是决定人体生殖、发育和衰老的根本。因此,许老提出,对妇科病的治疗,一定要注重对肾的调补。排卵障碍性不孕症患者在辨证论治的基础上,亦不能忘记补肾。许老更注重补肾气和补肾阳。补气药和温阳药可以激发和促进女性生殖轴功能的健全与恢复,有助于排卵功能的恢复,达到调经目的。若以肾阴虚为主,在补阴的基础上,宜酌加2～3味补肾阳之品,既取阴中求阳之意,也取补益精血,要在阳气的蒸腾下才可发挥作用。一般许老不会单纯补阴,特别是对于肾阴虚火旺者,使用苦寒泻火药亦中病即止,以防火降阳伤。

2. 补肾之余,不忘肝脾　许老认为,"女子以肝为先天",而肾为肝之母,母既泄精,不能分润以养其子,则木燥反伐水,而火暗动以铄精,则肾愈虚矣。因此，肝气郁滞、肝阴不足亦为排卵障碍性不孕症的重要病机之一。

许老结合"脾胃为后天之本""脾胃之气虽充于脾胃之中，实生于两肾之内"等中医理论，临床上注重温补脾胃之气，补后天以养先天。因此，他在治疗排卵障碍性不孕症时以肾、肝、脾为主。治法为补肾调肝，温补脾胃，调和冲任。肾气充足，冲任调达，则肾阴得肾阳之熏蒸，生发肾精，冲任、胞宫得养。并创立了调补肝脾肾、改善卵巢功能，从而促进排卵、助力受孕的经验方——调冲方（核心组成为柴胡、当归、白芍、熟地黄、菟丝子、醋香附、益母草）。方中当归、白芍、熟地黄为四物汤中补养气血之品；菟丝子益肾壮水，或加续断、杜仲、桑寄生、女贞子、旱莲草等补益肝肾、促进精血化生，或加仙茅、淫羊藿、巴戟天等温肾壮阳、鼓舞精血运行；柴胡、香附疏肝理气，助白芍养血柔肝；益母草祛瘀生新，改善胞宫血运。另可加风药羌活为使药，其性开泄、通督脉，可疏通少阴肾经，激发肾中阳气。

3. 痰瘀为标 许老认为单纯的痰湿或瘀血阻滞，一般不会引起排卵功能障碍，只有在肾虚的前提下才会诱发。痰湿和瘀血既可以是病理产物，又可为致病因素。脂膏痰湿或瘀血阻滞冲任，胞脉闭阻，故出现排卵障碍。临床表现为体胖，带下量多，胸脘满闷，月经量少，色暗有血块，或闭经，小腹疼痛等症。

4. 调经促孕，重用"血肉有情之品" 许老还注重用入冲任督带的药物，尤其是一些动物药材可入奇经、温暖胞宫，如紫河车、鹿茸、鹿角胶、龟板胶、阿胶等。紫河车具有益气填精的功效，尤其擅长治疗先天不足、肾精亏虚之月经稀少、排卵障碍等症，配伍熟地、当归等养血补血之品，效果更佳。鹿茸片入肝、肾经，具有壮肾阳、益精血、调冲任的作用，许老认为鹿茸可以促进卵巢功能及卵泡发育，在鹿茸的众多炮制药材中，鹿茸蜡片当为首选，用来治疗卵巢功能下降所致的不孕症，临床颇具良效。

（二）验案选录

验案 1：王某，女，32 岁。

2018-06-08 初诊：未避孕未怀孕 8 年。患者于 2010 年行人工流产 1次，之后未避孕亦未怀孕 8 年。配偶于 2017 年底于我院查精液常规，结果无异常。患者于 2018 年 2 月在我院中医妇科行输卵管造影检查示双侧输卵管通畅,盆腔弥散尚可。患者 14 岁月经初潮,月经稀发,45～60 天一行,量中等稍少,色暗红,无明显痛经,3～4 天干净。LMP:2018-05-22。今年 3 月、4 月查 BBT 无典型双相,温差小。平素时感乏力,偶有腰酸,饮食、二便正常。舌淡红,苔白,脉细弱。

【诊断】中医诊断:断绪,气血不足证。

西医诊断:继发不孕(排卵障碍性不孕症)。

【治法】益气养血,补肾调冲。

【方药】当归 10g,熟地 10g,白芍 15g,川芎 12g,党参 15g,生黄芪 15g,枸杞子 20g,首乌 20g,紫河车 10g。共 7 剂,水煎服,每日 2 次。

2018-06-15 二诊:患者复诊,诉无不适,观其基础体温高温相不平稳,呈锯齿状,考虑肾阳不足,上方加淫羊藿 10g、巴戟天 10g 继服。治疗以益气养血,补肾调冲法加减治疗 2 个月,于 10 月 11 日查尿妊娠试验(+)。

【体会】

1. 患者未避孕未怀孕 8 年,输卵管造影及配偶精液常规检查结果正常,可除外输卵管和配偶因素。患者既往月经稀发,查基础体温未见双相,考虑为排卵障碍性不孕。许老认为,此患者流产后冲任受损,阴血暗耗,不能摄精成孕。月经量少、乏力、腰酸、舌脉均为冲任虚衰,气血不足之征。故治疗在补肾基础上,加益气养血之品。月经前半周期以补肾养血为主,后半周期加强温肾作用。

2. 本方以四物汤为基础,熟地、白芍为阴柔补血之品(血中血药),与辛香的当归、川芎(血中气药)相配,动静结合,补血而不滞血,活血而不伤血。党参益气养血,生黄芪益气活血。同时考虑肾为先天之本,肾主藏精,故加入枸杞、紫河车、首乌之品以补肾。

验案 2:陈某,女,38 岁。

2018-02-25 初诊:未避孕未怀孕 2 年。患者 2016 年初结婚,婚后夫妇同居,未避孕亦未怀孕。男方查精液无明显异常。患者既往月经后期,40～60 天一行,量不多,色暗红,偶有血块,LMP:2018-01-20。患者于

2017年11月开始自测基础体温，均未见明显双相。平时自觉腰部酸痛，乏力。食欲、睡眠可，二便正常。舌质淡白，苔白，脉细弦。

【诊断】中医诊断：全无子，肾虚肝郁证。

西医诊断：原发不孕（排卵障碍性不孕症）。

【治法】补肾疏肝。

【方药】仙茅10g，淫羊藿10g，菟丝子30g，熟地10g，当归20g，川断30g，柴胡10g，紫河车10g，鸡血藤20g，白芍10g。共7剂，水煎服，每日2次。

患者经本方治疗2个月后，腰痛缓解。基础体温双相。LMP：2018-04-06。5月15日查尿妊娠试验为阳性。

【体会】

患者先天禀赋不足，素体肾虚，冲任不足，血海蓄溢失常，故月经后期。腰为肾之府，肾虚则腰部酸痛。患者婚久不孕，情志不畅，肝失疏泄，而致肝气郁滞。舌脉亦为肾虚肝郁之征象。许老认为排卵障碍是以"肾虚"为本，又与肝、脾密切相关，若情志不舒，肝失疏泄，气机郁结，则可上扰髓海，下阻冲任气血；再结合此证患者大多具有心情抑郁、月经失调、胸胁胀满、善叹息等肝气郁结之表现。故治疗以补肾疏肝为治则，以自拟"调冲方"加味治疗。许老在处方中十分注重阴阳的配合比例，阳虚则是七分阳药、三分阴药；阴虚则为七分阴药、三分阳药；兼顾养血活血，必要时辅以治疗痰湿及血肉有情、入冲任督带之品。无论如何，保持肝脾肾同调，注重阴阳平衡，使胞宫精血旺盛；胞宫通畅，才能保证正常排卵和受孕。

验案3：邢某，女，35岁。

2018-01-19初诊：未避孕未怀孕2年。患者于2016年曾做药物流产加清宫术，之后夫妇同居，未避孕亦未怀孕。爱人于2018年初查精液常规未及异常。患者17岁月经初潮，既往月经规律，近2年出现后错明显，40～60天一行，伴月经量减少，仅用1包卫生巾，测BBT无明显双相，LMP：2018-01-17。现为月经周期第3天，量不多，色淡红，无血块，时觉下腹隐痛。饮食二便可。舌质正常，脉细弱。

【诊断】中医诊断：断绪，肝肾不足证。

西医诊断：继发不孕（排卵障碍性不孕症）。

【治法】滋补肝肾。现值经期，先以养血活血调经为法。

【方药】柴胡10g，当归25g，白芍10g，丹参10g，桃仁10g，香附10g，益母草15g。共7剂，水煎服，每日2次。

服中药7剂，月经已净，治疗以调整卵巢功能，调补肝肾为主。处方：柴胡10g，当归10g，白芍10g，山药15g，紫河车10g，鹿角胶10g，枸杞子20g，首乌20g，香附10g，生黄芪30g，益母草20g。

之后以上方为主，月经后半期加巴戟天10g、仙茅10g，中午加服安坤赞育丸1丸。共治疗4个月怀孕。

【体会】

1. 本例患者做药物流产加清宫术后，未避孕未怀孕2年，继发不孕诊断明确。患者近两年出现月经后期且经量减少，自测基础体温单相，故考虑排卵障碍为不孕症的主要原因。患者17岁月经初潮，表明先天禀赋不足，肾气虚衰，加之药物流产与清宫术更损肾气。肝肾同源，肾虚则肝气益虚，冲任失充，不能摄精成孕。患者月经后期及经量减少，脉细弱，均为肝肾不足之征象，治疗应滋补肝肾。一诊时患者正值经期，先以养血活血调经为法；二诊时月经干净，故治疗改为调补肝肾，调整卵巢功能。

2. 患者处方仍为许老的调冲方加减，方中柴胡、当归、白芍调肝；山药、紫河车、鹿角胶、枸杞子、首乌补肾；生黄芪益气生血；香附、益母草理气活血，亦可促使滋补之药运化吸收，补中兼行。月经后半期加巴戟天、仙茅温补肾阳。坚持服用，终获良效。

验案4：倪某，女性，35岁。

2020-09-11初诊：未避孕未怀孕3个月。G_0，夫精正常，女方月经规则，5～7/30～35天，LMP：2020-08-07。量中色正，有血块，偶有痛经。2020-08-10查抗米勒管激素（AMH）：0.98ng/ml，FSH：9.26U/L，LH：3.77U/L。甲状腺功能正常，盆腔超声未见明显异常。平素乏力，面色少华，胃纳一般，二便调。舌淡红，苔薄白，脉细。

【诊断】中医诊断：全无子，肾虚血瘀证。

西医诊断：原发不孕（排卵障碍性不孕症）。

【治法】补肾益气、养血活血。

【方药】调冲方加减。党参30g，鹿茸蜡片10g，山萸肉15g，紫河车15g，当归15g，熟地20g，丹参30g，西红花3g（泡服），菟丝子50g，羌活10g，益母草20g。共30剂。

2020-10-23 二诊：服上方无明显不适，自觉乏力好转。LMP：2020-10-10。PMP：2020-09-12，量、色、质如常。2020-10-13 查 AMH：1.23ng/ml，FSH：9.27U/L，LH：4.07U/L。上方去羌活，加香附10g，共14剂，并嘱盆腔超声监测排卵，适时同房受孕。

2020-12-18 三诊：服上方共计30剂，LMP：2020-11-10。因月经后期1周，自测尿HCG弱阳性。现偶有小腹隐痛、腰酸乏力，无阴道出血，要求保胎。证属肾虚证，予寿胎丸加味：桑寄生10g，川断10g，菟丝子50g，白芍10g，甘草10g，阿胶10g，党参30g，鹿茸蜡片10g，砂仁3g（后下）。共7剂。同时嘱监测血HCG、孕酮、盆腔超声，产科随诊。

【体会】

1. 患者年已五七，未曾受孕，现未避孕未怀孕3个月，当属中医学"全无子""全不产"范畴。结合现有的辅助检查结果（AMH＜1ng/ml），考虑患者不孕当责之于卵巢储备功能减退，属排卵障碍性不孕，辨证属肾虚证。此外，患者还存在乏力、面色少华、舌色淡红等气血亏虚表现，肾精不足，气血生化乏源，加之运行不畅，阻滞胞宫，故见月经夹有血块、伴有痛经。肾虚血瘀，冲任精血不足，胞脉阻滞不畅，故难以排卵受孕。

2. 患者属肾虚血瘀型排卵障碍性不孕，以调冲方化裁补肾活血，方中山萸肉、菟丝子补益肝肾，血肉有情之品紫河车、鹿茸蜡片益肾填精，党参、当归、熟地益气养血，丹参、西红花、益母草活血通经，羌活疏通少阴肾经之气，助冲任气血畅行。全方通补兼施、虚实兼顾，服用1个月后AMH值较前增加、卵巢储备功能改善，继续守法守方治疗共计2个月患者受孕。然患者素有肾虚之象，且受孕后存在小腹隐痛、腰酸乏力等胎动不安症状，故继续予补肾之寿胎丸安胎固元。方中桑寄生、川断、菟丝子补肝肾、固冲任、壮胎气；党参、阿胶、鹿茸蜡片益气养血，冲任血旺则胎气稳固；白芍、甘草酸甘化阴、调和肝脾、柔筋止痛；砂仁理气安胎，又可温脾健运，防止大批滋腻之品碍伤脾胃。可见补肾之法始终贯穿于许老调经、助孕、安胎的辨治过程中，也体现了许老对"肾主生殖"中医理论的恪守和践行。

验案5：林某，女性，31岁。

2020-09-25 初诊：未避孕未怀孕半年。G_0，夫精正常，女方月经时有错后，40~60天一行，5~7天干净，LMP 2020-09-12。量、色、质正常，有血块，有痛经。盆腔超声监测排卵示小卵泡排卵，曾予戊酸雌二醇片+地屈孕酮+枸橼酸氯米芬片治疗3个月经周期，仍未受孕。2020-09-14 查性激素水平，FSH：5.79U/L，LH：14.99U/L，E_2：150.62pmol/L，T：1.24nmol/L，PRL：146.36mIU/L。AMH：2.98ng/ml，甲状腺功能正常。2020-09-22 查子宫输卵管造影：双侧输卵管通畅。平素经常加班熬夜，纳眠一般，二便调。舌暗红，苔薄白，脉细。

【诊断】中医诊断：全无子，肾虚血瘀证。

西医诊断：原发不孕（排卵障碍性不孕症）。

【治法】补肾养阴、活血调经。

【方药】调冲方加减。柴胡10g，当归20g，川芎15g，山萸肉10g，紫河车15g，鹿茸片3g，菟丝子50g，黄精30g，丹参30g，西红花3g（泡服），羌活10g，益母草20g。共14剂。

2020-11-20 二诊：服上方共计50余剂，告知怀孕，但昨日阴道出现少量褐色分泌物，伴有腰酸腰痛，现要求保胎。2020-11-16 查血 HCG 264.24mIU/ml，血孕酮67.059nmol/L。2020-11-20 查血 HCG 1 056.17mIU/ml，血孕酮44.792nmol/L。盆腔超声：宫内早孕，未见胎芽胎心，宫腔内2.3cm×1.9cm低无回声。舌淡红，苔薄白，脉沉细。参合四诊，患者属肾虚证，予寿胎丸加味：桑寄生10g，川断10g，菟丝子50g，白芍15g，甘草10g，阿胶10g，鹿茸蜡片10g，仙鹤草30g，莲房炭10g，苎麻根10g，当归6g。共7剂。

2020-11-27 三诊：服上方后，阴道出血停止，偶有腰酸腰痛。2020-11-27

复查盆腔超声：宫内早孕，宫腔内可见孕囊样无回声，大小 0.8cm×0.6cm×1.3cm，可见胎芽及胎心搏动；宫腔内孕囊旁见不规则无回声区，大小 1.1cm×1.3cm。舌脉及证型同前，继续予寿胎丸加味：桑寄生 10g，川断 10g，菟丝子 50g，白芍 10g，甘草 10g，阿胶 10g，党参 30g，鹿茸片 3g，砂仁 3g（后下），苎麻根 10g。共 7 剂。

【体会】

1. 患者年方而立，未曾受孕，现未避孕未怀孕半年，属中医学"全无子""全不产"范畴，辨证当属肾虚血瘀证。先天肾气亏虚，后天失于调养，以致冲任精血生化乏源，月经之潮延时而下，辅助检查结果为小卵泡排卵、卵泡期 LH 偏高等卵泡发育不良表现。精血不足，潮涌无力，气血阻滞冲任胞宫，亦可引起月经后期，同时出现痛经、舌暗红等表现。治疗当以补益肾元、促进排卵为核心，兼活血通经、改善胞宫血运，从而提高受孕条件。

2. 本案亦为肾虚血瘀型排卵障碍性不孕，以调冲方化裁补肾活血。与案 4 患者相比，本患者卵巢储备功能尚可，然排卵发育不良突出，表现为月经后期、小卵泡排卵等，同时血瘀之象更显，表现为月经有血块、痛经、舌暗红，故许老在施治过程中用黄精滋养肝肾、促进卵泡发育，加用川芎活血化瘀、促使经血畅行。患者服用近 2 个月后自然受孕，然肾气之亏虚仍存，气血固摄不足，胎元失于濡养，故出现阴道出血、腰酸腰痛等胎漏表现，遂治以补肾安胎之经典方寿胎丸加味，方中桑寄生、川断、菟丝子补肾壮胎，党参、当归、阿胶、鹿茸蜡片益气养血，白芍、甘草柔筋止痛，砂仁理气健脾，仙鹤草、莲房炭、苎麻根止血安胎。以上两则肾虚血瘀之排卵障碍性不孕在施治过程中，证型、治法、主方均同，而用药有所差异，体现了许老冲任督带理论蕴含的辨证论治、精准施治的个体化治疗理念。

验案 6：陈某，女，28 岁。

2019-03-16 初诊：患者结婚 3 年，未避孕未怀孕 1 年余。男方精液常规正常；2019 年 1 月行子宫输卵管造影，结果提示双侧输卵管通畅；近 3 个月监测排卵均未见优势卵泡；基础体温单相。刻下症：LMP 2019-03-09。今为月经周期第 7 天，平素情绪易低落，乏力，腰酸。纳眠可，二便调。舌淡苔薄白,脉沉细。既往无药物过敏和手术病史。月经婚育史:14 岁初潮,月经提前或错后,周期 28～60 天,量中,色红,无痛经。G_0P_0。

【诊断】 中医诊断:不孕症,肾虚肝郁证。

西医诊断:原发不孕。

【治法】 补肾疏肝。

【方药】 经验方调冲方加减。具体方药:柴胡 10g,当归 10g,白芍 10g,山茱萸 10g,紫河车 10g,西红花 2g,党参 30g,菟丝子 50g,川断 30g,羌活 10g,益母草 20g。共 7 剂,水煎服,早晚温服。

2019-03-23 二诊:服上方后,患者诉情绪舒畅,腰酸和怕冷改善不明显,LMP 2019-03-09。现为月经周期第 14 天,基础体温单相。上方加补肾助阳之淫羊藿 10g、鹿茸片 3g。共 14 剂,水煎服,早晚温服。

2019-04-05 三诊:今为月经周期第 28 天,基础体温单相。腰酸、怕冷症状有所改善,余无特殊不适。继续口服二诊方 14 剂。

2019-04-19 四诊:今为月经周期第 42 天,基础体温高温相 5 天,轻度乳房胀痛,阴道分泌物增多。继续口服二诊方 14 剂,待月经来潮。

2019-05-06 五诊:LMP 2019-04-30。月经量色均正常,经前乳房胀痛较服药前明显改善,舌淡红,苔薄白,脉沉细。故上方继续服用 2 个月经周期。

2019-08-12 六诊:LMP 2019-07-02。现月经周期第 42 天,基础体温高温相已持续 16 天,早孕试纸阳性。诊断为早孕,中药方调整为寿胎丸加味以固肾安胎治疗。

【体会】

患者平素情绪容易低落,考虑其久不受孕,肝郁气滞,故出现无排卵型月经后期、不孕。许老认为卵泡的发育和肾精充盛密切相关,而无排卵首先考虑是否肾虚。结合患者临床表现和舌脉,中医辨证为肾虚肝郁证,治宜补肾和疏肝并重。用药选择方面,许老认为肾气盛、精血足是卵子成熟的标志,故选用紫河车、菟丝子、淫羊藿、鹿茸片补肾益精,当归、白芍、山萸肉养血和血、敛阴益肾。同时,许老认为肝气调达、气机舒畅是卵子顺利排出的必要条件,故选用柴胡疏肝解郁,白芍敛阴柔肝。配益母草、续断、羌活活血通络，祛瘀生新，改善子宫内膜环境，为孕卵着床做准备。患者服用此方3个月经周期，精血充足，任通冲盛，月经规律，胎孕乃成。

验案7：张某，女，30岁。

2019-02-22 初诊：患者结婚2年，一直未避孕未怀孕。男方精液常规在正常范围内。2018年12月查子宫输卵管造影，结果提示：双侧输卵管均通畅，20分钟盆腔弥散佳。既往连续监测排卵2个月经周期，均提示双侧卵巢多囊样改变。现患者期望中药调理后受孕，故来许老门诊处就诊。刻下症：LMP 2019-02-21。今为月经周期第2天，经量中，色红。形体肥胖（身高162cm，体重80kg），容易气短、乏力，纳眠可，大便偏黏，小便调。舌淡胖而有齿痕，苔白腻，脉细滑。既往史：青霉素过敏，无手术病史，PCOS病史（曾服用炔雌醇环丙孕酮片治疗3个月经周期）。月经婚育史：16岁初潮，周期平均2～3个月，曾闭经半年，G_0P_0。辅助检查：2019-02-21激素水平：促黄体生成素14U/L，促卵泡生成素5U/L。

【诊断】中医诊断：不孕症，肾虚痰湿证。

西医诊断：原发不孕。

【治法】补肾健脾，祛湿调经。

【方药】经验方调冲方加减。具体方药：柴胡10g，当归10g，白芍10g，山茱萸10g，紫河车10g，鹿茸片3g，生白术30g，枳壳15g，胆南星10g，香附10g，益母草20g。共14剂，水煎服，早晚温服。嘱患者监测基础体温。

2019-03-09 二诊：今为月经周期第16天，基础体温低温相，患者诉大便性状改善，仍有气短、乏力，未诉其他不适。予上方加党参15g，继续口服14剂。

2019-03-23 三诊：今为月经周期第30天，基础体温高温相已持续3天。继续口服二诊方14天，待月经来潮。

2019-04-08 四诊：LMP 2019-04-04，现月经周期第5天。嘱患者继续口服中药二诊方，同时监测排卵，待有优势卵泡时指导同房。

2019-05-16 五诊：现为月经周期第45天，尿HCG阳性，提示怀孕。患者服用2个周期中药后成功受孕。

【体会】

本例患者为肥胖性 PCOS，许老认为此类患者排卵障碍多和"痰湿"有关。临床中遇到肥胖性患者，首先应该指导其调整饮食结构，合理运动，尽量科学地减肥，使体重恢复正常。许老认为痰湿之体，卵泡被卵巢周围的痰脂阻碍，无法顺利排出，故选方用药时多加入一些化痰活血之品，刺激卵泡突破卵泡膜，恢复正常排卵，常用药物包括生白术 30g、枳壳 15g、胆南星 10g、清半夏、陈皮等，同时配伍活血通络之品。

二、输卵管性不孕

(一) 临床心悟

1. 辨病与辨证相结合　许老认为输卵管阻塞为中医胞脉闭阻，属于血瘀实证，瘀血阻于冲任胞络，导致胞脉闭阻，两精不能相合，而难于成孕。临床施治则要辨证与辨病相结合，辨病以西医学的输卵管造影结果为参照：如果造影显示输卵管阻塞、盆腔粘连，主要辨为肝郁气滞血瘀，胞脉闭阻；如果造影显示输卵管积水，则辨证为肝郁血瘀湿阻，胞脉闭阻。除此之外，患者还有多种兼夹情况，如兼有肾虚、脾虚、气虚等。

2. 女子以肝为先天，不孕症患者尤以疏肝活血为主　叶天士《临证指南医案》曾说"女子以肝为先天"。许老认为，久不受孕的女性，因家庭及社会压力大，情绪易于抑郁。肝为刚脏，最易动荡，情绪激动则勃然大怒，所欲不遂则抑郁不乐，甚至不悲自泣，暗自哀恸。且女子属阴，阴性凝结，易于怫郁，而诸郁不离肝，郁怒伤肝而致肝之功能失常。治宜理气活血，祛瘀通络。方药选用由四逆散加味组成的"通络煎"。四逆散中，柴胡入肝胆经，升发阳气，疏肝解郁，透邪外出，为君药。赤芍凉血活血为臣，与柴胡合用，以补养肝血，条达肝气，可使柴胡升散而无耗伤阴血之弊。佐以枳实理气解郁，泄热破结，与柴胡为伍，一升一降，加强舒畅气机之功，并奏升清降浊之效；与赤芍相配，又能理气和血，使气血调和。使以甘草，调和诸药，益脾和中。综合四药，共奏透邪解郁，疏肝理脾之效，使邪去郁解，气血调畅，清阳得伸，四逆自愈。原方用白饮（米汤）和服，亦取中气和则阴阳之气自相顺接之意。由于本方具有疏肝理脾之功,所以后世常以本方加减治疗肝脾气郁所致胁肋脘腹疼痛诸症。

3. 证病结合,无证从病　许老认为,将西医学诊断疾病的指标作为中医辨证的一部分,不仅可以提高辨证的客观性和准确性,还可给传统的辨证思维方式以新的思路。临床上,可根据患者就诊时的情况,灵活应用"证病结合"或"无证从病、无病从证"及"舍证从病、舍病从证"等方法。若病与证都明显者,可采取"证病结合"的方法,以提高疗效。但在临床实践中,尚有病或证不够明显,仅凭其一不足以反映疾病的性质,此时当仔细辨别,有所侧重,无证从病或无病从证。

而"输卵管性不孕症"就是典型的"无证从病"。无证是指通过望、闻、问、切等手段未能察觉出来,或尚未形成证,而此时病变检测指标已很明确,临床必须从病论治。多数输卵管阻塞患者往往无自觉症状,仅在子宫输卵管碘油造影时才能发现。凡此种种,西医学手段检查结果就成为中医临床仅有的疾病信息。因此,治疗必须从病考虑,不要轻易更换处方,直至输卵管检查提示好转后改方或停药,此为"无证从病"之意。

4. 久用血瘀,须加补肾益气之品　输卵管性不孕,主因胞脉闭阻,应用理气活血化瘀法治疗,乃直中病所,但其力峻猛,久用存在耗气伤血弊端,而输卵管病变的治疗疗程又相对较长,所以更应注意。因此,许老一般在理气活血化瘀的基础上,酌用生黄芪和丹参以防耗伤气血。此外,因肾主生殖,为藏精之脏,肾又主督冲任,督脉统领诸阳,冲为血海,任主胞胎,若瘀滞日久伤肾,导致肾精亏虚,冲任督失养,则精卵不生;加之瘀血、痰湿阻滞胞宫、胞脉、胞络,则更不能摄精成孕。因此,在患者服用一段时间通络煎后,许老往往加用鹿茸片、菟丝子、淫羊藿等药物,此即在化瘀的同时,不忘益气养血,时刻注意顾护肾气。

5. 中西医结合使辨证论治更加精细化　在输卵管问题的辨析上,许老彻底贯彻"衷中参西,中主西随"的主张,通过对输卵管造影的分析,采取精细化治疗的策略。如造影显示盆腔粘连明显者,加入桂枝30g、威灵仙15g,以增加通络之效;输卵管积水者,选用活血温通走窜之品,如王不留行 30g、白芥子 10g、鹿角霜 30g，以通利积水，或用桂枝茯苓丸加减。

6. 中药保留灌肠增加疗效   从解剖学角度看，直肠为子宫的邻近器官，直肠静脉丛壁薄、数目多，使盆腔的静脉系统像一个水网相连的沼泽，而且子宫和直肠之间的静脉丛相互吻合。中药保留灌肠的药物可以通过静脉丛渗入盆腔微环境，促进盆腔血液循环状态，改善组织营养，降低毛细血管的通透性，减少炎症渗出，从而有助于炎症吸收、粘连松解和癥瘕消散，达到治疗效果。许老认为，中药保留灌肠在治疗女性输卵管阻塞性不孕方面具有明显优势，多年来一直致力于中药口服和灌肠的临床及实验研究。创立了治疗输卵管不通的通络灌肠方，该方的主要药物有：莪术 20g，细辛 3g，透骨草 30g，赤芍 30g，蒲公英 30g。浓煎后每晚灌肠 1 次。经 20 余年的临床实践，内外治疗相结合确有提高疗效的作用。

（二）验案选录

验案 1：李某，女，30 岁。

2016-11-10 初诊：未避孕未怀孕 1 年。患者结婚 3 年，2014 年人工流产一次，之后以工具避孕 1 年，近 1 年未避孕未怀孕。配偶于 2015 年初行精液检查，结果回报未见异常。患者月经 13 岁初潮，周期不规律，5/32～47 天，近半年月经每行错后 15～20 天。量偏少，色暗红，有血块，下腹酸痛、坠胀明显，乳房胀痛、头痛频发。近两月自测基础体温呈不典型双相，高温相持续 10 天。4 天前在我科查子宫输卵管造影检查示：双侧输卵管通而不畅。LMP：2016-10-28。现输卵管造影术后第 5 天，无阴道出血，时有下腹部不适，食纳可，二便正常。舌质暗，苔薄，脉细弦。

【诊断】中医诊断：断绪，气滞血瘀，兼肾虚证。

西医诊断：继发不孕（输卵管因素性不孕）。

【治法】理气活血，祛瘀通络，兼补肾气。

【方药】柴胡 10g，山甲珠 10g，路路通 10g，甘草 10g，赤芍 10g，鹿角霜 10g，生黄芪 30g，枳实 10g，水蛭 10g，丹参 10g，三七粉 3g，蜈蚣 3 条。水煎服，每日 1 剂，共 7 剂，每日 2 次。

患者服用药物后，一般情况好，大便次数增多，便稀。故加用适量炒白术，以助涩肠止泻。治疗半年后，患者于 2017 年 4 月怀孕。

【体会】

1. 患者久未受孕，肝气郁滞，气为血帅，气滞则瘀血内阻，冲气偏盛，冲气夹瘀上逆则头痛频发，下注冲任则少腹坠痛。血瘀胞脉闭阻，两精难于相合，故难于成孕。加之患者曾行人工流产损伤肾气，肾气虚弱，冲任失调，血海不能按时满溢，故月经后期，经量偏少。肾虚失于温运，蓄血留瘀，则月经色暗，时有血块。舌质暗，苔薄白，脉细弦，均为气滞血瘀，兼肾虚表现。

2. 通络煎为许老自拟方，具有理气活血，祛瘀通络功用。输卵管位于少腹，为肝经所过，加之患者久不受孕，情志抑郁，气滞则血瘀，故许老以四逆散加理气活血化瘀之丹参、三七，活血通络之穿山甲、路路通治疗。患者先天禀赋不足，又行人工流产损伤肾气，肾气虚弱，冲任失调，气虚则血行不畅，血瘀则气亦不畅。加之久未受孕，肝气必郁。故许老以行气活血，祛瘀散结通络立法为方，辅以补肾。方中柴胡、枳实、芍药、甘草疏肝行气，辅以三七粉、丹参、水蛭、蜈蚣等药活血祛瘀散结；鹿角霜补肾助阳；生黄芪扶助正气，使邪祛而不伤正。经治疗后，患者脾肾得健，肝气得疏，气行则血行，络脉通则受孕。

验案 2：熊某，女，35 岁。

2017-12-25 初诊：未避孕未怀孕 3 年。患者结婚 5 年，婚前曾人工流产 2 次，婚后于 2014 年 7 月孕 5 个月行引产，手术顺利。之后未避孕亦未怀孕。配偶近年查精液常规 2 次，均未及异常。患者既往月经 5/28～30 天，量、色正常，无腹痛。自测基础体温，均提示典型双相，高温相可维持 12 天；并于今年 6～9 月于我科行盆腔超声监测排卵，均提示卵泡排出正常。患者 2017 年 10 月于我科行子宫输卵管造影检查，提示左侧输卵管通而不畅；右侧输卵管迂曲盘绕，形态上举。平时白带较多，色黄，时有右下腹痛（排卵时），经前起痤疮。LMP：2017-12-02。无明显下腹不适，白带量多，色黄，无异味。饮食、二便正常。舌质暗，体胖大，苔白，脉细滑。

【诊断】中医诊断：断绪，瘀血阻络证。

西医诊断：继发不孕（输卵管因素性不孕）。

【治法】活血化瘀通络。

【方药】桂枝 15g，茯苓 20g，桃仁 10g，赤芍 15g，丹参 30g，䗪虫 10g，三棱 10g，莪术 30g，穿山甲 10g，路路通 10g，威灵仙 15g，生牡蛎 30g，生黄芪 30g。水煎服，每日 1 剂，共 7 剂，每日 2 次。

二诊：患者服药后就诊，述月经来潮，但此次月经量较少，色暗，有血块；诊脉细弱，治疗仍以活血化瘀通络为法。许老考虑患者月经量少，脉细弱，应扶正祛邪，佐以温肾养血之品。处方：予原方中加入鹿角片 10g，川断 30g，菟丝子 30g，石见穿 20g，王不留行 25g。

患者自 2018 年 1 月起，以上方加减连续服药 5 个月，于 2018 年 6 月行输卵管造影复查，提示：双侧输卵管通畅，右侧输卵管轻度迂曲。

【体会】

1. 患者多次流产损伤胞脉，导致瘀血阻滞，胞脉闭阻，不能摄精成孕。舌质暗、苔薄白、脉细，均为瘀血阻络之象。二诊时出现月经量少，考虑患者年已五七，肾气虚弱，冲任失调，血海不能满溢，故经量偏少。肾虚失于温运，导致蓄血留瘀，出现经色暗、有血块之征象。

2. 桂枝茯苓丸出自张仲景《金匮要略》："妇人宿有癥病，经断未及三月，而得漏下不止，胎动在脐上者，为癥痼害。"在此书中，本方为化瘀消癥之缓剂。方中以桃仁、丹皮活血化瘀；配伍等量之赤芍，可去瘀养血，使瘀血去，新血生；加入桂枝，既可温通血脉以助桃仁之力，又可助赤芍调和气血；以茯苓之淡渗利湿，寓有祛湿止血之用。综合全方，乃为化瘀生新、调和气血之剂。许老认为，输卵管阻塞中医辨证为瘀血阻滞，胞脉闭阻，常以此方治疗，再配以穿山甲、石见穿、王不留行活血化瘀通络，但因活血药久用易耗气伤血，且患者脉细弱，故在活血基础上，加生黄芪等益气之品。

验案 3：聂某，女，31 岁。

2016-09-17 初诊：未避孕未怀孕 2 年。患者 2011 年结婚，夫妇同居，性生活正常，婚后曾怀孕两次，均做药物流产，最后一次药物流产是 2013 年底。流产后恢复良好，无不适反应。近两年未避孕亦未怀孕。配偶精液常规检查正常。患者既往月经规律，自测 BBT，呈典型双相。行子宫内膜诊刮示：分泌期内膜。查抗精子抗体及抗子宫内膜抗体（−），查 CA-125 及女性激素五项亦正常。于 2016 年 6 月在外院行输卵管通液检查示：双侧输卵管不通。近 1 年来无明显诱因经量减少，经期延长。LMP：2016-09-06。舌质暗，苔薄白，脉沉细。

【诊断】中医诊断：断绪，气滞血瘀，兼肾虚证。

西医诊断：继发不孕（输卵管因素性不孕）。

【治法】理气活血，祛瘀通络，兼补肾气。

【方药】柴胡 10g，枳实 15g，赤芍 15g，生甘草 10g，路路通 10g，穿山甲 10g，丹参 30g，水蛭 10g，䗪虫 10g，三七粉 3g（分冲），生黄芪 30g，蜈蚣 5 条，鹿角片 10g。水煎服，每日 1 剂，共 7 剂，每日 2 次。

2016-09-24 二诊：患者服药后略显乏力，舌质淡红，苔薄白，脉沉细。考虑肾气虚弱之象仍较明显，应加大补肾益气之力。口服方不变，佐以口服左归丸，以加强补肾之力。

以上方加减治疗 3 个月，患者于 2016 年 12 月于我科复查输卵管碘油造影示：双侧输卵管通畅。

【体会】

1. 患者药物流产两次，损伤冲任胞脉，致使肾气虚弱，久虚而致气血运行无力。加之久未怀孕，肝气郁滞，气滞则更使冲任不畅，血瘀阻于冲任胞络，导致胞脉闭阻，两精不能相合，而难于成孕。患者近 1 年来月经量少、经期延长，均为肾虚血瘀之证候，故结合四诊，该例患者证属气滞血瘀，兼有肾虚。治宜理气活血，祛瘀通络，兼补肾气。

2. 患者系继发不孕，输卵管不通。方选四逆散加味，佐以中成药左归丸口服。其中，柴胡、枳实疏肝解郁、调达气机，行气而散瘀结；赤芍主入肝经，善走血分，有活血散瘀之功；甘草"能行足厥阴、阳明二经污浊之血，消肿导毒"。加养血活血的丹参，既助赤芍活血散瘀，又防理气活血太过耗伤阴血，祛瘀而不伤正；加穿山甲入肝经，善于走窜，性专行散，既可引药上行入血脉达病所，又可助上药散瘀滞，通畅胞脉的闭阻；䗪虫、蜈蚣破血逐瘀，散结通络；三七粉化瘀止痛；鹿角片温补肾阳；生黄芪补虚扶正。全方配伍合理，故疗效满意。

验案4：李某，女，28岁。

2019-04-26初诊：右侧输卵管积水3个月。患者结婚2年，未避孕未怀孕1年。外院盆腔超声（2019-01-23）发现右附件区囊肿，大小12.8cm×9.1cm×7.9cm，行超声下穿刺术。术后1周（2019-01-30）复查盆腔超声，提示右附件区可见囊性结构，呈迂曲管状，范围6.8cm×3.8cm×5.3cm，输卵管积水可能性大。患者拒绝再次手术穿刺，要求中药治疗，故来许老门诊就诊。LMP：2019-03-10。无特殊不适，纳眠可、二便调。舌淡红、苔薄白，脉细。既往月经规律，7/28～30天，量中，色红，无痛经，G_0P_0。有阑尾炎病史，无药物过敏史。

【诊断】中医诊断：不孕症，胞脉积水证。

西医诊断：①原发不孕；②输卵管积水。

【治法】益气养血，通络利水。

【方药】生黄芪50g，当归20g，白芍20g，川芎10g，生白术30g，泽泻10g，茯苓50g，蜈蚣5条，桂枝30g，麻黄10g，鹿茸蜡片5g。共14剂，水煎服，每日2次。

2019-05-24二诊：LMP 2019-05-12。近2天喉中有痰，偶尔咳嗽，余无特殊不适，纳眠可、二便调。5月24日盆腔超声提示双侧卵巢均可见10余个小卵泡，子宫后方可见不规则无回声区，输卵管积液可能性大。舌淡红、苔薄白，脉细。上方加白芥子15g。共21剂，水煎服，每日2次。

2019-07-04三诊：LMP 2019-06-14。无特殊不适。7月4日查盆腔超声提示右侧附件区条索状无回声，大小5.9cm×3.2cm×3.7cm，内见不全分隔，壁欠光滑，提示输卵管积水可能性大。具体方药为：生黄芪30g，桂枝30g，茯苓50g，桃仁10g，丹参30g，赤芍20g，威灵仙15g，穿山甲9g，王不留行30g，蜈蚣5条，白芥子15g。共30剂，水煎服，每日2次。

2019-08-15四诊：未诉特殊不适，故效不更方，继续服用上方60剂，水煎服，每日2次。

2019-11-01五诊：LMP 2019-10-14。纳眠可、二便调，舌淡红、苔薄

白，脉细。今日查盆腔超声提示：右侧输卵管积水消失。

验案5：于某，女，36岁。

2020-07-26 初诊：患者结婚2年，未避孕未怀孕1年。近1年月经规律，行经7天，周期30天，无大血块和痛经；规律监测排卵提示有优势卵泡；男方精液常规无异常；2020-07-16 行子宫输卵管造影检查，提示子宫位置右偏，双侧输卵管通而不畅，2小时后盆腔弥散欠佳。现为求进一步治疗，来许老门诊处就诊。LMP 2020-07-07。现子宫输卵管造影术后第10天，平素情绪多抑郁，时有乳房胀痛，纳眠可，二便调。既往史：青霉素过敏；阑尾炎术后。月经婚育史：已婚，G_2P_0（人工流产1次）。

【诊断】中医诊断：不孕症，胞脉闭阻证。

西医诊断：继发不孕。

【治法】疏肝解郁、化瘀通络。

【方药】四逆散加味。具体方药：柴胡10g，枳实12g，赤芍15g，生甘草10g，丹参30g，生白术15g，当归10g，三七粉3g（冲服），路路通10g，蜈蚣5条，土鳖虫10g，生黄芪30g，莪术30g，三棱15g，桂枝30g，威灵仙15g。共7剂，水煎服，早晚温服。

2020-08-02 二诊：患者未诉特殊不适，故继续口服上方5个月经周期，用药期间避孕。

2021年2月开始监测卵泡，指导试孕。2021年4月怀孕。

验案6：李某，女，29岁。

2019-03-20 初诊：异位妊娠术后1年。患者2018-01-20因右侧输卵管异位妊娠，于腹腔镜下行右侧输卵管切除术，术后一直采取工具避孕。2019年3月计划妊娠，行子宫输卵管碘水造影，提示右侧输卵管不通，左侧输卵管形态上举、通而不畅，20分钟后盆腔弥散欠佳。为防止再次异位妊娠，患者要求中药调理改善盆腔环境。LMP 2019-03-12。现子宫输卵管造影术后3天，阴道有少量出血，无腹痛、发热等不适，纳眠好，二便调。舌淡红，苔薄白，脉细。既往史：无药物过敏，腹腔镜术后。月经婚育史：13岁初潮，行经7天，周期28～30天，量中，色偏暗，少许血块、无痛经，

G_1P_0。辅助检查结果：2019 年 1～3 月规律性监测排卵，均有优势卵泡；2019-02-06 男方精液常规：精子活动率和畸形率均在正常范围内。

【诊断】中医诊断：异位妊娠术后，胞脉闭阻证。

西医诊断：异位妊娠术后。

【治法】疏肝解郁、化瘀通络。

【方药】四逆散加味。具体方药：柴胡 10g，枳实 12g，赤芍 15g，生甘草 10g，丹参 30g，生白术 15g，当归 10g，三七粉 3g（冲服），路路通 10g，蜈蚣 5 条，石见穿 10g，土鳖虫 10g，生黄芪 30g，海螵蛸 15g，茜草 30g。共 7 剂，水煎服，早晚温服。

2019-03-30 二诊：服药后阴道出血已干净，无腹痛等不适，纳眠可，二便调。上方去茜草和海螵蛸，加莪术 30g、三棱 15g。共 14 剂，水煎服，早晚温服。

之后未诉特殊不适，继续规律服用上方共 6 个月经周期。复查子宫输卵管造影，提示左侧输卵管形态可，通畅度可。建议患者可以监测排卵后试孕。

【上述三例的体会】

输卵管阻塞性不孕的常见病因包括机械损伤（人工流产史、宫腔镜术、腹腔镜术等）、炎性疾病病史（阑尾炎、盆腔炎）、结核病史等。不同病因对输卵管病变的影响程度和导致的临床症状均不同，故许老在临床诊治过程中非常重视局部辨病，提出局部辨病和全身辨证相结合的双重诊断方法。机械损伤导致的输卵管阻塞多伴有盆腔粘连，表现为血瘀积聚；炎性输卵管阻塞归结为瘀血停滞于胞脉；炎性渗出液过多则可引起输卵管积水，即瘀血内停影响津液布散而积为水湿；结核性输卵管阻塞的病理特点是钙化灶及瘢痕组织形成，归结为瘀阻胞脉的重症。因此，局部辨病就是辨清病因，有针对性地选择抗炎性渗出、抗结核、消积水、松解粘连的药物，使治疗的针对性更强，疗效更显著。

以上三个病例都和输卵管性不孕密切相关，涉及输卵管积水、输卵管通而不畅、输卵管上举等问题。许老根据多年临证经验，以四逆散为基础方，加上一系列活血通络药物，创立了专门针对"输卵管性不孕"的经验方——通络煎。全方有攻有补、有散有通，疗效显著。

验案7：刘某，女，36岁。

2020-11-06初诊：异位妊娠保守治疗后未避孕未怀孕2年。2018年因发现右侧输卵管异位妊娠行保守治疗，予肌内注射甲氨蝶呤，同时口服中药治疗1月余，血HCG恢复正常，异位包块消散。而后未避孕却未怀孕2年。2020-08-12行子宫输卵管碘水造影检查示：右侧不通、左侧通而不畅。查性激素、甲状腺功能未见异常，自诉监测排卵可。平素月经规则，5/24～25天，LMP：2020-10-17。量中色红，有血块，无痛经。G_1P_0。刻下偶有乏力，纳眠可，二便调。舌淡红，苔薄白，脉细。

【诊断】中医诊断：断绪，气虚血瘀，胞脉闭阻证。

西医诊断：继发不孕（输卵管因素性不孕）、不良孕产史。

【治法】益气活血、化瘀通脉。

【方药】通络煎加减。柴胡10g，枳实12g，赤芍12g，甘草10g，丹参30g，三七粉3g（冲服），石见穿25g，路路通10g，桂枝20g，威灵仙15g，红芪30g，蛇蜕20g。共14剂。

2020-11-27二诊：服上方无明显不适，LMP：2020-11-11。证型治法同前，继予上方14剂。

2021-01-22三诊：LMP 2021-01-01。PMP：2020-12-07。近期自觉乳房胀痛，小腹隐痛时作。舌淡红，苔薄白，脉弦。证型治法同前，予2020-11-06方加莪术30g，共14剂。

2021-02-05四诊：LMP 2021-01-26。近日嗳气，食欲欠佳。舌红，苔薄白，脉细。证型治法同前，予2020-11-06方去蛇蜕20g，加蜈蚣5条，共14剂。

2021-02-19五诊：LMP 2021-01-26。服上方嗳气好转，近几日小腹及腰部酸冷，大便不成形。舌红，苔薄白，脉细弦。证属脾肾阳虚、胞脉血瘀证，治拟温肾健脾、化瘀通经，予调冲方加减：柴胡10g，当归10g，川芎10g，炒白术15g，茯苓30g，甘草10g，鹿角片15g，丹参10g，西红花2g（泡服），石见穿15g，皂角刺15g，路路通10g，月季花15g。共7剂。

2021-03-05 六诊: LMP 2021-02-20。小腹及腰部酸冷较前改善，偶有下腹隐痛。舌红而胖大，边有齿痕，苔白腻，脉弦。证属脾虚血瘀、胞脉闭阻，治拟健脾活血、化瘀通脉，予四君子汤合通络煎加减：党参 30g，生白术 60g，黄芪 30g，甘草 10g，枳实 15g，赤芍 15g，石见穿 20g，皂角刺 15g，王不留行 30g，路路通 20g，鹿茸片 3g。共 14 剂。

2021-05-05 电话随访: LMP 2021-03-18。盆腔超声明确为宫内妊娠，并可见胎芽胎心。

【体会】

1. 患者既往不良孕产史，现未避孕未怀孕 2 年，当属中医学"断绪"范畴。异位妊娠瘀阻胞脉，耗气伤血，以致冲任气虚血瘀，两精不能相搏，胎孕难成。病位在冲任胞脉，病性属虚实夹杂，治疗以益气活血、化瘀通脉为主，贯彻许老"辨病与辨证相结合、局部与整体相结合"的输卵管不孕诊治思想。患者输卵管因素性不孕诊断明确，结合辅助检查提示右侧输卵管不通、左侧输卵管通而不畅，当属中医学胞脉闭阻证。另外，胞脉闭阻虽为局部实证，辨治时亦不可忽视患者全身寒热虚实状况，如遇气虚、血虚、阳虚、阴虚之象显现时，应于通络煎化瘀活血、疏通胞脉的同时，加用益气、养血、温阳、滋阴之品，冲任胞脉之气血阴阳充盛，有助于胞脉之瘀阻畅行，亦有助于正常排卵受孕。

2. 通络煎为许老治疗输卵管性不孕的经验方，本例患者除具有胞脉闭阻之典型表现，还合并乏力、舌淡红、脉细等气虚表现，故初诊予较黄芪补益力量更强的红芪益气扶正。至五诊和六诊时，患者出现小腹发凉、下腹隐痛、大便不成形等脾肾阳虚之证，宜及时补虚扶正，予调冲方温肾健脾、调经促排，四君子汤健脾益气、扶正培元，同时加用石见穿、皂角刺、路路通、王不留行等散结化瘀、疏通胞脉，可谓冲任与胞脉齐头并进，扶正与祛邪双管齐下，受孕环境得以充分改善而终获妊娠。

验案 8：史某，女性，30 岁。

2021-04-09 初诊：未避孕未怀孕 1 年余。G_1P_0，2017 年胎停育清宫 1 次，近 1 年多未避孕亦未怀孕。夫精正常，女方既往月经规则，4～5/25～

30 天，量中色红，无血块，无痛经，LMP：2021-03-21。2021-03-31 行子宫输卵管碘水造影示：右侧输卵管通畅但形态欠佳，左侧输卵管通而不畅。AMH：2.43ng/ml，性激素、甲状腺功能、盆腔超声监测排卵正常。纳眠可，二便调。舌红，苔白腻，脉弦。

【诊断】中医诊断：断绪，气滞血瘀，胞脉闭阻证。

西医诊断：继发不孕（输卵管因素性不孕）、不良孕产史。

【治法】行气活血、化瘀通脉。

【方药】通络煎加减。柴胡 10g，枳实 15g，赤芍 12g，甘草 10g，丹参 30g，三七粉 3g（冲服），石见穿 25g，路路通 10g，王不留行 30g，黄芪 30g，蜈蚣 5 条，土鳖虫 10g。共 14 剂。另予灌肠方：透骨草 50g，细辛 3g，皂角刺 30g，路路通 30g，莪术 30g，钩藤 30g，桂枝 30g。每晚 1 剂灌肠，共 14 剂。

2021-04-23 二诊：LMP：2021-04-15，经行 5 天干净，经量较前增多，服上方肠鸣及排气增多，近期大便偏干，伴有外阴坠胀感、腰部酸胀感。大便 2 日一行。舌淡红，苔薄白，脉弦。证型治法同前，予上次口服方加芦荟 1g，共 14 剂；灌肠方同前，共 14 剂。

2021-05-07 三诊：服上方大便偏稀、不成形。舌淡红，苔薄白，脉细。证型治法同前，予 2021-04-09 口服方加鹿角霜 15g（先煎），共 14 剂；灌肠方同前，共 14 剂。

2021-05-21 四诊：LMP 2021-05-14。经行 5 天干净，量多色正，有血块，无痛经。纳眠可，二便调。舌脉及证型治法同前，予 2021-05-07 口服方+灌肠方，各 28 剂。

2021-08-06 电话告知：使用上方治疗共计 90 余剂，2021-07-31 因停经 40 余天，查血 HCG 阳性，盆腔超声提示宫内早孕。

【体会】

1. 该患者既往胎停育清宫病史，现未避孕未怀孕 1 年余，当属中医"断绪"范畴。然患者临床症状不明显，症候亦不突出，辅助检查提示患者右侧输卵管形态欠佳、左侧输卵管通而不畅，但卵巢功能及排卵情况可，故属输卵管阻塞性不孕，遵循"从病论治""无证从病"的原则，从"输卵管不通"的疾病本身出发寻求治疗突破口。许老认为输卵管相当于中医理论中的胞脉，输卵管不通相当于中医学"胞脉闭阻"范畴，总由气滞、血瘀、痰凝等实邪闭阻胞脉，导致精卵不能相合，而出现不孕。治疗上以行气活血、化瘀疏滞为原则，同时主张中药口服联合灌肠、外敷、艾灸、泡洗、离子导入、中药静滴、半导体激光等外治方法，改善盆腔环境、松解局部粘连，促成精卵结合。该患者即为典型的运用中医药综合疗法治疗输卵管阻塞性不孕的案例。

2．二诊、三诊时，患者服用通络煎出现大便异常，或干或稀，许老或予芦荟通便，或予鹿角霜温补脾肾，既防瘀结难解、不利通滞，又防行散太过、耗伤正气，从而使患者无症状不适之忧扰，治疗的依从性得以提高。另外，灌肠方的使用也是本例患者最终获孕的有利因素，灌肠方中皂角刺、路路通、透骨草散瘀行滞，莪术活血通脉，桂枝、细辛温通胞脉，有助散瘀活血之力；钩藤舒筋通络，现代药理学研究表明，钩藤中的生物碱类物质可扩张外周血管、解除平滑肌痉挛，对于改善输卵管局部僵硬、形态欠佳具有积极意义。

验案9：王某，女性，27岁。

2021-04-16初诊：未避孕未怀孕9个月。G_1P_0，2017年人工流产1次。夫精正常，女方月经规律，6/28天，量中色红，无血块，无痛经，LMP：2021-04-03。2021年3月查性激素，FSH：5.85U/L，LH：3.09U/L，E_2：176pmol/L，盆腔超声监测排卵示右侧优势卵泡2.1cm×1.7cm，可排出。子宫输卵管碘水造影示：双侧输卵管迂曲盘绕，右侧输卵管通而不畅。平素工作压力大，睡眠欠佳，纳便正常。舌尖红，苔薄黄，脉弦。

【诊断】中医诊断：断绪，气滞血瘀，胞脉闭阻证。

西医诊断：继发不孕（输卵管因素性不孕）、不良孕产史。

【治法】行气活血、化瘀通脉。

【方药】通络煎加减。桂枝30g，威灵仙15g，丹参30g，三七粉3g（冲服），枳实15g，赤芍15g，穿山甲10g，路路通10g，蜈蚣5条，黄芪30g，鹿角片 10g，蒲公英 20g。共 30 剂。另予灌肠方：透骨草 30g，细辛 3g，莪术 20g，皂角刺 20g，桂枝 15g，赤芍 30g，蒲公英 30g。每晚 1 剂灌肠，共 30 剂。

2021-05-21 二诊：服上方无明显不适，时觉口干。LMP：2021-04-27。近日接近行经期，有小腹下坠感。舌脉及证型治法同前，予上方 30 剂；灌肠方同前，共 30 剂。

2021-07-02 三诊：服上方无明显不适，口干及小腹下坠感消失。LMP：2021-06-15。PMP：2021-05-22。量中色红，5 天干净，有血块，无痛经。舌脉及证型治法同前，予上方加莪术 30g，共 30 剂；灌肠方同前，共 30 剂。

2021-08-06 四诊：服上方已 90 剂，LMP：2021-07-13。量中色红，6 天干净，有血块，无痛经。纳眠可、二便调。舌脉及证型治法同前，予 2021-07-02 口服方＋灌肠方，共 7 剂。并嘱患者此次月经来潮后停药，开始备孕。

【体会】

1. 患者既往有人工流产史，现未避孕未怀孕 9 个月，当属中医"断绪"范畴。人工流产手术损伤冲任胞脉，引起局部炎症、水肿、粘连，导致胞脉闭阻、难于受孕，影像学上表现为双侧输卵管迂曲盘绕，右侧输卵管通而不畅。另外，该患者卵巢功能及排卵情况大致正常，雌二醇浓度稍低，属于输卵管阻塞性不孕，合并轻度卵巢功能下降。故治疗时以行气活血、化瘀疏滞之输卵管证治为主，辅以少许鹿角片提高卵巢功能，输卵管与卵巢兼顾、内治与外治结合，疗效显著。

2. 许老在辨治输卵管阻塞性不孕时，主要结合患者子宫输卵管碘水造影表现，依据其完全不通、通而不畅、迂曲盘绕、形态上举、局部积水等阻塞的严重程度，分别使用通络煎的不同化裁变方。该患者双侧输卵管迂曲盘绕、右侧输卵管通而不畅，同时存在睡眠欠佳、舌尖红、苔薄黄等肝阳偏亢表现，故初诊遣方用药时使用通络煎之化裁变方，去升散升阳之柴胡，加蒲公英清热解毒、散结消肿，既清肝经之郁火，又有助于消减输卵管炎症和粘连。穿山甲专于行络通脉、活血散结，然现因其属国家一级保护动物而禁止使用，可改用石见穿、皂角刺、路路通、王不留行等化瘀散结之品，或加用蜈蚣、土鳖虫、地龙、水蛭、蛇蜕等虫类药搜剔通络。

三、免疫性不孕

（一）临床心悟

1. 辨病与辨证相结合，无证从病 免疫性不孕的患者，常常没有明显的临床症状，给辨证带来一定困难。对于该类患者，许老多无证从病，结合西医的诊断指标及病变特征，从肝肾着手给予调补。

2. 补肾贯始终 受孕是复杂的生理过程，须肝脾肾充足，任督脉通调，冲脉旺盛，气血和畅，胞宫按时满溢，才能排卵、受孕。"肝脾肾 - 冲任督带 - 胞宫轴"理论以肾为核心，肾为先天之本，肾气充足则正气旺盛。古代医家治疗不孕症的代表方如毓麟珠、泰山磐石散等均以补肾为基础，临床疗效颇佳，现代药理学研究表明，这类方剂内的大部分药物均有调节免疫的作用。

（二）验案选录

验案： 丁某，女，37 岁。

2018-12-28 初诊：未避孕未怀孕 3 年。患者结婚 5 年，一直工具避孕。近 3 年未避孕未怀孕。丈夫本月在某医院查精液常规提示各项指标正常。患者今年 9 月于我科查输卵管造影检查，结果提示双侧输卵管通畅。患者平素月经规律，LMP：2018-11-26。测 BBT 为典型双相。患者于 1 月前在我院查抗精抗体（+）。饮食二便正常。舌质正常，脉沉细。

【诊断】中医诊断：全无子，肝肾不足证。

西医诊断：继发不孕（免疫性不孕症）。

【治法】调补肝肾。

【方药】柴胡 10g，当归 10g，白芍 10g，菟丝子 30g，山药 15g，枸杞子 20g，首乌 20g，丹参 30g，巴戟天 10g，制香附 10g，益母草 15g。共 7 剂，水煎服，每日 2 次。

2019-01-04 二诊：服中药 7 剂，患者食欲稍减，腹胀，考虑为脾虚失于健运所致。许老分析，肾与脾为先后天的关系，肾虚往往可及脾，或因补益药过于滋腻，碍胃所致。上方加党参 10g、生黄芪 30g、砂仁 3g 健脾理气，兼顾后天，以养先天。

依此方加减共服药49剂,于2019年2月8日查血妊娠试验(+)。3月17日盆腔超声:宫内孕,活胎,符合孕周。2019年11月剖宫产一健康女婴。

【体会】

1. 肾主藏精生髓,奠定生殖基础,与免疫功能密切相关,并可通过生长激素、皮质激素等调节免疫功能;敏感体质易发生免疫反应。患者无证可辨,仅抗精抗体阳性,此类患者,许老多认为属肝郁肾虚证。

2. 该方为许老自拟调肝补肾方,治疗免疫性不孕症。柴胡、当归、白芍调肝;菟丝子、山药、枸杞、首乌、巴戟天补肾;丹参、香附、益母草理气活血,可促使滋补之药运化吸收。

四、不明原因性及复杂原因性不孕

(一)临床心悟

无病从证,有病亦从证

不明原因性不孕症(unexplained infertility,UI)约占不孕症的10%~30%,是指符合不孕症的诊断标准,并且通过临床常规的三大不孕症检查手段,如输卵管通畅度检查、排卵功能评估、精液分析之后,仍未能发现明显的不孕原因。临床上,基于这三大检查的局限性,针对不孕症的评估还包括了女性年龄、卵巢储备功能、窦卵泡数、子宫及内膜情况、遗传因素、免疫因素等。但这些并不是诊断UI的必要条件。很多研究提示,UI可能与以下因素有关:某些生殖内分泌功能障碍、配子功能障碍、隐匿性输卵管因素、子宫内膜容受性异常、免疫因素、遗传缺陷等。

许老认为,不明原因性不孕的提法针对的是西医的诊断标准,对中医诊病来说,临床上病与证都是通过收集四诊资料获得的,其实对每个个体来说,都是有证可循的。因此,对于中医来说,可病症,或病证,或方证相合来实施辨证论治,找到治疗方法。但在临床实践中,这类患者往往病征不多,此时当仔细辨别,有所侧重,注意根据实际情况灵活采用或从病、或从证、或从方的方法。例如,不孕患者输卵管通畅,排卵正常,配偶精液正常,但却有便溏、乏力、腰酸困等中医辨证明确的脾气虚弱或肾阳亏损证候。此时应无病从证,采用右归丸之类的方剂加减治疗,常能振奋脾肾功能,使患者受孕。

而复杂性原因引起的不孕则相反,通常患者既有输卵管问题,又有排卵障碍,甚至还有免疫问题,患者不希望行辅助生殖治疗,或多次辅助生殖技术均未成功,进而寻求中医帮助。许老认为,这种患者虽然病症繁多,但应时刻牢记"中西结合,中主西随",抓住要矛盾进行中医辨证,而后针对性地治疗,也可获奇功。

上述两种情况很好地说明了中医诊病,重在辨证论治,无论有无西医诊断的"病(病因)",均可从证论治,取得疗效。

(二)验案选录

验案 1:吕某,女,32 岁。

2015-07-01 初诊:未避孕未怀孕 2 年。患者曾经怀孕 3 次,均行人工流产,3 年前末次人工流产,此后以工具避孕,近 2 年未避孕未怀孕。配偶于 2015 年初查精液常规,结果提示正常。患者既往月经规律,5/30 天,量中,有血块,痛经(+),LMP 2015-06-14。患者于 2014 年 9~12 月自测基础体温 3 个月,典型双相。今年年初查盆腔超声监测排卵提示排卵正常。2015 年 5 月,患者于我科行子宫输卵管造影检查示双侧输卵管通畅,盆腔弥散良好。时有心慌、烦躁,手足心热等不适。无下腹痛,白带正常,腰部时有酸痛,饮食正常,大便正常。舌质红,苔薄白,脉细滑。

【诊断】中医诊断:断绪,阴虚血热证。

西医诊断:继发不孕。

【治法】养阴清热。

【方药】柴胡 10g,白芍 10g,当归 10g,生地 30g,地骨皮 10g,山萸 10g,沙苑子 30g,女贞子 30g,川断 30g,生黄芪 30g,香附 10g,益母草 20g。共 7 剂,水煎服,每日 2 次。

2015-07-08 二诊:服药后心慌好转,手足心热还比较明显。阴虚血热之症仍存,上方酌加血肉有情之品,加强滋阴养胞宫的作用。处方:熟地 20g,山萸 10g,山药 20g,丹皮 10g,龟板胶 10g,鹿角胶 10g,当归 10g,川芎 6g,丹参 30g,鸡血藤 20g。

经治 3 个月余，患者心烦、手足心燥热等症状逐渐缓解，于 2016 年年初受孕。

【体会】

1. 本例患者有 3 次人工流产史，损伤肾气，导致肾中阴阳平衡失调，加之久未受孕，性情急躁，肝气郁滞，肝郁化火也易伤阴血。胞宫胞脉因虚失养，导致两精相搏，难于成孕。阴虚血热则有心慌、烦躁、手足心热等症状，舌亦为血热之象，脉为阴虚之象。纵观脉症，病位在冲任胞宫胞脉，病性属虚实夹杂，证属阴虚血热。治宜养阴清热安神。

2. 该方为许老自拟调肝补肾方，治疗阴虚血热不孕症。方中柴胡、当归、白芍调肝滋阴；川断、山萸肉、沙苑子补肾；生地、地骨皮滋阴；生黄芪益气生血；香附、益母草理气活血，可使促使滋补之药运化吸收。

3. 患者主因人工流产术后 3 年，近 2 年未避孕未怀孕为主症，西医诊断为继发性不孕症。一诊时辨病，患者不孕似乎属于 10% 不明原因导致，治法不多，但中医根据四诊资料辨证为阴虚血热，故治以滋阴活血中药加减。二诊时，患者症状逐渐减轻，但本证仍存，故治疗不离辨证之本，增加入冲任督脉的血肉有情之品用量，滋养胞宫。本案体现了中医四诊合参，治病求本，病不去宜守法守方之原则。

验案 2：刘某，女，28 岁。

2021-04-23 初诊：未避孕未怀孕 5 年。G_0。夫精正常。女方月经规则，5～6/26～31 天，LMP：2021-04-07。量中色红，有血块，无痛经。2018 年行宫腔镜下子宫内膜息肉摘除手术，术中见内膜多发息肉，较大者 1.2cm×1.5cm，病理未见异常。2019 年因宫腔镜术后未避孕未怀孕 1 年，行子宫输卵管四维超声造影检查示：左侧输卵管通畅、右侧输卵管不通。后于当地医院行多次 IVF-ET，共取卵 5 个，配成 3 个，但均因胚胎未着床而失败。2021 年盆腔超声连续监测排卵 2 个月，示两侧卵巢依次小卵泡排卵（1.0cm×0.8cm，1.2cm×1.0cm），月经周期第 3 天查性激素：FSH 8.21U/L，LH 3.63U/L，E_2 131.1pmol/L，T 0.29nmol/L，PRL 456.7mIU/L，P（孕激素）0.55nmol/L。纳眠可，二便调。舌淡红，苔薄白，脉弦。

【诊断】中医诊断：全无子，肾虚血瘀、胞脉闭阻证。

西医诊断：原发不孕（输卵管阻塞性不孕、排卵障碍性不孕）。

【治法】益肾活血、化瘀通脉。

【方药】调冲方加减。柴胡 10g，当归 10g，白芍 10g，山萸肉 10g，紫河车 10g，鹿角胶 12g（烊化），丹参 30g，西红花 3g（泡服），红芪 30g，羌活 10g，益母草 20g。共 14 剂。

2021-05-21 二诊：LMP 2021-05-07，6 天干净。服上方，出现口干、腹泻、寐欠安。本月经周期排卵期出血持续 3 天。舌淡红，苔少而干，脉细。证属肾虚血瘀，治拟益肾活血，予左归丸加减：当归 20g，熟地 20g，山萸肉 10g，紫河车 15g，鹿角胶 12（烊化），丹参 30g，西红花 2g（泡服），肉桂 10g，砂仁 3g（后下），羌活 10g，益母草 20g。共 30 剂。

2021-06-18 三诊：LMP 2021-06-03。5 天干净，量大色正，有血块，有痛经，双侧腹股沟处隐痛。2021-06-16 阴道稍有淡粉色分泌物，现未干净，偶有腹泻。本月经周期第 3 天复查性激素：FSH 5.17U/L，LH 3.41U/L，E_2 289.10pmol/L，T 0.31nmol/L，PRL 461.07mIU/L，P 1.08nmol/L。同时盆腔超声监测排卵示：右侧卵巢优势卵泡排出，大小 1.8cm×1.4cm。刻下无明显不适，舌淡红，苔薄白，脉细。证属气虚血瘀、胞脉闭阻证，治拟益气化瘀、理气通脉，予通络煎加减：柴胡 10g，枳实 12g，赤芍 12g，甘草 10g，丹参 30g，三七粉 3g（冲服），穿山甲 10g，路路通 10g，黄芪 30g，蜈蚣 5 条，石见穿 20g，鹿茸片 3g。共 30 剂。

2021-07-16 四诊：LMP 2021-07-04。6 天干净，量大色正，有血块，有痛经。服上方偶有腹泻。舌脉及证型治法同前，继续予上方去石见穿，加炒白术 30g。共 30 剂。

2021-08-20 五诊：LMP 2021-07-31。5 天干净，量中色红，有血块，有痛经。近日小腹隐痛，大便偏稀。本月监测排卵示：左侧卵巢优势卵泡排出，大小 2.0cm×1.8cm。舌脉及证型治法同前，继续予通络煎化裁：桂枝 30g，威灵仙 15g，丹参 30g，三七粉 3g（冲服），枳实 12g，赤芍 12g，石见穿 20g，蜈蚣 5 条，皂角刺 15g，路路通 20g，王不留行 30g，黄芪 30g，鹿茸片

3g。共30剂。并嘱其服药结束后，复查子宫输卵管造影。

【体会】

1. 本例患者年方四七，未曾受孕，现未避孕未怀孕5年，属中医学"全无子"范畴。《素问·上古天真论》曰女子"四七，筋骨坚，发长极，身体盛壮"。患者本应属于受孕最佳的年龄段，却被不孕症困扰5年之久，究其缘由，患者宫腔镜手术损伤胞宫血脉，血溢脉外，积聚不散，在局部形成瘀滞，导致胞脉不通而难于受孕，加之久久不孕，情志压抑，气机不畅，气不畅则血行推动无力，瘀血阻滞于胞脉，加重胞脉不通，甚至出现闭阻。另外，患者先天禀赋不足，肾气亏虚，加之多次IVF取卵，损伤肾中精气，故出现小卵泡排卵等卵巢功能减退的表现；患者历经子宫内膜息肉手术史、胚胎反复着床失败，其子宫内膜容受性恐亦有所不足。因此，纵观患者诊治经过，其不孕当责之于输卵管阻塞、排卵障碍、内膜容受性降低。治疗上，一方面行气活血、疏通胞脉，另一方面滋肾培元、调经促排，使精卵结合畅通无阻，同时内膜容受性得以提高。

2. 患者存在输卵管阻塞、排卵障碍、内膜容受性降低等影响受孕的不利因素，治疗的先后和重点需要与患者进行积极沟通，该患者初诊时自然怀孕的意愿强烈，且由于两侧卵巢功能尚可，而一侧输卵管完全不通，卵巢备孕条件优于输卵管，遂要求先调治排卵，故初诊时以调冲方化裁补肾培元、活血调经。方中山萸肉、紫河车补益肝肾，鹿角胶益肾填精，当归、白芍、红芪补血益气，佐助补肝肾、填精血之力，冲任精血充沛，则卵巢排卵和内膜容受性得以提高。另外，在补益填精的基础上，加用丹参、西红花、益母草活血通经，羌活疏通少阴肾经之气，柴胡疏通厥阴肝经之气，肝肾之经气调顺，则冲任气血畅行。二诊时患者出现口干、寐欠安、排卵期出血、苔少而干、脉细等肾阴虚火旺之象，故改用左归丸益肾填精，加用肉桂引火归原，丹参、西红花、益母草活血通经，砂仁理气健脾，防止滋腻太过。至三诊时，患者复查卵巢功能提示明显改善，患者欣喜之余仍寄希望于中医药疏通输卵管，从而实现自然受孕的初心。许老再次审查患者输卵管情况，告知其一侧完全不通，自然受孕概率是平常的一半，治疗难度也是输卵管阻塞中较为棘手的,患者表示理解。于是改用通络煎行气血、化瘀滞、通胞脉,但方中仍不忘保护卵巢功能,予鹿茸片温肾填精,亦可防止通络煎中攻伐之力损伤冲任气血。

五、复发性流产

(一)临床心悟

1. 擅攻孕产疑难病,彰显中医药优势　复发性流产属于中医学"滑胎""屡孕屡堕"范畴,结合《素问·上古天真论》对女性生长发育及生殖功能的认识,以及《女科经纶》"女子之肾脉系于胎,是母之真气,子之所赖"、《傅青主女科》"肾水足而胎安,肾水亏而胎动"的论述,许老认为肾虚为滑胎之根本,合并有瘀血、湿阻、痰浊之证而呈现虚实夹杂之象,并创立以调冲方为代表的补肾活血经验方。

大量临床研究证实,补肾活血类中药能够改善复发性流产患者的临床结局。有学者针对 33 项随机对照试验共 3 216 例复发性流产患者运用补肾活血法进行 Meta 分析,结果表明,中西药结合治疗复发性流产的疗效优于单纯西药治疗,其可改善妊娠有效率、降低早期流产率、提高活产率、改善 ACA 抗体转阴率。同时药理学研究证实,补肾活血类中药能够改善卵泡质量和黄体功能、提高子宫内膜容受性、调整免疫应答、改善血栓前状态,并且通过活化 PI3K/AKT 信号通路,上调 VEGFA、AKT1 等血管生成蛋白的表达水平,有利于妊娠早期胎盘的形成及早孕的维持。其多重性、整体性的治疗效果,恰与复发性流产多环节、多因素的病因病理相吻合。

2. 重视西医学病理溯源,治疗上辨病与辨证相结合　复发性流产在育龄期妇女中的患病率约为 1%~3%,其病因除遗传、解剖、感染、内分泌、免疫等因素外,尚有部分原因不明,称之为不明原因复发性流产,约占复发性流产的 40%。许老认为中医药针对内分泌、免疫紊乱等因素以及不明原因引起的复发性流产有一定的发挥空间。引起复发性流产的内分泌因素有黄体功能不足、多囊卵巢综合征、催乳素升高、甲状腺疾病等,这些因素常会对"下丘脑-垂体-卵巢"轴,也就是"肾-天癸-冲任-胞宫"轴调控下的肝脾肾三脏功能造成影响。引起复发性流产的免疫因素相对复杂，可分为自身免疫型和同种免疫型，自身免疫型包括组织非特异性自身抗体产生（如抗磷脂抗体、抗核抗体、抗 DNA 抗体等）、组织特异性自身抗体产生（如抗精子抗体、抗子宫内膜抗体、抗甲状腺抗体等）；同种免疫型包括固有免疫紊乱（如自然杀伤细胞、补体系统异常等）、获得性免疫紊乱（封闭抗体缺乏、T 淋巴细胞异常等）。许老认为机体异常免疫应答的产生可属中医"痰浊""瘀血"范畴，肝脾肾失调，水液代谢不利，引起痰湿蕴结、瘀血凝滞于冲任胞宫，从而导致反复妊娠丢失甚或难以成孕。因此主张通过调理肝脾肾功能，纠正复发性流产患者的内分泌、免疫紊乱状态，这也是其冲任督带理论在调经助孕方面运用的重要体现。

3. 总以益肾疏肝健脾为法，预培其损进而养胎防堕 《景岳全书·妇人规》："故凡畏堕胎者，必当察此所伤之由，而切为戒慎。凡治堕胎者，必当察此养胎之源，而预培其损，保胎之法无出于此。"首次明确提出了"预培其损"的滑胎防治原则。许润三教授认为造成滑胎的主要病因在于冲任受损、胎元不固，责之于肾虚、肝郁、脾虚，即"损"在肝脾肾三脏。肾主生殖之精、充养天癸冲任，肾气亏虚则冲任受损、胎元不固，此为滑胎之病机根本；另滑胎患者因数次堕胎，情志不舒，以致肝气郁结，冲任气血运行不畅，故难以成孕；肝气乘脾，脾运失司，痰湿内生，痰浊、湿气、瘀血氤氲冲任胞宫，致"胎至三月再长，其内无容身之地"（《医林改错》）。痰瘀不去，新血难生，胎无所养，以致殒堕。屡孕屡堕，反过来又耗伤肾气，加之旧血不下，终致"设或有子，不以迟晚则必堕"（《妇人大全良方》）。因此，在滑胎治疗中，许老常常运用益肾、疏肝、健脾等治法调理月经周期、改善排卵情况，使冲任气血充沛而畅行，气血瘀滞得除、痰浊湿阻得化，而经行有时、易于受孕，同时胎元受母体壮肾之气以自养，而自无流产之虞，可谓根基深厚，枝叶方可茂盛之意。

（二）验案选录

验案 1：王某，女，30 岁。

2019-02-22 初诊：近 2 年反复自然流产 2 次。2017 年 3 月和 2018 年 8 月均孕 8 周胎停育而行清宫术，现有妊娠要求。LMP 2019-02-04。平素易乏力、腰酸、手脚冰凉，情绪易低落，纳眠可，二便调。舌暗红、苔薄白，脉细弦。既往月经规律，6/28～30 天，量中、色红，无痛经，G_2P_0。男方精液常规无异常，双发染色体无异常。

【诊断】中医诊断：滑胎，肾虚肝郁证。

　　　　西医诊断：习惯性流产。

【治法】补肾温阳、疏肝解郁。

【方药】调冲方加味。柴胡 10g，当归 10g，川芎 10g，山萸肉 10g，紫河车 10g，鹿茸片 3g（另煎），穿山甲 9g，香附 10g，益母草 10g。共 14 剂，水煎服，每日 2 次。

2019-03-08 二诊：LMP 2019-03-04。量中、色红，诉时有烦热、多梦易醒。舌暗红、苔薄白，脉细。2019-02-22 方加女贞子、旱莲草各 20g。共 20 剂，水煎服，每日 2 次。

2019-04-26 三诊：LMP 2019-04-26。量中、色红，偶有痛经和腰酸。平素纳可，大便调、尿频，眠差。舌红、苔薄白，脉细滑。方药调整为：柴胡 10g，当归 10g，川芎 10g，山萸肉 10g，紫河车 10g，穿山甲 9g，菟丝子 50g，丹参 30g，鸡血藤 30g，月季花 10g。共服用 3 个月经周期，之后可试孕。

2019-09-06 四诊：LMP 2019-07-21。孕 48 天，阴道少量褐色分泌物 7 天。平素伴有腰酸乏力、小腹部坠胀，舌淡红、苔薄白，脉细滑。2019-08-27 血 HCG 4 765mIU/L；2019-08-30 血 HCG 12 925mIU/L、孕酮 35.7nmol/L；2019-09-06 血 HCG 45 674.15mIU/L、孕酮 31.1nmol/L。中医诊断为胎漏（肾气不固证），西医诊断为先兆流产。治则为补肾固冲安胎。方药为寿胎丸加味，具体组成为桑寄生 10g，川断 10g，菟丝子 50g，阿胶 10g（烊化），白芍 30g，生甘草 20g，鹿茸蜡片 5g（另煎），太子参 15g，砂仁 3g（后下），仙鹤草 30g，苎麻根 10g。共 7 剂，水煎服，早晚温服。

2019-09-27 五诊：服药 1 周后无阴道褐色分泌物。仍有腰酸、气短、腹胀、恶心等不适，多梦易醒、二便调。舌淡红、苔白腻，脉细滑。2019-09-16 盆腔超声：可见胎芽、胎心搏动。上方去仙鹤草和苎麻根，加陈皮 10g、竹茹 10g、生姜 3 片。服此方至孕 12 周。

2020年5月电话随访,顺产1子,母子体健。

【体会】

1. 胞脉者,系于肾,胎儿居于母体,赖母体胞脉系之、气以载之、血以养之、冲任以固之。本例患者屡孕屡堕,反复两次,许老认为此类患者中医辨证多因先天禀赋不足,肾精亏虚;后天脾失所养,生化无源,致气血两亏,冲任失养,系胎无力。故治疗中强调预培其损为纲,顾护肝脾肾三脏。其中,预培其损体现在三个方面:经不调者,先调经;他病致滑胎者,先治他病;再次妊娠后,即使无胎漏、胎动不安等不适,也应立即进行保胎。

2. 许老认为针对屡孕屡堕,治疗思路应该调经、种子、安胎环环相扣,一脉相承,种子必先调经。孕前以"调冲方"为主方,补肾温阳、活血调经。孕后则以补肾健脾固冲、益气养血安胎为治疗大法,以期肾精盈满,气血充盈,冲任调畅,以固胎元,方药以"寿胎丸"为基础方。针对"屡见小产、堕胎者,多在三个月及五月七月之间,而下次之堕必如期复然"的临床现象,许老主张保胎需超过前次滑胎时间2周。

3. 本例患者既往滑胎两次,元气受损,临证时以"乏力、腰酸、手脚冰凉"为主证。同时,患者求子心切,因两次不良孕史导致心理压力大、焦虑紧张,结合舌脉,中医辨证为肾虚肝郁证。故治疗以调冲方为基础方,同时加疏肝解郁之香附。二诊时,患者正处于行经期,诉有烦热等阴虚内热表现,故加滋阴清热之女贞子、旱莲草。三诊时,患者服药后腰酸等症状均有缓解,烦热消失,治以滋养卵泡发育为主,故方药去女贞子、旱莲草,加温补肾阳之紫河车、菟丝子,活血通络之鸡血藤,同时加用通经力强之穿山甲。助孕调经过程中,许老喜将穿山甲用于排卵前后,认为此药既可助力卵泡顺利排出,又可改善子宫内膜血流,利于胚胎顺利着床。受孕成功后,则以寿胎丸加味顾护胎元。

验案2:张某,女,32岁。

2020-10-09初诊:近4年连续流产3次。2016年、2017年、2018年孕6周胎停育3次,查夫妻双方染色体均正常,女方查抗核抗体谱示ANA(+)、SSA(+)、抗Ro-52(+),现服用阿司匹林、劳拉西泮治疗。月经时有错后，40～60 天一行，6～7 天干净，量中，色暗红，有血块，无痛经，LMP 2020-09-21。患者体胖，身高 160cm，体重 80kg。自诉夫精正常，女方性激素、甲状腺功能正常，未监测排卵，查输卵管造影示双侧通畅。2020-03-05 查盆腔超声：内膜 0.45cm，宫底肌层回声不匀，子宫腺肌瘤可能。平素腰膝酸冷、大便偏黏，睡眠一般。舌淡红，苔薄白，脉细。

【诊断】中医诊断：滑胎，肾虚痰湿证。

西医诊断：复发性流产、子宫腺肌瘤。

【治法】温肾化痰、利湿调冲。

【方药】苍附导痰丸加减。苍术 20g，香附 20g，当归 20g，川芎 20g，黄芪 30g，鹿角霜 15g，白芥子 15g，红花 10g，丹参 30g，枳壳 15g，益母草 20g。共 14 剂。

2020-10-23 二诊：LMP 2020-09-21。服上方无明显不适，近日大便偏干。证型治法同前，继续予苍附导痰丸加减：上方加天南星 10g，生白术 30g。共 14 剂。

2020-11-06 三诊：LMP 2020-09-21。患者现已停经 46 天，否认怀孕可能，自诉近日偶有小腹胀痛，疑似月经将来潮。舌红，苔薄白，脉弦。证属肾虚血瘀，治拟益肾养血、活血通经，予调冲方加减：柴胡 10g，当归 20g，川芎 20g，山萸肉 10g，紫河车 10g，鹿茸片 3g，丹参 30g，红花 10g，羌活 10g，黄芪 30g，月季花 15g。共 14 剂。

2020-11-20 四诊：LMP 2020-11-13。至今基本干净，量多色红，血块较前减少，无痛经，经行第 1 天腰酸乏力明显，饮食二便正常。舌红，苔薄白，脉细。证型治法同前，继续予调冲方加减：柴胡 10g，当归 10g，白芍 10g，山萸肉 10g，紫河车 10g，川断 10g，桑寄生 10g，鹿茸片 3g，黄芪 30g，丹参 30g，香附 10g，羌活 10g，益母草 20g。共 14 剂。

2021-04-09 五诊：服上方后 2020 年 12 月末发现怀孕，2021 年 2 月孕 8 周胎停育清宫，查胚胎染色体正常，其余情况不详。现准备再次怀孕，LMP 2021-03-22。量中色红，有血块，有痛经。体重较初诊时无明显变化。证属肾虚痰湿，治拟温肾化痰、利湿调冲，予苍附导痰丸加减：苍术 20g，香附 20g，黄芪 30g，当归 20g，川芎 20g，生白术 80g，枳壳 15g，天南星 10g，白芥子 15g，鹿角霜 15g。共 14 剂。

2021-04-23 六诊：LMP 2021-03-22，否认怀孕可能。服上方无明显不适，无小腹或乳房胀痛，自测基础体温未上升。证型治法同前，继续予苍附导痰丸加减：上方加丹参 30g，西红花 3g（冲服）。共 14 剂。

2021-05-07 七诊：LMP 2021-03-22，否认怀孕可能。昨日自测基础体温有上升趋势，今日偶有腰痛、小腹刺痛。舌暗红，苔薄黄，脉沉细。证属气虚血瘀，治拟益气养血、活血通经，予桂枝茯苓丸加减：桂枝 30g，桃仁 15g，土鳖虫 10g，当归 20g，川芎 20g，丹参 30g，西红花 2g，天花粉 20g，黄芪 30g，苏木 10g。共 14 剂。

2021-05-21 八诊：LMP 2021-05-18。未净，量多，色暗红，有血块，小腹微痛。证型治法同前，予自拟方：红芪 60g，当归 20g，三七粉 3g（冲服），蜈蚣 5 条，全蝎 10g，瞿麦 30g，鹿衔草 30g。共 7 剂。

2021-05-28 九诊：LMP 2021-05-18，经行 7 天干净。证属肾虚血瘀，治拟益肾养血、活血通经，予调冲方加减：同 2020-11-20 四诊方。共 14 剂。

后守方治疗 3 月余，门诊告知怀孕，嘱继续予寿胎丸加味保胎。

【体会】

1. 患者主因连续流产 3 次就诊，属于中医学"滑胎""屡孕屡堕"范畴，临床检查显示可能与抗核抗体谱存在异常有关。另外，患者合并月经后期、子宫内膜偏薄、子宫腺肌瘤等影响受孕的不利因素，增加了治疗难度。许老并没有直接从改善抗核抗体谱的异常入手，而是结合"预培其损"的滑胎防治法则，通过益肾、疏肝、健脾等治法，调理月经周期、促进卵巢排卵、改善内膜环境，使肾气冲任得充、气血瘀滞得除、痰浊湿阻得化，而易于受孕。

2. 初诊时患者具有滑胎的典型表现，合并月经后期、腰膝酸冷，当责之于肾虚不能温养胎元、冲任和腰府；肾气不足，脾阳不温，运化失职，痰湿凝聚，故见患者体胖、大便偏黏。参合舌脉，当属肾虚痰湿证，方拟苍附导痰丸加减，其中苍术燥湿祛痰为君，鹿角霜温肾助阳、白芥子化利痰湿为臣，黄芪、当归益气养血活血，以助肾气之温润濡养；香附、枳壳理气宽中，川芎、红花、丹参、益母草活血祛瘀，以助痰湿之行化祛散，均为佐助之品。二诊时加用生白术健脾利水、天南星祛痰化湿，从而使冲任气血舒畅。然三诊时，患者疑似月经来潮，出现小腹胀痛等血瘀证表现，故改用益肾活血之调冲方助冲任气血下行，方中当归、川芎均倍于常量，另配伍丹参、红花、月季花，从而加强活血祛瘀、理气通经之力。待四诊月经来潮之后，继续予调冲方常量善后。第五次来诊时，逢患者再次出现胎停育，恐治疗周期未满，体内肾精之亏尚未充养、痰湿瘀血尚未涤清，遂继续予苍附导痰丸加减温肾化痰、祛瘀利湿。同时在七诊月经来潮之际，改用桂枝、桃仁、川芎、丹参、西红花等活血化瘀，以及苏木、土鳖虫等理气通络之品因势利导，助力瘀血痰浊随经血下行。在八诊月经期间，运用当归、三七粉养血活血，蜈蚣、全蝎祛瘀通络，瞿麦利水通经的同时，不忘以红芪益气养血、鹿衔草补肾壮阳，从而顾护真元，防止肾气耗散。在九诊月经干净之后，继续以补肾活血之调冲方调经助孕，待受孕之后又积极以补肾安胎之寿胎丸固护胎元，使母体气血壮旺，母强方能荫子。本例充分体现了中医药在滑胎全周期诊治过程中的优势。

验案 3：褚某，女，35 岁。

2021-04-16 初诊：近 5 年连续胎停育 3 次，每次孕 6～8 周不等，查胚胎染色体正常。女方抗核抗体 1：80，现服用阿司匹林、泼尼松治疗。既往右侧畸胎瘤手术史、PCOS 病史。体形偏胖，近 3 个月体重增加 3kg，身高 165cm，体重 70kg。平素性情抑郁，月经后期，3～4/70～80 天，LMP 2021-02-04。现停经 71 天，否认怀孕可能，昨日查血 HCG 阴性。近日小腹偶有胀痛，大便干燥，2 日一行。舌暗红，苔薄白，脉细。

【诊断】中医诊断：滑胎，肾虚血瘀证。

西医诊断：复发性流产。

【治法】益肾养血、活血通经。

【方药】调冲方加减：柴胡 10g，当归 10g，川芎 10g，山萸肉 10g，紫河车 10g，鹿茸片 10g，生白术 30g，枳壳 15g，羌活 10g，益母草 20g。共 14 剂。

2021-04-30 二诊：近 1 周乳房胀痛，停经 85 天，否认怀孕可能。舌红，边有齿痕，苔薄白。证型、治法同前，继续予调冲方加减：上方去鹿茸片，加鹿茸蜡片 10g，丹参 30g，西红花 3g（冲服）。共 14 剂。

2021-05-14 三诊：LMP 2021-05-04。PMP 2021-02-04。服上方后，脸上起红色疖子。舌淡红，苔薄白，脉细。

之后守法治疗 3 月余，电话随访告知怀孕。

【体会】

1. 患者主因 5 年连续胎停育 3 次就诊，属于中医学"滑胎"范畴，合并抗核抗体谱异常和 PCOS 病史，与上一病例比较，症候相对简单。本案以屡孕屡堕、月经后期之肾气亏虚，及性情抑郁、小腹胀痛之肝郁血瘀为主，痰湿蕴结之象不甚显著。调冲方既可调经助孕，又能祛瘀化浊，对于存在免疫指标异常的滑胎患者具有良好的助孕效果。

2. 许老在方中使用血肉有情之品鹿茸蜡片大补肾元，结合患者当前所处的月经周期，常于月经来潮前加用川芎、赤芍、丹参、西红花等活血化瘀，益母草、鸡血藤、月季花等开郁通经，助力经血来潮；于月经方净时使用当归、白芍、熟地、菟丝子等补肾填精，羌活温振督脉之阳气，鼓舞卵泡生长发育。与西医学"下丘脑 - 垂体 - 卵巢 - 子宫"生殖轴节律类似，"肾 - 天癸 - 冲任 - 胞宫"轴也存在生物周期节律，我们在辨治过程中应结合患者所处的月经周期，辨病、辨证、辨期相结合，方能药到病除。

（王　清　杨　舫　许　琳　于永慧）

第四节　产后类

产后身痛、缺乳、恶露不尽

（一）临床心悟

产后身痛的主要机制是产妇产程过长或失血过多、营血亏虚、四肢百骸经络失养，风寒湿邪乘虚侵犯机体，气血凝滞，经络气血不通，表现为"多瘀多虚"的特殊生理状态。许老认为，督脉司全身之阳气，对十二经脉气血有督导、统领作用，与冲任共同维护胞宫的正常功能，对产后恢复有重要作用。产后身痛治宜温阳益气、化瘀通络。

乳汁来源于脏腑化生气血，脏腑健旺、气血充沛、冲任通盛，则乳汁分泌正常。《胎产心法》云："产妇冲任血旺，脾胃气壮则乳足。"薛立斋云："血者，水谷之精气也，和调五脏，洒陈六腑，在男子则化为精，在妇人上为乳汁，下为血海。"说明产妇的乳汁是否充足，与脾胃气血是否健旺有密切关系。许老根据产后特点，认为本病以益气养血，固护脾胃，通络下乳为治疗大法。

产后恶露不尽，属于妇科出血类病症，但非如崩症暴下之多也。许老认为由于分娩时用力、出血等可损伤冲任督带之精血，虚损不足，不能收摄，或恶血不尽，好血难安，相并而下，日久不止，渐成虚劳。因此，虚与瘀始终贯穿于本病。治疗应当补气血，使旧血得行，新血得生，但不可轻用固涩之剂，以致败血相聚为瘕，反成终身之害。方选傅青主生化汤益气补养为主。

（二）验案选录

产后身痛验案 1：桃某，女，36 岁。

2007-07-04 初诊：患者 4 年前足月顺产一男婴，因月子里劳累加保暖措施不当，1 个半月后逐渐出现上半身肢体、关节冷痛，呈游走性，受风或出汗后加重。在当地医治无效，逐渐发展为肢节酸楚、疼痛、麻木、不能屈伸，甚则行走困难。在当地行各种风湿及类风湿检查，未见明显异常。就诊时为夏天，患者身穿棉绒衣裤，头戴棉帽，汗出涔涔，面白无华，舌淡，苔薄白，脉沉细。

【诊断】中医诊断：产后身痛，阳虚寒凝血瘀证。

西医诊断：产后病。

【治法】养血祛风，通络止痛。

【方药】生黄芪 60g，桂枝 20g，赤芍 12g，当归 15g，薏苡仁 30g，炒白术 30g，木瓜 9g，淫羊藿 15g，黑附片 30g（先煎），羌活 10g，鹿角霜 15g，炙甘草 10g，生姜 3 片，大枣 10 枚。14 剂，水煎服。

2007-08-09 二诊：患者已脱去棉绒衣裤、摘掉棉帽，自觉肢体、关节冷痛明显减轻，恶风亦缓解，唯出汗尚多，上方加防风 6g、党参 20g、煅龙骨 20g、煅牡蛎 30g。连服 30 剂后，上述症状基本消失。

【体会】

此患者病程较长，久病更耗气血，正气不足，无力祛邪外出，病之初感受寒湿侵袭，一则伤及督脉阳气，二则寒邪稽留日久，瘀阻经络，故成阳气亏虚，阴血不足为本，风寒湿瘀阻经络为标之病。方用黄芪桂枝五物汤加味，黄芪益气固表；桂枝、赤芍温经通络，调和营卫；当归养血通络；淫羊藿、羌活、鹿角霜温肾壮阳，强筋骨，祛风湿；木瓜、薏苡仁健脾除湿，通利关节；佐以炒白术健脾和胃，增强体质；生姜、大枣、甘草和营卫，调和诸药；尤其方中的黑附片用量较大，取其温补脾肾，散寒止痛，温阳逐寒之功效；采用入督脉之淫羊藿、鹿角霜，配合散经络寒邪之黑附片，全方药物因契合病情，效专力宏，因此取效迅速，且并无毒性之流弊。

产后身痛验案2：王某，女，40岁。

2017-11-25初诊：产后6个月，全身疼痛。患者半年前正常分娩，产后恢复尚可。但因产后感觉燥热，吹空调后出现浑身疼痛，后哺乳3个月，停止喂哺，仍觉全身疼痛不适。月经2个月前复潮，周期、经量正常，无明显痛经。曾在风湿免疫科检查，无异常发现。现仍时感全身疼痛不适，关节疼痛不明显，腰酸，饮食正常，大小便正常。查风湿因子、类风湿因子、红细胞沉降率等免疫相关指标正常。舌质紫暗，舌苔薄白，脉细滑。

【诊断】中医诊断：产后身痛，血虚寒凝证。

西医诊断：产后病。

【治法】养血祛风，通络止痛。

【方药】防风20g，生白术15g，生黄芪30g，桂枝10g，白芍10g，生甘草10g，当归10g，生姜3片，大枣6枚，木瓜10g。水煎服，每日1剂，共7剂，每日2次。

2017-12-01二诊：服药7剂，疼痛症状缓解。因患者年近六七，肾气渐衰，加之发于产后，故方中加淫羊藿30g补肾壮腰止痛。经治3个月余，诸症渐平。

【体会】

1. 患者分娩后气血偏虚，感受风寒之邪，导致气血运行痹阻，不通则痛。纵观脉症,本病病位在气血,病性属虚实夹杂,证属血虚寒凝。治疗应以养血祛风,通络止痛为法,方拟黄芪桂枝五物汤。

2. 患者产后6个月,浑身疼痛。西医诊断不明确。许老认为,临床上病与证均明显者,可采取证病结合的方法提高疗效。但该例患者无明显疾病诊断,故可舍病从证。一诊时辨证为血虚寒凝,治疗用黄芪桂枝五物汤加减,以养血通络止痛为主。二诊时,患者主症改善明显,但考虑患者年近六七,肾气始衰,加之发于产后,故加补肾之品壮腰止痛。

产后身痛验案3:敬某,女,30岁。

2019-11-29初诊:产后周身疼痛10余天。患者自诉产后2个月,近10天出现周身疼痛不适,伴有乏力、恶风怕冷、活动后汗出明显。因在哺乳期,故期中药调理治疗。刻下:周身酸痛,乏力,汗出,偶有心慌,纳食欠佳,眠可,二便调,舌淡苔薄白,脉沉细。

【诊断】中医诊断:产后身痛,营卫不和。

　　　　西医诊断:产后病。

【治法】调和营卫,通经活络止痛。

【方药】桂枝30g,白芍30g,生甘草10g,白术30g,陈皮15g,当归20g,黑顺片10g(先煎),桑枝10g,威灵仙15g。7剂,水煎服,每日1剂。

2019-12-06二诊:患者服药后周身疼痛有所缓解,但精神情绪容易紧张,余无不适。故于2019-11-29方中,加木蝴蝶10g疏肝解郁,百合10g、莲子心6g养心安神。共14剂,水煎服,早晚温服。

【体会】

产后关节痛属中医"痹证"范畴,多因产后气血两虚,营卫失和,感受邪气所致。患者产后阴血大亏,感受风寒,则遇寒身痛加重,或周身关节疼痛。许老认为产后气血虚弱是其内因,临证惯用黄芪桂枝五物汤加减。针对本例患者,考虑其恶风怕冷,是产后阳气不足,故加温肾阳之附子;又因患者产后情绪波动明显,故加养心除烦之百合、莲子心。

缺乳验案:游某,女,40岁。

2019-07-19初诊:产后乳汁量少14天。顺产后14天,乳量少,质稀,婴儿需要添加奶粉喂养，伴有自汗明显，乏力气短。纳可，眠欠佳，二便调。舌淡红，苔薄白，脉沉细。查体：双乳柔软，泌乳畅。血常规：血红蛋白122g/L。

【诊断】中医诊断：产后缺乳，气血不足证。

西医诊断：产后缺乳。

【治法】益气养血、通络下乳。

【方药】党参50g，麦冬30g，当归20g，通草5g，王不留行50g，漏芦10g。共7剂，水煎服，早晚温服。

2019-07-26二诊：服药7剂后乳汁量增多，乏力、汗出较前改善。守方继续服药20剂。产后42天复查，自诉乳汁量多，质正常。

【体会】

《傅青主女科》言："夫乳乃气血之所化而成也，无血固不能生乳汁，无气亦不能生乳汁。"《产宝》："凡病皆起于气血之衰，脾胃之弱，而产后为尤甚。"患者为产后14天，气血亏损，不能化生乳汁而出现产后缺乳；气虚不能固表，故自汗明显。许老认为气旺则乳汁旺，气衰则乳汁衰，故治则以补气养血为主。方中重用党参健脾益气，辅以当归养血，王不留行、漏芦、通草通络催乳。乳汁为精血化生，故补气的同时勿忘护阴；考虑大量党参偏燥，故加一味麦冬滋阴养血。二诊时，患者自诉乳汁量较前明显增多，故继续嘱患者口服20剂以顾护产后气血。

产后恶露不尽验案：陈某，女，32岁。

2020-06-18初诊：产后阴道出血3个月。患者足月顺产后3个月，阴道一直有不规则出血，血量时多时少，色红或暗，时有血块或褐色分泌物，伴有腰酸、乏力，出血量多时有腹痛。纳食可，二便调。舌暗淡，脉滑略数。

【诊断】中医诊断：产后恶露不尽，瘀血内停证。

西医诊断：子宫复旧不全。

【治法】活血化瘀、缩宫止血。

【方药】生化汤加味。具体方药：当归10g，川芎10g，桃仁6g，红花10g，炮姜6g，党参30g。共7剂，每日1剂，早晚温服。

2020-06-25二诊：患者诉服上方4剂后，阴道出血止，仅有少量粉色分泌物。腰酸缓解，精神尚可，现血已完全干净，脉弦滑无力。拟以健脾益气、子宫复旧治疗，以巩固疗效。中药方调整为补中益气汤加味，具体方药为：党参30g，炒白术15g，炙黄芪30g，甘草10g，升麻6g，柴胡6g，当归10g，陈皮10g，枳壳15g。共14剂，每日1剂，早晚温服。

2020-07-10三诊：患者状况良好，无不适。

【体会】

患者足月产后，阴道出血持续3个月，血量时多时少，结合舌脉，为虚中夹实、内有瘀血之征。治疗是以补虚养血为主，还是活血化瘀为主，需要根据临床经验加以判断。许老查患者纳眠可、二便调，一般情况可，所以强调先以活血化瘀通经为主。方用生化汤，4剂药之后，瘀去宫缩，阴道出血干净。进而以健脾益气之补中益气汤继续巩固治疗。生化汤出自《傅青主女科》，主治产后恶露不行，小腹疼痛。方中当归一药两用，以补血之功补产后血虚不足；以活血之用，化瘀止血，使生血不留瘀、化瘀不伤血。川芎活血行气，桃仁活血祛瘀，共为臣药。因产后血虚，故加配炮姜入血分，温经以止血。炙甘草调和诸药，为使药。诸药合用，养血和止血并用，以达子宫复旧之效。

（王　清　杨　舫　许　琳）

第五节　杂病类

一、子宫肌瘤

（一）临床心悟

1. 巧用经方消癥，不宜一味攻逐　子宫肌瘤属中医"癥瘕""积聚"范畴，病机总因瘀血、痰浊、湿阻蕴结胞宫，治疗上以理气、活血、化痰为主要原则，常选用桂枝茯苓丸、消瘰丸、下瘀血汤、抵当汤、大黄䗪虫丸等加减化裁。另外，许老认为妇科癥瘕类疾病，如子宫肌瘤、卵巢囊肿、子宫腺肌病、子宫内膜异位症等，不宜一味使用活血逐瘀药攻逐，特别是患者兼有乏力、面色苍白、脉细等虚证时，应补虚扶正，调动患者自身抗病能力，防止正气愈虚、邪实愈剧。

2. 关注癥瘤长势，既病防变 许老认为虽然子宫肌瘤恶变可能性小，但应嘱患者定期复查，尤其是多发性子宫肌瘤患者。针对长势较快、肌瘤丛生的患者，宜积极消癥瘕、防恶变。常用黄芪、白英、莪术三味药组成的小方，或加用山慈菇、蛇莓、蛇舌草、石见穿等清热解毒、化痰散结之品，寓扶正抑瘤、既病防变之意。现代药理学研究表明，白英具有抑菌、抗炎、抗肿瘤等作用，其中抗肿瘤效果尤为突出，临床常用于肝癌、肺癌、宫颈癌等多种肿瘤的治疗。

3. 基于肝脾肾三脏辨治结节三联征 "结节三联征"好发于育龄期妇女，指借助现代影像学手段，在子宫（卵巢）、甲状腺、乳腺的一处或多处发现结节、肿块、囊肿等病症，通常在女性常规体检或出现月经紊乱、颈部不适、乳房胀痛等症状时才发现。许老结合中医经络理论中，足厥阴肝经循行经过胞宫、乳房、颈部，认为此类患者大多平素情志失调、肝气郁结，或先天禀赋不足，肝肾亏虚。因情志而郁结之肝气或克乘脾土，导致脾失健运、痰湿内生，或郁而化火、煎熬津液，导致痰湿、气滞、血瘀胶结壅滞于肝经；同时因先天禀赋不足，肾所封藏的生殖之精无法充养后天之脏，气血水液代谢不利，从而形成瘿瘤、乳癖、癥瘕。治疗上当以疏肝、理脾、散结为主，酌情加入咸寒益肾之品助结节消散，化瘀活血之品利气血运行，清热解毒之品防结节变性。

（二）验案选录

验案 1：鲁某，女，40 岁。

2020-09-27 初诊：经期延长 2 年余。患者既往月经规律，5～7/30 天，量中，伴轻度痛经。近 2 年经期延长至 10～15 天，经量增多，伴有经期乳房胀痛，胸胁胀闷不适。刻下：LMP 2020-09-15，现月经周期第 13 天。平素容易烦躁，纳眠可，二便调，舌暗红，有瘀斑，苔薄白，脉弦涩。2012 年 3 月盆腔超声：子宫肌瘤，大小为 1.5cm×2.0cm。2018-09-03 复查盆腔超声：子宫增大，肌瘤位于后壁，大小为 4.6cm×4.2cm×5.2cm。

【诊断】中医诊断：癥瘕，气滞血瘀证。

西医诊断：子宫肌瘤。

【治法】软坚散结，化瘀消癥。

【方药】消瘰丸加味。玄参 10g，贝母 10g，生牡蛎 50g，海浮石 30g，海藻 10g，夏枯草 15g，黄芩 15g，炒鸡内金 30g，生黄芪 30g，莪术 30g。共14 剂，水煎服，每日 2 次。

2020-10-12 二诊：患者自诉服药后无特殊不适。故效不更方，继续口服初诊方 3 个月。

2021-02-15 三诊：患者治疗 3 个月经周期后复诊，自诉月经量有所减少，经期缩短为 5～8 天，诸症明显减轻。复查盆腔超声提示子宫肌瘤大小为 4.3cm×4.1cm×4.6cm。嘱患者继续口服中药 3 个月经周期，定期随访。

【体会】

本例患者为育龄期女性，经水未断，肝火旺盛，同时兼有实瘤，气滞血瘀，导致血不归经，冲任不固而经期延长、月经量多。消瘰丸出自清代程国彭《医学心悟》，全方共 3 味药，即玄参、贝母、生牡蛎，现代多用于乳腺增生、甲状腺结节、弥漫性甲状腺肿等，疗效肯定。许老认为此方药少力专、软坚散结作用大，可有效消散妇科包块。针对本例患者，初诊时以消瘰丸为基础，加用海浮石、海藻软坚散结，以加强消瘤之效；考虑患者情绪波动较大、肝火旺盛，加用夏枯草、黄芩清热泻火，夏枯草还有散结之效；莪术破血逐瘀；生牡蛎、海浮石碍胃，为顾护脾胃加鸡内金，既可健胃又可消瘤；经期延长、量多淋漓是子宫肌瘤的常见症状，日久多损及气血，故加益气扶正之黄芪，在消瘤的同时顾护正气，即攻伐为主，兼以扶正。二诊患者未诉不适，效不更方，嘱其继续服用此方 3 个月经周期。

验案 2：方某，女，34 岁。

2019-02-02 初诊：腹腔镜下子宫肌瘤剔除术后 1 年。2018 年 1 月因多发性子宫肌瘤（最大直径 6.3cm）于腹腔镜下行肌瘤剔除术。2019-01-06 术后 1 年复查盆腔超声，示肌层可见一低回声结节，大小 1.2cm×1.2cm。为防止肌瘤复发，患者要求中药调理。刻下：LMP 2019-01-25，现月经周期第 9 天。平素小腹隐痛、酸胀明显，怕冷，手脚冰凉，纳食可，睡眠较差，二便调。舌淡红，苔薄白，脉沉细。

【**诊断**】中医诊断：癥瘕，寒凝血瘀证。

　　　　西医诊断：子宫肌瘤。

【**治法**】温经散寒，化瘀消癥。

【**方药**】桂枝茯苓丸加减。桂枝 30g，茯苓 30g，桃仁 10g，丹参 30g，生黄芪 50g，三棱 15g，莪术 30g，白芥子 15g，生牡蛎 50g，炒鸡内金 30g。共 14 剂，水煎服，早晚温服。

2019-02-22 二诊：患者服药 2 周后，自诉小腹部疼痛有所缓解，仍自觉发凉，余无特殊不适。予初诊方加藁本 15g，共 28 剂，水煎服，早晚温服。

2019-06-07 三诊：患者已服用中药 4 月余。自诉小腹部隐痛、手脚冰凉等不适消失。复查盆腔超声提示子宫肌瘤大小为 1.2cm×1.2cm，无增大趋势。嘱患者每半年复查盆腔超声，如有不适随诊。

【**体会**】

　　患者腹腔镜下子宫肌瘤剔除术后，冲任气血受损，肾阳不足，不能温煦小腹和四肢，故出现小腹隐痛、手脚冰凉。桂枝茯苓丸出自《金匮要略》"妇人篇"，由桂枝、茯苓、丹皮、桃仁、赤芍组成，全方具有活血化瘀、缓消癥块之效，用于妇人瘀阻胞宫证。许老认为桂枝性属温燥，方剂偏温，临床中适用于虚寒或感受寒邪者。本例患者初诊时怕冷、手脚冰凉明显，故选用桂枝茯苓丸加减以温经散寒、化瘀消癥。为防止子宫肌瘤术后复发，加三棱、莪术破血逐瘀，牡蛎、鸡内金、白芥子散结，活血和散结并用以消瘤。二诊时患者诉仍有小腹部隐痛，在原方基础上加藁本，《神农本草经》言其"主妇人疝瘕，阴中寒，肿痛，腹中急"。许老在临床中针对妇人小腹冷痛者，多用藁本，疗效显著。

　　验案 3：徐某，女性，39 岁。

2020-09-11 初诊：发现子宫肌瘤 1 年余。2019 年 8 月体检发现子宫肌壁间肌瘤，大小 4.8cm×4.1cm×4.8cm，伴有左侧肾上腺腺瘤 2cm，左侧甲状腺结节 0.3cm，双侧乳腺增生，既往桥本甲状腺炎、脂肪肝、轻度贫血病史。G_0，月经尚规则，7/28～30，LMP 2020-08-16。量中等，有痛经，2020-08-25 查血红蛋白 109g/L。平素工作压力较大，善太息，纳眠可，二便调。舌红，苔薄黄，脉细弱。

【诊断】中医诊断：癥瘕，气郁痰阻证。

西医诊断：子宫肌瘤、肾上腺腺瘤、甲状腺结节、乳腺增生。

【治法】理气开郁、化痰散结。

【方药】消瘰丸加味。玄参 10g，浙贝母 10g，生牡蛎 50g，青皮 10g，莪术 30g，夏枯草 15g，黄芩 10g，海藻 10g，鸡内金 30g。共 14 剂，水煎服，每日 2 次。

2020-09-25 二诊：患者诉服上方后善太息好转，LMP：2020-09-16。现月经刚干净，近日小便频数、眼部干涩。舌淡红，苔薄白，脉细。上方加生黄芪 30g。共 14 剂。

2020-10-09 三诊：患者诉小便频数、眼部干涩好转，近期乏力明显，2020-09-25 复查血红蛋白 107g/L。舌淡红，苔薄白，脉细缓。予：党参 30g，生白术 30g，生黄芪 30g，甘草 10g，当归 10g，白芍 10g，熟地 20g，川芎 10g，鹿角片 15g，炒鸡内金 30g，莪术 30g。共 14 剂。

2020-10-30 四诊：患者诉乏力好转，LMP 2020-10-17。近日头痛，情绪欠佳时明显。舌红，苔薄白，脉弦。予：玄参 10g，浙贝母 10g，生牡蛎 50g，海藻 10g，青皮 10g，郁金 10g，炒鸡内金 30g。共 14 剂。

【体会】

1. 患者体检时发现子宫肌壁间肌瘤，伴有甲状腺结节、乳腺增生，为典型的妇女"结节三联征"，加之患者兼有善太息、情绪欠佳等肝气郁结表现，参合四诊，属中医"癥瘕"范畴。西医认为"结节三联征"的发生多与内分泌功能紊乱有关，中医经络理论认为足厥阴肝经循行经过胞宫、乳房、颈部，此类患者平素情志失常，以致肝气郁结，克伐脾土，脾失健运，痰湿内生，气血运行不畅，痰湿、气滞、血瘀胶结壅滞于肝经，经脉流注不畅，从而形成瘿瘤、乳癖、癥瘕等病症。

2. 消瘰丸为许老治疗子宫肌瘤的常用方剂，主治痰火凝结之瘰疬痰核，具有化痰、软坚、散结之功效。方中玄参滋阴降火、化痰消瘰，贝母解郁涤痰散结，牡蛎育阴潜阳、软坚散结。三味咸寒之品合而用之，许老认为其对瘰疬、瘿瘤、癥瘕均有消散之功。本例患者处方在消瘰丸基础上，加用青皮、莪术理气活血，夏枯草、黄芩清热散结，海藻、鸡内金化痰散结。然服药后患者出现乏力、脉细弱等气血虚弱表现，考虑初诊方中均为攻逐之品，且二诊时患者月经方净，处于气血正虚之际，故在二诊、三诊处方中加用参术芪、四物汤等补益气血之品，再加一味鹿角片，乃血肉有情之品，鼓舞气血生化，防止攻逐药伤及正气。待下个月经周期患者气血充盛、乏力好转、脉弦实后，又转向其气郁痰阻的主要症候，继续服用消瘰丸加味调理善后。

验案 4： 杨某，女性，37 岁。

2020-11-06 初诊：发现子宫肌瘤 3 年余。3 年前体检示前壁子宫肌瘤 1.5cm×1.8cm，今年体检复查示多发性子宫肌瘤，较大者前壁 3.1cm×2.8cm，伴有宫颈囊肿、卵巢囊肿、甲状腺结节、乳腺增生、胆囊息肉、宫颈真菌感染。近 3 年生活压力较大，体重略有下降。G_1P_0，月经尚规则，近年月经周期缩短，22～24 天一行，5～7 天干净。平素时有大便溏薄，偶有左下腹隐痛，睡眠一般。舌暗红，苔薄白，脉细。

【诊断】中医诊断：癥瘕，气虚痰阻证。

西医诊断：子宫肌瘤、卵巢囊肿、甲状腺结节、乳腺增生、胆囊息肉。

【治法】化瘀散结、扶正抑瘤。

【方药】桂枝茯苓丸加味。桂枝 30g，茯苓 30g，桃仁 10g，丹参 30g，赤芍 12g，莪术 30g，威灵仙 15g，红芪 30g，鹿角片 15g，白英 30g。共 14 剂，水煎服，每日 2 次。

2021-02-26 二诊：患者诉服上方无明显不适，LMP 2021-02-04。月经血块较多，经期大便不成形，经后外阴瘙痒。上方去白英，加土茯苓 15g。共 14 剂。

2021-03-19 三诊：患者诉服上方大便溏泄好转，但时有腰酸、睡眠差。LMP 2021-02-28。量中色暗，血块多。予初诊方加鸡内金 30g、刺五加 20g。共 7 剂。

【体会】

1. 本例患者亦存在典型的"结节三联征"，即子宫肌瘤／卵巢囊肿／宫颈囊肿、甲状腺结节、乳腺增生，患者定期随访发现3年内子宫肌瘤增长近1倍，加之合并诸多囊肿、结节、息肉，且伴有体重下降，来诊时满面愁容，担心自己发生癌变。许老一方面耐心安抚患者，一方面精确辨证，认为该患者近年来失于调养，正气亏耗，脾肾两虚；压力较大，情志不畅，肝气郁结；肝脾肾三脏失调，以致气血津液运行不畅，停滞于经脉，而见诸多肌瘤、囊肿、结节、增生、息肉等，病位在肝经，病性属虚实夹杂。

2. 桂枝茯苓丸为治疗子宫肌瘤的经典方剂，许老在临床中常使用原方化裁，或合并使用消瘰丸、抵当汤等，增强化瘀消癥之功效。本例患者初诊处方在桂枝茯苓丸基础上，加用莪术行气破血、消积散结，威灵仙祛湿通络，且威灵仙与桂枝同用，为许老缓解盆腔炎症粘连的经验药对。另外，本例患者短时间内肌瘤增长稍快，伴有体重下降、脉细等气血不足表现，许老加用红芪、鹿角片等大补气血之品，增强机体抗病能力，防止肌瘤囊肿恶性变，体现了治疗癥瘕不宜一味攻逐的辨治思路。患者复诊后症情趋于稳定，予初诊方化裁善后。

验案5：吕某，女性，38岁。

2021-02-05初诊：发现多发性子宫肌瘤4年，现有生育需求。患者2017年体检发现多发性子宫肌瘤，较大者肌壁间靠近浆膜下5.6cm×4.0cm×3.5cm，近几年复查肌瘤均稳定。G_0，既往月经规则，6/36天，LMP 2021-01-25。量少色暗，有血块，痛经。平素容易眼干，大便秘结，睡眠欠佳。舌红，苔薄白，脉细。

【诊断】中医诊断：癥瘕，肾虚血瘀证。

西医诊断：子宫肌瘤。

【治法】补肾活血，调经助孕。

【方药】调冲方加味。柴胡10g，当归10g，白芍10g，山萸肉10g，紫河车10g，鹿茸片3g，菟丝子50g，川断30g，香附10g，益母草10g。共14剂，水煎服，每日2次。嘱患者查夫精，以及性激素、AMH水平。

2021-03-05二诊：LMP 2021-03-01，月经未净，量中色红，有血块。2021-03-02查FSH 7.76U/L，LH 3.2U/L，AMH 1.02ng/ml，夫精正常。服上

方仍有便秘、眼睛干。上方加芦荟1g。共7剂。

嘱患者服药期间正常备孕，怀孕后改用保胎药善后。

【体会】

1. 本例患者是多发性子宫肌瘤，就诊需求有二：一为消除子宫肌瘤，二为备孕求子。来诊时由于担心子宫肌瘤影响受孕，一再犹豫是否行手术剔除。许老结合患者近几年盆腔超声下监测子宫肌瘤的结果断定，患者身体状况良好，无其他基础疾病，肌瘤情况稳定，暂未出现贫血、压迫、疼痛等明显的手术指征；另外，肌瘤位置离宫腔线较远，应不影响内膜着床环境，且患者卵巢储备功能尚可，具备一定的受孕条件。考虑患者目前已38岁高龄，遂嘱其抓紧时间积极备孕。

2. 本例患者虽以子宫肌瘤就诊，然而许老详细问诊后发现其诉求主要在备孕求子。经中西医综合评估患者肌瘤情况和受孕条件后，果断以调冲方补肾调经助孕。虽然补肾类中药在是否促进子宫肌瘤生长或变性方面存在争议，特别是紫河车、鹿茸片等血肉有情之品，但由于缺乏足够的循证医学证据，许老认为当下应抓住患者就诊的主要诉求，因人制宜。

二、子宫腺肌病

(一)临床心悟

1. 肾虚血瘀为根本病机　子宫腺肌病是目前妇科的常见病、疑难病。许老针对该病的主要临床表现，即进行性加重的痛经，月经血色暗、量多、血块多，以及多数患者舌质有瘀点、瘀斑等，认为此病当属中医"血瘀"为患。关于"血瘀"是如何形成和发展的，许老则参合近年来西医有关子宫腺肌病属于免疫性疾病、具有家族聚集特性等特点，认为本病与中医的先天之本、生殖之本——肾气有密切联系。子宫腺肌病的中医病因病机应当理解为：女性由于先后天原因（如先天肾气不足，或者后天人工流产、药物流产、异位妊娠、刮宫、性生活不节等直接损伤），导致生殖之本——肾气不足，肾虚日久则可出现类似子宫腺肌病卵巢功能失调的表现，如月经不调、不孕等。由于肾气不足，冲任督带以及胞脉气血运行不畅，则易助体内瘀血形成，虚与瘀反复纠缠，从而出现进行性加重的盆腔疼痛和痛经，以及"癥瘕"形成，并伴有月经色暗、夹血块等瘀血表现；腰骶酸痛，同房疼痛，月经量多，乏力等肾虚症状亦可兼见。

2. 子宫腺肌病的治疗：活血不忘扶正，祛瘀不伤好血，因人因病治宜　血瘀为子宫腺肌病患者的共同见证，许老认为，概用活血化瘀法远远不够，并且违背中医的辨证论治思想。因子宫腺肌病在中医分属"痛经""月经不调""癥瘕""不孕"等不同疾病。本病虽以血瘀为患，但仍宜根据患者的年龄、体质、月经、症状及异位病灶的情况，因人而异，选方用药，特别要时刻注意避免一味攻伐，损伤正气。对于体质好，月经规律，以痛经为主的年轻患者，许老以活血化瘀止痛为主，处方为抵当汤加莪术、三七等。但在大队活血化瘀药物中必加补气扶正之品，以减轻久用攻伐而耗伤气血的作用。他认为气愈虚则血愈滞，一味攻伐反而欲速不达。临床上，他常选用生黄芪加入上方以补气行滞，并能提高患者自身抗病能力。对于月经提前、量多、形体消瘦有癥瘕的年轻患者，许老一般以消瘰丸加味治疗，认为此方清热止血，软坚散结，可抑制子宫内膜生长，调整月经，减少出血，并可软化结节；若癥瘕患者体胖，属虚寒体质，许老则选用桂枝茯苓丸温通化瘀，再在方中加三棱、莪术增强活血化瘀作用。对于因慢性盆腔疼痛、不孕前来求诊的患者，许老常选用四逆散加活血化瘀药物治疗。若患者接近绝经年龄，则以知柏地黄丸与上几方合用，因知柏地黄丸能抑制卵巢功能，促进患者早日绝经。特别值得一提的是虫类药物的选用，因为子宫内膜异位症和子宫腺肌病属于顽固瘀血为患，化瘀宜选用张仲景抵当汤、下瘀血汤中的水蛭、土鳖虫、虻虫等，以消散顽固瘀血。

（二）验案选录

验案 1：张某，女，42 岁。

2019-09-03 初诊：痛经进行性加重 6 年。患者 13 岁初潮，月经规律，无明显痛经。近 6 年来无明显诱因出现经行腹痛，并且逐渐加重，需服用止痛药物治疗。2015 年到某医院就诊，盆腔超声检查后诊断为子宫腺肌病。患者近 3 年月经量明显增多，经期延长，5～15/30 天，有大血块，痛经

（+++），需用盐酸曲马多镇痛。平时下腹隐痛时作时止，白带正常，腰部时有酸痛，常感疲乏无力，饮食正常，大便干。舌质紫暗，苔薄白，脉弦。

【诊断】中医诊断：痛经、癥瘕，气滞血瘀证。

　　　　西医诊断：子宫腺肌病。

【治法】理气活血，化瘀止痛。

【方药】桂枝 15g，桃仁 10g，䗪虫 10g，水蛭 10g，虻虫 10g，当归 20g，刘寄奴 15g，鬼箭羽 10g。水煎服，每日 1 剂，共 7 剂，每日 2 次。

2019-09-10 二诊：服药后下腹痛明显减轻。患者腹痛渐平，癥瘕成为主要矛盾，上方加强软坚散结之力。处方：桂枝 10g，茯苓 10g，丹参 30g，水蛭 10g，莪术 10g，䗪虫 10g，生黄芪 30g，桃仁 10g，生牡蛎 30g，三七粉 3g（分冲），昆布 10g。

经治 3 月余，患者腹痛渐平，仅轻度腹痛，能忍受，无须服用止痛药。

【体会】

1. 患者平时性情急躁，肝气郁滞，胞脉气滞则血瘀，胞脉不通则腹痛。胞宫蓄血留瘀日久则成癥瘕。舌脉亦为气滞血瘀之象。纵观脉症，病位在冲任胞宫胞脉，病性属实，证属气滞血瘀。治宜理气活血，化瘀止痛。方拟抵当汤加味。

2. 患者经行腹痛，渐进加重，西医诊断为子宫腺肌病。一诊时，许老辨证为气滞血瘀，治疗用抵当汤加味，以活血止痛为主。二诊时，患者腹痛症状改善明显，故以治疗癥瘕为主，减少前方活血化瘀镇痛药物，加强软坚散结力量。本案体现了中医治病求本，因病情变化而处方选药的原则。

验案 2：杨某，女，38 岁。

2019-03-15 初诊：左下腹隐痛间断发作 3 年。患者月经 17 岁初潮，5/30 天，量中，无痛经。2010 年顺产 1 次，2012—2015 年分别人工流产 3 次，之后出现经量增多，量较前增加 2 倍，且经期延长，常常 10～11 天淋漓不尽，并伴有经后左下腹痛较甚，需服止痛药。LMP 2019-02-28。2018 年 12 月盆腔超声示子宫肌层回声不均，子宫腺肌病。现左下腹痛明显，饮食正常，大便不畅。妇科检查示子宫增大，质地较硬，活动较差。舌质暗，脉细。

【诊断】中医诊断：癥瘕，肾虚血瘀证。

西医诊断：子宫腺肌病。

【治法】补肾活血，化瘀止痛。

【方药】水蛭 10g，首乌 10g，生黄芪 30g，三七粉 3g（分冲），泽兰 10g，急性子 6g，黄柏 10g，玄参 10g，大贝母 10g，生牡蛎 30g。共 7 剂，水煎服，每日 2 次。

2019-03-22 二诊：服药 7 剂，下腹痛明显减轻。患者诉腰酸，下肢无力，大便两日未解，加熟军、丹参，既可增强活血作用，又可通便，一举两得。

本案以一诊方加减共治疗 4 个月，患者腹痛程度及疼痛时间较治疗前改善明显，月经量、色正常。

【体会】

1. 患者先天肾气不足，天癸不能按时满盈，故月经初潮时间晚。加之人工流产数次，更损肾气，肾气衰弱则血行阻于冲任胞脉，冲行不畅则血瘀，迫血妄行，故见经血量多、淋漓不尽，瘀久则成癥瘕。舌质暗、脉细亦为肾虚血瘀之象，故治以补肾活血、化瘀止痛。

2. 针对子宫腺肌病的主要病机——肾虚血瘀，许老一方面选用虫类药、利水活血药以活血止痛，另一方面选用妇科常用的补肾益气药物，经过 10 余年的不断实践，精简处方，创制出治疗子宫腺肌病的经典药方：水蛭 10g，三七粉 3g，急性子 10g，泽兰 10g，何首乌 20g，生黄芪 30g、黄柏 10g。其中，水蛭、三七粉、急性子活血破瘀止痛，泽兰活血利水；首乌、生黄芪补肾养阴血，不仅为肾气虚病机而设，又可避免长期服用破血化瘀药物损伤气血的弊病。黄柏苦寒、入下焦，现代药理机制表明具有抗炎功用，可改善子宫腺肌病的局部炎症变化。

3. 子宫腺肌病患者，若伴月经量多或经期延长，可在原方基础上，加用消瘰丸。许老认为，消瘰丸清热止血，软坚散结，可抑制子宫内膜生长，调整月经，减少出血，并软化结节；若月经正常，体健或体胖，虚寒体质，则可选加三棱、莪术、鳖甲、牡蛎等活血消癥、软坚散结之品。本案月经量多、经期延长，故以消瘰丸加味，效果很好。

三、盆腔炎

（一）临床心悟

1. 辨证时谨守病机，散瘀消结　盆腔炎以下腹痛为主要临床表现，专科体检时可发现子宫附件局部增厚、结节，甚至压痛，按照发病缓急可分为急性盆腔炎和慢性盆腔炎。急性盆腔炎当按照西医指南规范运用足疗程抗生素，以防止病情迁延进展为慢性盆腔炎。许老认为"瘀血阻滞冲任胞脉"为慢性盆腔炎的主要病机，患者素体正虚，调摄不当，感染邪毒，侵入血室，正虚邪恋，阻滞冲任胞脉，以致气血运行不利、瘀血停滞下焦，表现为"瘀""结"。治疗时应谨守"瘀血阻滞冲任胞脉"之病机，灵活运用化瘀、活血、理气、散结等治法，以求瘀散结消、腹痛渐平。

2. 立法时兼顾寒热虚实，谨防变症　虽然确立了慢性盆腔炎的中医病机和主要治则，但许老认为在临床应用时不应机械地套用化瘀散结类处方，而应遵循中医辨证施治的理论，根据患者病程之长短、体质之强弱、病证之虚实、邪气之寒热，把握临床主症、归纳主要证候，在化瘀散结基础上酌情加用理气、祛湿、益气、养血、清热等佐助之药，以期恢复"阴平阳秘"的生理状态。若患者以下腹胀痛为主症，妇科检查未扪及明显包块，则以理气活血为主，方用四逆散加味；若下腹疼痛程度加重，妇科检查扪及包块，则以活血消癥为主，方用桂枝茯苓丸加味；若下腹痛合并带下异常，则以祛湿活血为主，方用薏苡附子败酱散加味；若下腹隐痛伴有乏力等虚证表现，则以益气活血为主，方用黄芪建中汤加味。

3. 施治过程中，宜稳扎稳打、徐徐为功　慢性盆腔炎往往病程较长，严重影响患者的生活质量和情绪状态。许老在为这类患者诊治过程中，时常为她们疏解心结、增强信心，取得患者的积极配合，增强依从性。此外，许老还创立针对盆腔炎性疾病后遗症的多途径给药疗法，如中药热敷、灌肠、艾灸、离子导入、静脉滴注等，力图治疗效果的最大化。

4. 慢性盆腔炎不是"炎"，而是"瘀"与"结"　许老认为盆腔炎在急性期若治疗不及时或误治，往往使湿热之邪残留，与气血相搏结而成瘀证。

瘀积胞中,致使冲任气血失调。从临床症状及体征分析,许老认为慢性盆腔炎已由急性期的热毒壅盛和湿热蕴结证,转为瘀血阻滞证。因此,慢性盆腔炎已不是真正意义上的"炎"症,而属于"瘀"与"结"。瘀血的形成又以气滞与寒凝为主要原因。一方面,从女性生理上讲,无论月经、孕产、哺乳,均有损于血,以致气分偏盛;多数女性又易受到工作、生活及家庭等各方面压力的影响,情志郁结;慢性盆腔炎患者还可由于长期、反复的腰腹疼痛或由此导致的不孕等病证,加重心情抑郁。"气为血之帅",肝郁气滞,血运不畅,则致血瘀。所以,许老在治疗中非常重视理气药的运用。另一方面,无论是急性盆腔炎,还是慢性盆腔炎,多数医生见"炎"即用大量清热解毒之品,而不考虑患者的体质和病情的迁延、演变。过用寒凉之品,损伤阳气,阴寒内生,则使证候寒化。血为寒凝,则血行不畅,而致血瘀。痰湿内阻亦多由寒湿之邪,客于冲任,久聚成痰。因此,许老在用药上反对一味采用寒凉之品,要在准确辨证的基础上,大胆运用温经散寒中药。

5. 许润三治疗"盆腔炎性疾病后遗症"经验　盆腔炎性疾病后遗症是指盆腔炎性疾病未得到及时、正确的治疗,导致盆腔内生殖组织破坏、广泛粘连、增生及瘢痕形成。其临床表现主要是长期反复发作的下腹部或腰骶部疼痛,白带增多等,部分患者会因本病导致输卵管性不孕症。许老认为"盆腔炎性疾病后遗症"不是"炎",多数患者存在阳气不足、无力祛邪的情况,此时若一味清热解毒,则邪不去而真元更伤,反而助邪。临床上,许老常依据患者病程之长短久暂、体质之虚实强弱、所感病邪之寒热盛衰,运用温肾、散寒、理气、活血、祛湿等法,使患者恢复到"阴平阳秘"的生理状态。

6. 瘀血阻滞冲任为盆腔炎主要病机　许老认为,盆腔炎多为经期、产后或盆腔手术后调摄不当,气血失调,不慎感染湿热邪毒,热入血室,瘀阻冲任引起。可分为急性和慢性两种。急性盆腔炎,中医辨证为冲任瘀热证,治以清热解毒、理气活血通络为主,药用柴胡、枳实、赤芍、甘草、连翘、蒲公英、白花蛇舌草、牡丹皮、桃仁、红花、土茯苓等。如有包块,加三棱、莪术;痛甚加血竭;带下量多,加黄柏、萆薢。急性炎症的治疗确实需要考虑"炎"及"毒"的存在。而慢性盆腔炎则不然,其病因病机需要更加细微的认识和思考。当病邪经阴户侵袭并壅遏于胞宫、胞脉时，势必使胞脉之气血运行受阻，进而瘀滞不通，最终导致"瘀血"的产生。瘀血一方面是病理产物，另一方面也是慢性盆腔炎下腹疼痛诸症发生的重要发病机制。

（二）验案选录

验案1：容某，女，33岁。

2019-04-21初诊：下腹疼痛反复发作半年，加重1个月。患者于2018年9月行人工流产术后，开始出现少腹疼痛，开始时左侧腹痛明显，逐渐波及整个下腹及腰骶部，劳累及性交后加重。曾在外院妇科检查，诊为盆腔炎，服消炎药（具体不详）治疗，效果不明显。患者月经初潮14岁，4~5/30~60天，量中等，色暗红，有血块，无痛经。已婚，人工、药物流产各一次。妇科检查：双侧附件增厚，压痛（+）。现下腹及腰骶部疼痛，无发热，食欲、睡眠可，大小便正常。舌质暗红，苔白，沉细。

【诊断】中医诊断：妇人腹痛，气滞血瘀证。

西医诊断：盆腔炎。

【治法】温经活血，祛瘀止痛。

【方药】桂枝10g，茯苓15g，赤芍10g，丹皮10g，桃仁10g，三棱10g，莪术10g，益母草10g，制香附10g。共7剂，水煎服，每日2次。

二诊：患者服药后下腹疼痛有所改善，说明药证相符。二诊时患者因劳累后症状又再次出现，大便秘结，在原方基础上合用大柴胡汤行气止痛，清热通便。患者经治疗后，下腹疼痛缓解。

以上方加减治疗2个月，复查双侧附件有轻度增厚，压痛不明显。

【体会】

1. 患者人工终止妊娠两次，机体正气虚弱，邪毒乘虚而入，以致胞宫胞脉受损，冲任气血紊乱，气滞血瘀，瘀血内阻，不通则痛。予活血祛瘀、通络止痛之法，方用桂枝温经行瘀，桃仁化瘀散结，丹皮散瘀血、清瘀热，茯苓渗湿健脾，以助祛瘀，三棱、莪术、益母草等活血祛瘀，瘀祛络通则不痛。患者经一诊治疗后症状缓解，二诊时因劳累后症状又反复，且大便秘结，故此次加大柴胡汤行气止痛，清热通便。方中柴胡、赤芍、枳实行气活血,配大黄、黄芩泻热行气消瘀,毒瘀消散则不痛。

2. 桂枝茯苓丸出自《金匮要略·妇人妊娠病脉证并治》,由桂枝、茯苓、丹皮、桃仁、赤芍组成,具有温经通络、缓消癥瘕之功,为治疗瘀阻胞宫的常用方剂。许老认为本方考虑了营血的运行机制和影响因素,方中以辛甘而温的桂枝为君药,温通血脉,以行瘀滞,桃仁活血化瘀,助君药以化瘀消癥,丹皮、芍药味苦而微寒,既可活血散瘀,又能凉血以清退瘀久所化之热,芍药兼可缓急止痛;茯苓渗湿祛痰,以助消癥之功。诸药合用,活血化瘀与温经通脉、清郁热、补血、行水、利湿、化痰并用,为活血化瘀的经典组方。

验案2:李某,女,23岁。

2018-03-27初诊:下腹疼痛反复发作1年,加重4天。患者1年前因急性下腹疼痛于外院行腹腔镜下盆腔脓肿手术,术中发现盆腔严重粘连,术后下腹痛有所缓解,但仍时有反复。近4天月经来潮,受寒后,量可,下腹疼痛发作。查体:面色淡白,弓背抱腹,步履缓慢,左下腹压痛(+),无反跳痛及肌紧张。妇科检查:左附件区可触及一大小约6.0cm×4.0cm包块,质韧,压痛(+),右附件增厚,轻压痛(+)。盆腔超声:左附件区见囊性包块,大小为5.6cm×4.6cm。现下腹疼痛明显,伴下坠感,少食即腹胀,喜温,食欲差,睡眠差,多梦,大便溏,每日3～4次,排便时腹痛。舌淡胖,边有瘀点,苔白腻,脉细。

【诊断】中医诊断:①癥瘕;②妇人腹痛。阳虚兼湿瘀证。

西医诊断:①盆腔炎性包块;②盆腔脓肿术后。

【治法】温肾助阳,祛湿化瘀散结。

【方药】熟地黄20g,鹿角霜10g,肉桂6g,麻黄10g,干姜6g,白芥子10g,生甘草10g,细辛3g,皂角刺10g,莪术20g,蒲公英20g,生黄芪30g,黄酒1两。共7剂,水煎服,每日2次。

2018-04-03二诊:患者诉下腹痛减轻,饮食、睡眠改善,大便次数仍多,觉咽干,口唇起疱疹。上方加白术30g、泽泻10g。再服7剂后复诊,患者步入门诊,气色有红润之象,走路轻便,下腹痛明显好转,软便,每日1～3次,排便痛亦明显缓解。

嘱继服 1 个月，症状基本稳定，仅走路较久或月经来潮前稍觉下腹痛，复查盆腔超声，盆腔包块 4.6cm×3.3cm，较前有所缩小。后改方为桂枝茯苓丸加减善后，1 年后复诊，盆腔超声提示盆腔包块 2.3cm×2.5cm。

【体会】

1. 患者曾于 1 年前因急性盆腔炎行腹腔镜下盆腔脓肿手术，术中发现盆腔粘连严重，表明病程已久；久病伤肾，致肾阳虚衰。此次患者正值经期，冲任虚衰，寒邪入侵，导致兼夹湿瘀，互结于冲任胞脉，不通则痛。患者舌淡胖、边有瘀点、苔白腻、脉细亦为肾阳虚兼湿瘀阻滞之象。

2. 对于盆腔脓肿的治疗，多数医家以清热解毒排脓为主，选用大柴胡汤、仙方活命饮、大黄牡丹汤等，以凉药偏多。但该患者临床表现为下腹坠痛，少食即胀，喜温，便溏，面色淡白等，结合舌脉，辨证应属阳虚血滞。许老独辟蹊径，采用阳和汤这一治疗阴疽名方，温通活血养血，健脾利湿，调养冲任督带奇经，在大队温补药物的基础上，仅用蒲公英一味清解之药加入方中，却能在短时间内取得独特疗效。

3. 阳和汤最早见于清代王维德《外科证治全生集》，原治"鹤膝风，贴骨疽及一切阴疽"，由熟地、鹿角胶、肉桂、麻黄、干姜、白芥子、甘草组成。许老认为阳和汤可温补营血不足，解散阴凝寒痰，不仅可用于治疗阴疽等外科疾病，只要抓住其"阳虚寒凝"的病机，随证加减，也可用于其他疾病。许老善于从肾论治妇科疾病。女子若因各种原因导致肾阳不足，痰湿之邪内生，或外感寒湿，致寒湿痰瘀相因为患，阻滞冲任督带经络，造成胞宫血脉不通，症见各种妇科疼痛（下腹疼痛、腰骶疼痛、痛经等），可以阳和汤为基础，加减化裁治疗。同时，许老认为阳和汤中麻黄起到宣通腠理、畅达阳气作用，使得全方温补而不黏滞，其与君药熟地相配伍可使有形寒邪消散于无形，又无耗伤正气之弊端，因此用量可适当增大。

验案 3：秦某，女，28 岁。

2018-07-20 初诊：少腹疼痛 4 天。患者于 2018 年 3 月上环后出现少腹疼痛，同房后出血，4 月住院治疗 1 周，抗感染治疗后好转出院。月经初潮 14 岁，6/28 天，量、色正常，经期腹痛。LMP：2018-07-05。妇科检查：

阴道分泌物多,色黄,清洁度Ⅱ度,右附件增厚,压痛。现少腹疼痛仍间断发作,白带色黄,质稠,食纳、二便正常。舌质暗红,苔白,脉细弱。

【诊断】 中医诊断:妇人腹痛,湿瘀互结证。

西医诊断:盆腔炎。

【治法】 活血化瘀,解毒利湿。

【方药】 生苡仁20g,附子10g(先煎),败酱草20g,当归10g,连翘20g,三七粉3g(分冲),莪术10g。共7剂,水煎服,每日2次。

2018-07-27 二诊:服中药7剂,腹痛明显减轻,效不更方。因大便干,加枳实行气导便,配合赤芍行气活血,加强主方力量。共7剂,水煎服,每日2次。

2018-08-04 三诊:服中药7剂后自觉乏力,困倦,腰酸,诊脉沉细。虚证显现,在清热解毒利湿基础上加黄芪扶正祛邪。处方:生黄芪60g,三七粉3g(分冲),白花蛇舌草50g,地肤子30g,陈皮10g。

以上法治疗1月余,腹痛症状基本消失。妇科检查:右附件增厚、压痛均明显减轻。

【体会】

1. 该病例因宫腔操作不慎,感染湿热之邪,侵及胞宫、胞脉,与气血互结,不通则痛;湿热下注,故白带色黄,质稠。治宜活血化瘀,解毒利湿。方拟薏苡附子败酱散加味。

2. 中医辨证治疗慢性盆腔炎有很大优势,关键是要辨证,不能拘泥一方、一法。本案一诊时,患者少腹疼痛,拒按,白带色黄,质稠,为湿瘀互结证,许老选用薏苡附子败酱散加味清热解毒,利湿止带。虽有附子性温热,但与败酱草配伍,则无明显寒热之偏,且附子温经通络,可促进血液循环,使炎症吸收消散。三诊时,患者出现乏力、困倦、腰酸,虚证显现,则在清热解毒利湿基础上加黄芪扶正祛邪,虽黄芪60g性温,但有白花蛇舌草50g性寒相抵消,补药无助热之弊,清热解毒利湿无损伤脾阳之害,相得益彰。使用附片治疗妇科疾病也是许老临床诊治的特色之一。

验案4: 张某,女,33岁。

2018-04-27 初诊：腰腹疼痛反复发作 1 年。1 年来，患者无明显诱因出现下腹痛，腹胀，连及腰骶痛，时发时止，遇经期及劳累后加重，间断服中药治疗，腹痛时轻时重。现下腹痛加重，腰酸痛，下坠感，无发热、尿频、恶心等不适，饮食睡眠可，二便正常。月经较规律，5～7/30 天，量较多，色鲜红，偶有血块，痛经（±），LMP 2018-04-14。药物流产 3 次。妇科检查：子宫活动欠佳，右侧增厚有压痛，左侧轻度压痛。舌质暗红，苔白，脉细弦。

【诊断】中医诊断：妇人腹痛，气滞血瘀证。

西医诊断：盆腔炎。

【治法】理气活血，化瘀止痛。

【方药】柴胡 10g，枳实 15g，赤芍 15g，甘草 10g，穿山甲 10g，丹参 30g，蒲公英 20g，莪术 20g，三七粉 3g（分冲），生黄芪 30g，白花蛇舌草 20g，鹿角霜 10g。共 7 剂，水煎服，每日 2 次。

2018-05-07 二诊：患者服药后下腹疼痛有所好转，说明药证相符，法当理气活血、祛瘀止痛。患者大便稀，中药在原方基础上去莪术，加入生薏仁 20g 以健脾利湿。

患者经治疗后，腰腹疼痛缓解。妇科检查仅见右侧附件有轻度增厚、无压痛，左侧未及异常。

【体会】

患者历经 3 次药物流产，以致胞宫胞脉受损，冲任气血紊乱。予行气活血、祛瘀通络止痛为法，方用柴胡、赤芍、枳实行气活血，穿山甲、丹参等活血祛瘀，佐以蒲公英、白花蛇舌草清热解毒，瘀祛络通，瘀热得解则不痛。患者经一诊治疗后症状有所好转，二诊时大便稀，则加用健脾利湿之生薏仁。

验案 5：曲某，女，36 岁。

2018-06-28 初诊：下腹痛反复发作 2 年，加重 3 个月。患者于 2016 年 6 月药物流产后，阴道出血半月余，之后出现白带量多，色黄，有异味，伴下腹疼痛。在外院诊为盆腔炎，给予中西药治疗（具体不详）后好转。近 2 年来，患者下腹痛反复发作，每逢劳累、情绪激动时加重，月经期明显加重，白带检查支原体（+）。曾用金刚藤、妇科千金片等中成药，青霉素、先锋霉素、罗红霉素等抗生素治疗,用药期间症状稍有缓解,但停药后复发。现症见下腹时隐痛不适,月经来潮时腹痛加重,伴腰骶困痛。白带量较多,色白,无阴痒,时有手足心发热,饮食、睡眠不佳,大便溏,每日2～3次。妇科检查:子宫活动差,骶韧带增厚,触痛明显。双侧附件增厚、压痛(+)。舌质暗,苔白,脉细。

【诊断】中医诊断:妇人腹痛,寒湿血瘀证。

西医诊断:盆腔炎。

【治法】理气活血,化瘀止痛。

【方药】桂枝10g,桃仁10g,赤芍10g,丹皮10g,三棱10g,莪术10g,生黄芪30g,三七粉3g(分冲)。共7剂,水煎服,每日2次。

二诊:患者经活血祛瘀、理气止痛治疗后,下腹疼痛较前减轻,继用原法治疗。患者出现身困乏力等脾虚之象,于原方基础上加厚朴、砂仁、半夏等理气健脾和胃之药。

患者经治疗2个月,下腹疼痛明显减轻,妇科检查示双侧附件已无增厚及压痛。

【体会】

患者因流产后胞宫冲任气血受损,导致湿邪与热毒内侵,与冲任气血相搏,蕴于胞宫,缠绵难愈,病情反复发作。病久余毒未清,滞留于冲任胞宫,气血运行不畅,不通则痛。白带量较多、色白,大便溏属于体内有寒湿之象。综观舌脉,病位在冲任胞宫,病性偏实,证属寒湿血瘀。治疗应理气活血,化瘀止痛,方拟桂枝茯苓丸加减。方中桂枝温通血脉,助阳以行湿浊;赤芍、丹皮、桃仁活血祛瘀;茯苓利水渗湿;三棱、莪术破瘀消癥。一诊后患者下腹疼痛缓解,但觉食纳差,便稀,辨属久病伤及脾胃,故加用厚朴、半夏、砂仁健脾和胃。

验案6:梁某,女,36岁。

2019-02-15初诊:下腹痛2周。患者于2019-01-17行人工流产术,手术顺利,术后出血不多。术后第5天突然出血增多,2天后减少,15天出血止。术后曾口服氧氟沙星预防感染5天。但在术后6天开始有下腹部疼痛,2月2日因疼痛加重于门诊诊为盆腔炎,用左氧氟沙星和甲硝唑静脉滴注 5 天,疼痛有所缓解。现下腹胀痛,伴腰骶疼痛。白带多,色黄,食纳正常,大便调,每日 1 次。妇科检查:子宫压痛,双侧附件增厚,压痛(+)。舌质暗,苔白,脉细。

【诊断】中医诊断:妇人腹痛,瘀热互结证。

西医诊断:盆腔炎。

【治法】清热活血,化瘀止痛。

【方药】柴胡 10g,枳实 10g,赤芍 20g,生甘草 10g,丹参 30g,甲珠 10g,蒲公英 20g,莪术 10g,白花蛇舌草 30g,生薏米 20g。共 14 剂,水煎服,每日 2 次。

2019-03-01 二诊:患者治疗 2 周后,下腹隐痛症状较前稍有好转,但仍时有下腹不适,伴腰酸痛。舌质红,苔薄黄,脉弦。处方:柴胡 10g,枳实 15g,赤芍 20g,生甘草 10g,丹参 30g,甲珠 10g,蒲公英 20g,白花蛇舌草 30g,生黄芪 20g,厚朴 5g,莪术 15g。

经上方治疗 2 个月后,患者下腹疼痛缓解,妇科检查示双侧附件未及异常。

【体会】

本例患者行人工流产后,机体正气虚弱,胞宫正开,湿热之邪乘虚入侵,加之手术损伤胞宫、胞脉,导致瘀阻胞络。湿热之邪与瘀血搏结,不通则痛。许老以四逆散加祛湿热之药,即柴胡、枳实配用清热之蒲公英、白花蛇舌草,及活血祛瘀之丹参、赤芍;患者白带多、色黄,苔黄腻,加用生薏米以祛湿热。经治疗后,湿热解、瘀血散,胞络通畅,通则不痛,故患者病情缓解。

验案 7:杨某,女,47 岁。

2020-09-25 初诊:下腹隐痛 10 月余。10 个月来出现晨起下腹疼痛,呈隐痛,劳累及久站后加重,伴有怕冷、食欲减退、大便不成形。近几年体检查 HPV-52 持续阳性,液基薄层细胞学检查(TCT)阴性,妇科检查示子宫区增厚、有压痛。G_4P_1,人工流产 3 次,顺产 1 次,末次怀孕 2014 年。月经尚规则,5~6/28~35 天,LMP 2020-09-05。量少色暗,有血块,痛经。舌暗红,苔薄白,脉弦。

【诊断】中医诊断：妇人腹痛，寒湿瘀滞证。

西医诊断：盆腔炎。

【治法】温阳利湿、化瘀止痛。

【方药】薏苡附子败酱散加味。生薏仁 30g，黑顺片 10g（先煎），败酱草 30g，丹参 30g，三七粉 3g（冲服），乌药 10g，砂仁 5g（后下）。共 14 剂，水煎服，每日 2 次。

2020-10-23 二诊：服上方腹痛缓解，但遇冷加重。舌红，苔薄白，脉细。上方加炒白术 30g。共 14 剂。

2020-11-27 三诊：近期腹痛加重，呈窜痛，大便溏薄。舌暗红，苔薄白，脉弦。桂枝 30g，茯苓 30g，桃仁 10g，丹参 30g，赤芍 20g，夏枯草 15g，黄芩 15g，海藻 10g，黄芪 30g，炒鸡内金 30g，紫草 10g，白英 30g。共 14 剂。

2021-03-19 四诊：腹痛好转，晨起仍有腹部微痛。脉弦。黄芪 60g，白英 50g，莪术 30g，当归 10g，三七粉 3g（冲服），贯众 20g，土茯苓 15g，陈皮 10g。共 30 剂。

2021-05-14 五诊：腹痛好转，现梦多、大便不成形。舌淡，苔薄黄，脉弦细。上方加乌药 20g。共 14 剂。

【体会】

1. 该患者具备典型的盆腔炎症状，且病程较长，合并 HPV 感染、不良孕产史。患者平素生活调摄不当，伤及冲任督带，诸邪留滞胞宫，加之年近七七，肾阳不足，气血津液运行不畅，痰瘀湿阻凝结下焦，故见下腹隐痛等症。许老先后运用薏苡附子败酱散、桂枝茯苓丸等方利湿、祛痰、化瘀、止痛，使痰瘀湿得化、胞宫胞脉畅利，则腹痛减轻。

2. 薏苡附子败酱散为仲景治疗肠痈的代表方剂，临床广泛用于阑尾炎、盆腔炎、痛经等属寒湿凝滞型少腹痛。其中，薏苡仁利湿消肿，附子温阳散结，败酱草排脓破瘀。初诊、二诊时许老均以薏苡附子败酱散加味，同时考虑患者存在怕冷、腹痛遇冷加重等症状，加用乌药暖肝温肾，助附子温通血脉之功。三诊时患者诉腹痛加重，呈窜痛，证属气滞血瘀，许老遂改用"当下其癥"的代表方——桂枝茯苓丸，以蠲除下焦瘀血痰浊。其中，桂枝辛温通脉、化瘀行血，茯苓淡渗利湿、化痰行水，丹参、赤芍、桃仁活血化瘀止痛。另加用夏枯草、海藻、鸡内金软坚散结，黄芩、紫草、白英清热解毒，增强化瘀止痛之功。至四诊时，患者腹痛好转，知祛瘀解毒之品已将下焦痰瘀湿阻祛除大半，为避免一味攻邪伤及正气，许老在四诊时选用黄芪、当归等益气补血之品，配合白英、莪术、三七粉化瘀止痛，贯众、土茯苓清热解毒，陈皮燥湿化痰，扶正与祛邪兼顾，稳步求进以调理善后。

验案 8：李某，女，35 岁。

2020-10-09 初诊：右下腹痛 2 月余。2020-08-08 因发热伴右下腹痛 3 天于外院就诊，诊断为急性盆腔炎，予静脉滴注头孢联合甲硝唑 14 天、口服克林霉素 7 天治疗后病情好转，后间断服用丹黄祛瘀胶囊，现仍有右下腹及右臀部酸痛。G_3P_2，平素月经尚规则，6/30 天，LMP 2020-09-12。量多色红，有血块，痛经。刻下：右下腹及右侧腰臀部胀痛、酸痛，久站后明显，饮食二便可，睡眠欠佳。舌暗红，苔薄白，脉弦。

【诊断】中医诊断：妇人腹痛，气滞血瘀证。

西医诊断：盆腔炎。

【治法】理气化瘀、通络止痛。

【方药】四逆散加味。柴胡 10g，枳实 12g，赤芍 12g，甘草 10g，丹参 30g，三七粉 3g（冲服），清半夏 10g，黄芩 10g，蒲公英 20g，莪术 30g。共 14 剂，水煎服，每日 2 次。

2020-10-23 二诊：服上方腹痛缓解，仍有腰酸。脉弦。上方加桑寄生 50g。共 14 剂。

2020-11-06 三诊：LMP 2020-10-12。劳累后腰痛加重。脉细。红芪 50g，赤芍 12g，川芎 12g，三七粉 3g（冲服），莪术 30g，丹参 30g，鱼腥草 30g。共 14 剂。

2020-11-20 四诊：LMP 2020-11-09。经行 5 天，偶有腰酸、右下腹刺痛。脉细。上方加桑寄生 50g。共 14 剂。

【体会】

1. 本例患者以发热、下腹痛等急性盆腔炎的典型症状发病，经规范抗生素治疗后,仍有症情未解的表现,为防止其进展为慢性盆腔炎,求治于中医药治疗。患者素体正虚,调摄不当,感染邪毒,正虚邪恋,阻滞冲任胞脉,以致气血运行不利,瘀血停滞下焦。患者腹痛以胀痛、酸痛为主,脉象弦实,妇科检查未及明显腹部包块,许老施治时以理气活血止痛为主要原则,配合清热散结等祛邪之品,以及补肾强腰等扶正之伍,病证相扣,腹痛得安。

2. 结合"瘀血阻滞冲任胞脉"的病机特点,许老在初诊时以四逆散理气活血、通络止痛,辅以丹参、三七粉、莪术化瘀活血,清半夏、黄芩、蒲公英清热散结。至下腹痛有所缓解后,继续遵循理气活血、通络止痛原则,将治疗重心放在活血通络上,使用赤芍、川芎、莪术、丹参、三七粉等大批活血化瘀之品,同时以红芪增强益气养血之力,助瘀血化行,桑寄生补肝肾、强筋骨、通经络。

验案9: 陈某,女,63岁。

2021-04-23 初诊:小腹疼痛伴腰痛 10 余年,加重 2 个月。患者 10 余年前劳累后出现小腹隐痛,伴有腰骶部酸痛,外院诊断为慢性盆腔炎,予化瘀止痛之中成药口服,病情时有反复,近 2 个月腹痛较前加重,定期查TCT、HPV 未见异常。2021 年 3 月曾有一过性阴道出血,量少色红,查血常规、肿瘤标记物、盆腔超声均未见异常,出血 10 天后自行停止。G_3P_2,52 岁绝经,2020 年 4 月行阑尾切除术。刻下:小腹隐痛明显,伴腰骶部酸痛时作,大便溏薄。舌暗红,苔薄白,脉弦。

【诊断】中医诊断:妇人腹痛,气滞血瘀证。

西医诊断:盆腔炎。

【治法】化瘀散结、通络止痛。

【方药】自拟方。黄芪 60g,白英 50g,当归 10g,三七粉 3g(冲服),大枣 30g。共 30 剂,水煎服,每日 2 次。

2021-05-28 二诊:2021-04-29 患者再次出现阴道少量出血,12 天后自行停止。2021-05-14 出现黄绿色白带,量中质稀,伴有腹痛腰痛,口干、鼻干。舌红,苔黄腻,脉弦。证属肝经湿热证,予龙胆泻肝汤加味:龙胆草 6g,生栀子 5g,黄芩 10g,柴胡 10g,生地 20g,车前子 10g,泽泻 10g,当归

10g，甘草10g，黄柏10g。共14剂。

2021-06-25三诊：服上方白带正常，但有腹泻、阴道干涩、瘙痒，小腹胀痛，口干、眼干，睡眠欠佳。舌红，有裂纹，苔白腻，脉弦。证属肝肾亏虚、阴阳失调证，予二仙汤加味：仙茅10g，淫羊藿30g，黄柏10g，知母10g，巴戟天10g，当归10g，刺五加20g，茯神20g，苦参30g，蛇床子15g。共14剂。

【体会】

1. 患者下腹隐痛病程日久、症情反复，表示慢性盆腔炎之瘀和结象已成，阻碍冲任胞宫气血运行，不通则痛；且瘀滞日久，更加耗伤气血，导致病情缠绵难愈。许老在处方施治过程中，紧扣"瘀血阻滞冲任胞脉"病机，兼顾患者病程日久、劳累后加重等虚证表现，初诊方着眼于腹痛明显之主诉，于三七粉、白英化瘀散结的同时，不忘予黄芪、当归、大枣等顾护气血，使气血畅行充足而腹痛渐除。其中，白英具有解毒抗癌的功效，许老常用于有恶变倾向的妇科慢性疾患或疑似证候。

2. 慢性盆腔炎病程缠绵，发病过程中往往合并或变生其他疾患。患者二诊时诉再次出现绝经后阴道出血、血净后有黄绿色白带，参合四诊，考虑患者属肝经湿热蕴结，下注带脉。待龙胆泻肝汤力排肝经湿热后，患者又表现出阴道干涩、睡眠欠佳等更年期症状，予二仙汤调补肝肾、调和阴阳，刺五加、茯神养心安神，同时予苦参、蛇床子清利下焦湿热。

验案10：陈某，女，38岁。

2019-07-16初诊：下腹胀痛1年余。1年前无明显诱因出现下腹痛，左侧明显，活动后加重，外院诊断为"盆腔炎"，予妇乐片治疗，效果不佳，遂至许老门诊处就诊。刻下：下腹胀痛，劳累或情绪波动后加重；白带量多、色黄、无异味；平素情绪波动明显、易焦虑，纳可，多梦，二便调，舌淡、苔薄白，脉弦细。既往史：否认高血压、糖尿病等家族遗传病史；否认手术史；否认药物过敏史。婚育史：13岁月经初潮，7/30天，经量中、色红、少许血块，LMP 2019-06-24，伴有经前乳房胀痛。G_2P_1，人工流产1次、顺产1子，现无妊娠计划。辅助检查：2019-07-16盆腔超声示子宫、附件均无异常。妇科检查：外阴、阴道无异常，子宫未触及增厚和压痛，左侧附件有增厚，无压痛。清洁度Ⅱ度，未见滴虫、念珠菌。

【诊断】中医诊断：妇人腹痛，气滞血瘀证。

　　　　西医诊断：盆腔炎性疾病后遗症。

【治法】理气活血、化瘀通络。

【方药】四逆散加味。具体方药组成：柴胡 10g，枳实 10g，赤芍 10g，生甘草 10g，丹参 30g，三七粉 3g（冲服），三棱 10g，莪术 30g，生黄芪 30g。共 14 剂，早晚温服。

2019-07-30 二诊：服药后下腹痛缓解，下腹两侧出现牵扯样痛，有坠胀感，纳眠可、二便调，舌淡、苔薄白，脉细。许老认为患者下腹牵扯样不适提示盆腔有粘连，故加大通络力量，上方加西红花 3g、桂枝 30g、威灵仙 15g、路路通 10g。共 14 剂，早晚温服。

2019-08-14 三诊：服药后下腹部不适明显缓解。予二诊口服方继续服用 2 个月经周期。

【体会】

患者主因"下腹胀痛 1 年余"就诊，劳累或情绪波动后加重。此乃肝失疏泄、气血失调，从而导致气血运行受阻，蓄血留瘀，气滞血瘀于冲任，不通则痛。患者下腹胀痛、平素焦虑、脉弦细均为气滞血瘀之象，而瘀血日久亦会损伤气血。纵观脉症，病位在冲任胞脉，病性为实，中医辨证为气滞血瘀证，故治疗拟用理气活血、化瘀通络之四逆散加味。其中，三棱、莪术为破血之品，丹参、三七增加活血之效，佐以生黄芪扶正益气。腹痛缓解后，患者牵扯感明显，许老认为仍有盆腔粘连，故在原方基础上加临床常用通络对药桂枝、威灵仙，以活血通络。

验案 11：陈某，女，30 岁。

2018-10-17 初诊：腰骶酸痛 1 年，加重 2 个月。患者 1 年前行人工流产术，术后出现腰骶部酸痛，带下量多色黄、有异味，盆腔超声提示盆腔积液，范围 3.0cm×2.8cm，山西某中医院诊为"盆腔炎"，予康妇消炎栓、妇科千金胶囊治疗，症状稍缓解，但仍间断性下腹痛发作；2 个月前受寒腰骶痛加重，每日发作 5～6 次，得温痛减，伴有四肢冰凉，带下量多、质清稀。现为求进一步治疗，遂来许老门诊处就诊。刻下：腰骶部冷痛，拒按，纳眠可，小便调，大便偏干。舌暗苔薄，脉沉细。既往史：否认高血压、糖尿病等家族遗传病史；否认其他手术史；否认药物过敏史。婚育史：12 岁初潮，月经 7/28 天，经量少、色红，少量血块，伴有经前小腹痛，可耐受，无须服用止痛药物。LMP：2018-10-05。G_1P_0，人工流产 1 次，未避孕未怀孕 1 年半，配偶精液常规正常，现有生育要求。辅助检查：妇科检查：外阴、阴道无异常；宫颈光滑，无抬举痛；子宫前位，活动可，轻压痛；双侧附件触及增厚，均有压痛；清洁度Ⅱ度，未见滴虫、念珠菌，细菌性阴道病（-）。

【诊断】中医诊断：妇人腹痛，寒凝血瘀证。

西医诊断：盆腔炎性疾病后遗症。

【治法】温经散寒、化瘀止痛。

【方药】桂枝茯苓丸加味。具体方药：桂枝 10g，茯苓 20g，丹参 30g，桃仁 10g，赤芍 10g，生黄芪 30g，续断 30g，三七粉 4g，蒲公英 30g，三棱 15g，莪术 30g。共 14 剂，水煎服，早晚温服。

2018-11-05 二诊：口服中药两周。患者腰骶部痛有所缓解，劳累后加重，发作频次减少，白带不多，纳眠可、二便调，舌暗、脉沉细，LMP 2018-11-03。经量少、色红，少许血块，轻度痛经。许老认为患者白带量减少，提示湿邪已除，但腹痛仍持续，考虑其病程迁延，故加强活血之力，上方去蒲公英，加水蛭 10g。共 14 剂。

2018-11-21 三诊：患者下腹胀痛缓解明显，伴有腰骶部酸痛，白带不多，纳眠可、二便调。许老认为患者腹痛症状已缓解，仍有腰酸，故上方去破血耗气之水蛭、三棱，加桑寄生 15g、菟丝子 30g 以补肾填精。共 14 剂。

2019-01-10 四诊：患者治疗 6 周后，腹痛基本痊愈，现有生育要求。激素六项：E_2 163.11pmol/L，FSH 5.02U/L，LH 1.59U/L。患者既往月经提前，考虑现有生育要求，故中药方调整如下：柴胡 10g，当归 10g，川芎 10g，山萸肉 10g，紫河车 10g，丹参 30g，三七粉 3g，鸡血藤 30g，莪术 30g，益母草 20g。继服 14 剂，经量较前增多，月经周期 28 天。

后患者连续服用 2 个月，成功受孕。

【体会】

患者病起于人工流产后，冲任气血受损，运行无力，导致瘀血阻滞胞宫，不通则痛，故而出现下腹痛反复发作。又因感寒，寒邪入侵而加重病情，伴有四肢冰冷、带下清冷、量多等寒象，故采用温经散寒、化瘀止痛之桂枝茯苓丸，加三棱、莪术等破血药，佐以生黄芪益气，药证相应，腹痛渐平。腹痛缓解后，加用菟丝子、桑寄生等补肾填精之品。因患者有生育要求，故腹痛痊愈后许老改用补肾、调冲任之经验方"调冲方"，用药2个月后成功受孕。

验案 12： 邵某，女，28 岁。

2018-03-06 初诊：下腹痛 3 年。3 年前无明显诱因出现下腹部疼痛，连及腰骶部，外院盆腔超声提示"子宫腺肌病、巧克力囊肿可能"，予龙血竭片口服，效果欠佳，遂来许老门诊处就诊。刻下：下腹坠痛，连及腰骶部，腰酸，纳眠可、大便偏干，舌暗苔薄，脉沉细。既往史：否认高血压、糖尿病等家族遗传病史；否认手术史；否认药物过敏史。婚育史：12 岁初潮，6/28 天，经量偏少、色淡红、有血块，伴痛经明显，严重时口服止痛片。LMP：2019-02-25，今为月经周期第 10 天。G_0P_0，未婚，有性生活史。辅助检查：盆腔彩超：子宫大小 5cm×6cm×6cm，子宫肌层回声不均，可见点线状强回声；右卵巢可见一不均回声，大小 3.8cm×4.0cm，内有细密光点。

【诊断】 中医诊断：妇人腹痛，肾虚血瘀证。

　　　　　西医诊断：①子宫腺肌病；②右侧巧克力囊肿。

【治法】 化瘀止痛，佐以补肾益气。

【方药】 经验方"内异煎"。具体方药：水蛭 10g，三七粉 3g（冲服），急性子 10g，泽兰 10g，生黄芪 30g，黄柏 10g，莪术 30g。共 7 剂，早晚温服。

2019-03-18 二诊：下腹痛仍持续发作，劳累后加重。上方加入全蝎 10g、蜈蚣 5 条以散结镇痛，夏枯草 10g、生牡蛎 25g、贝母 10g 以软坚散结。共 14 剂，早晚温服。

2019-04-06 三诊：服药后腹痛明显缓解，但痛经仍明显，经期第 1～3 天严重，伴有恶心。许老认为患者平素腹痛已缓解，现为周期性经期腹痛，故治疗需分阶段用药，即非经期软坚散结、化瘀消癥，经前期及经期化瘀止痛。非经期处方：玄参 10g，贝母 10g，生牡蛎 25g，三棱 30g，莪术 15g，海藻 10g，昆布 10g，夏枯草 10g，鸡内金 10g。经前 1 周及经期处方：水蛭 10g，三七粉 3g（冲服），急性子 10g，泽兰 10g，生黄芪 30g，黄柏 10g，当归 10g。连续服用 3 个月经周期。

2019-08-22 四诊：患者腹痛及痛经明显缓解，现痛经可耐受。

【体会】

患者主因"下腹痛"就诊，根据舌脉、月经特点，中医辨证为肾虚血瘀证，治拟化瘀止痛，佐以补肾益气，方选"内异煎"，同时加入镇痛效果明显之全蝎、蜈蚣，软坚散结之夏枯草、生牡蛎、贝母。腹痛缓解后，采用分周期巩固治疗，许老认为针对病程较长、体质偏弱患者，若一味攻逐，则难以使结节吸收消散，反易耗伤气血，故非经期以软坚散结为主，以消瘰丸为主方软化结节；月经前期和经期以活血化瘀止痛为主。经治疗 3 个月经周期后，患者症状明显改善。

验案 13：吴某，女，32 岁。

2019-05-15 初诊：下腹坠痛半年，加重 15 天。患者 2018 年 11 月行人工流产术，术后出现右下腹痛，查盆腔彩超提示盆腔积液，最大深度 3.0cm，妇科检查有子宫压痛，诊断为盆腔炎，予左氧氟沙星静点 5 天、口服妇乐片 14 天，下腹痛缓解，仍反复发作。半月前下腹痛加重，性质为坠痛，伴有阴道分泌物多、色黄、有异味，自觉腹部有灼热感，纳食欠佳，眠可，大便偏黏、小便调，舌质偏暗、苔黄腻，脉细弱。既往史：否认高血压、糖尿病等家族遗传病史；否认其他手术史；否认药物过敏史。婚育史：13 岁月经初潮，7/35～40 天，经量中、色暗红、有血块，LMP 2019-05-03。G_1P_0，人工流产 1 次，现无妊娠计划。辅助检查：2019-05-12 盆腔超声：子宫、附件均无异常，盆腔积液最大深度 3.0cm。妇科检查：外阴、阴道无异常，宫颈光滑，右侧附件可触及增厚、轻压痛。清洁度Ⅱ度，未见滴虫、念珠菌，细菌（-）。

【诊断】中医诊断：妇人腹痛，湿瘀互结证。

西医诊断：盆腔炎性疾病后遗症。

【治法】祛湿活血，化瘀止痛。

【方药】薏苡附子败酱散加味。具体方药：生薏仁50g，黑顺片10g（先煎），败酱草30g，当归10g，丹参30g，三七粉3g（冲服），全蝎10g，蜈蚣5条。共7剂，早晚温服。

2019-06-05 二诊：下腹痛程度缓解，阴道分泌物偏多，色黄、有异味，晨起口干口苦，余未诉不适。许老观其面色晦暗，现腹痛，白带量无减少，考虑其湿热蕴结明显，故上方加龙胆草6g、黄芩10g、鱼腥草30g以清利湿热。共10剂，早晚温服。

2019-07-02 三诊：患者诉腹痛明显缓解，偶发作，阴道分泌物正常，纳眠可、二便调。许老认为湿热之邪已去，但下腹痛反复发作1年余，故宜巩固治疗。取当归芍药散养血调肝、健脾利湿。具体处方：当归10g，白芍15g，茯苓25g，炒白术25g，泽泻20g，川芎10g，益母草10g。共28剂，早晚温服。

2019-08-12 四诊：患者未诉特殊不适，继服2019-07-02方28剂。之后疼痛未复发。

【体会】

患者起病于人工流产术后，主因"下腹坠痛半年，加重15天"就诊，中医诊断为妇人腹痛。患者流产术后，血室正开，湿热之邪内侵，阻滞气血，导致湿热瘀血内结于冲任、胞宫，不通则痛。患者除下腹坠痛外，尚伴有白带色黄、量多，腹部灼热感，结合舌脉，中医辨证为湿热互结证，故先加强清热利湿之效，选用薏苡附子败酱散加味治疗，方中全蝎、蜈蚣化瘀止痛。一诊后，患者腹痛缓解，但仍有口干口苦、白带量多症状，许老考虑为肝胆湿热蕴结，故加龙胆草、黄芩、鱼腥草清利湿热。二诊后，腹痛明显缓解，考虑患者病情反复、病程较长，故以养血调肝、健脾利湿之当归芍药散巩固治疗。

验案14：杨某，女，40岁。

2019-04-26 初诊：下腹隐痛14天。患者经期同房，之后开始出现小腹部疼痛，正中明显，性质为隐痛，伴有发热，最高温度为39℃。外院静脉滴注抗生素治疗5天，腹痛缓解，自觉午后发热，心烦口苦，纳眠可，尿频，大便偏干。舌红苔黄，脉细数。妇科查体：宫颈有抬举痛，子宫有压痛，双侧附件未触及增厚和腰痛。盆腔超声提示盆腔积液3.5cm。血常规：正常范围内。月经婚育史: 14岁月经初潮, 5～8/32～35天, 经量中, 色红, 有少许血块, 无痛经。已婚, G_2P_2, 置宫内节育环。

【诊断】中医诊断: 妇人腹痛, 湿热蕴结证。

西医诊断: 急性盆腔炎。

【治法】内泻热结, 化瘀止痛。

【方药】大柴胡汤加减。具体方药为: 柴胡15g, 黄芩15g, 生大黄6g(后下), 清半夏15g, 生甘草10g, 白茅根50g, 三七粉3g(冲服), 生姜2g, 大枣20g。共30剂, 水煎服, 早晚温服。

2019-06-02 二诊: 患者服药后自觉下腹痛较前有所缓解, 改为小腹两侧明显, 午后发热症状消失, 怕冷明显, 阴道分泌物多、黄色黏稠, 余无不适。考虑患者现疼痛位置由正中改为两侧, 发热症状消失, 故方药调整为四逆散加味, 具体组成为: 柴胡10g, 枳实10g, 赤芍10g, 生甘草10g, 丹参30g, 三七粉3g(冲服), 炒白术30g, 蒲公英20g, 黑顺片10g(先煎)。共14剂, 水煎服, 早晚温服。

2019-06-17 三诊: 患者现下腹痛未发作, 怕冷较前明显缓解, 余无不适。舌暗苔薄白, 脉沉细。效不更方, 继续口服2019-06-02方14剂。

随后继续中药治疗2个月, 盆腔炎未复发。嘱患者平时注意保暖和个人卫生, 注意休息, 避免劳累。

【体会】

《金匮要略·腹满寒疝宿食病脉证治》云: "按之心下满痛者, 此为实也, 当下之, 宜大柴胡汤。"许老根据多年临床经验, 常选用具有和解少阳、内泻热结功效的大柴胡汤用于湿热蕴结型盆腔炎。大柴胡汤既可清泄少阳之热、疏理肝胆之气, 又可荡涤胃肠之实热, 可治疗腹满痛、腹胀痛、绕脐痛等。许老抓住本例患者"下腹痛、满、胀, 拒按, 大便干结, 午后发热"等主症, 选用大柴胡汤为主方以清利湿热。同时, 考虑患者有泌尿系统感染, 加用清热利尿之白茅根; 患者腹痛反复, 加用化瘀止痛之三七粉。患者热邪去除之后, 疼痛特点转为"小腹两侧痛", 两侧多为肝经循行之所, 故主方调整为疏肝理气之四逆散加味。久病必耗损气血, 阳气不足而不能温煦，出现怕冷症状，故加少量附子以补火助阳、散寒止痛。

验案 15：曹某，女，37 岁。

2019-07-08 初诊：下腹部刺痛 1 年，加重 2 个月。患者 1 年前人工流产术后开始出现下腹部疼痛，腹股沟处明显，曾口服妇科千金片和妇乐片治疗，效果欠佳。近 2 个月因劳累或受凉后疼痛程度有所加重，发作频次增加。刻下：腹股沟处刺痛，间断发作，伴有腰酸、气短、乏力，纳眠可，易便秘，平均 2～3 天 1 次。舌淡红，苔薄白，脉细弱。妇科检查：双侧附件增厚，有轻压痛。月经婚育史：13 岁初潮，6/27 天，量少，色淡红，LMP 2019-06-27。已婚，G_2P_1，人工流产 1 次。

【诊断】中医诊断：妇人腹痛，气虚血瘀证。

西医诊断：盆腔炎性疾病后遗症。

【治法】益气活血、化瘀止痛。

【方药】补阳还五汤加减。具体方药为：生黄芪 60g，赤芍 20g，当归尾 20g，川芎 20g，地龙 10g，桃仁 10g，西红花 3g（冲服），莪术 30g，生麻黄 10g。共 14 剂，水煎服，早晚温服。

2019-07-22 二诊：腹股沟刺痛较前有所缓解，白带量多，余无特殊不适。效不更方，于上方基础上加一味白芥子，共 14 剂，继续口服治疗。

2019-08-06 三诊：腹股沟疼痛基本消失，偶发作，二便调。为巩固治疗，嘱患者继续口服中药治疗 3 个月。

之后随诊，盆腔炎未复发。

【体会】

患者人工流产术后，病程日久，耗伤气血，气虚则无力推动血行，瘀血阻滞于冲任胞宫，不通则痛，结合舌脉，中医辨证为气虚血瘀证。本例患者腹痛的位置为腹股沟处，许老结合临床经验，多选用补阳还五汤治疗。此方出自清朝王清任的《医林改错》，方中重用生黄芪，大补脾胃之气，气旺推动血行，瘀血去则络脉通；当归尾长于活血，又可养血，化瘀而不伤正，为臣药。川芎、赤芍、红花、桃仁均可活血祛瘀，地龙走窜通络。考虑患者近期疼痛加重，故加破血逐瘀、散结止痛之莪术，以增止痛之力；患者容易便秘，故在桃仁润肠的基础上，加生麻黄宣降肺气以调大肠。

四、老年性阴道炎

（一）临床心悟

老年性阴道炎也称萎缩性阴道炎，自然或人工绝经后妇女为主要发病人群，发病率高达 30%，治愈困难。卵巢功能衰减，雌激素分泌不足，导致阴道黏膜变薄、局部抵抗力下降，致病菌过度繁殖或外来菌入侵引起阴道微生态紊乱，诱发炎症而发生此病。临床常表现为外阴阴道灼热、瘙痒、干涩或分泌物增多，可伴有性交痛及尿频尿急等泌尿系统症状。目前西医的主要治疗方式为阴道局部给药，雌激素是首选用药，轻者局部用药，伴有更年期症状者可全身用药。

根据老年性阴道炎外阴或阴道瘙痒、带下异常的症状特点，可归属于中医学"阴痒""带下病"范畴。许老认为本病的关键病机为肝肾阴虚，冲任虚衰，湿热之邪下注，治宜补养肝肾、滋阴养血。患者口服汤药的同时兼用中药煎剂外洗，疗效显著。

1. 肾虚为本　《景岳全书》云："盖白带……精之余也。"肾中所藏之精有余，则化生为带下，若肾的生理功能随年龄增长而逐步减退，肾气不固、肾失封藏，则见带下不止；若肾阴亏虚，肾精不足，则阴器无以润泽而干涩灼热。临证中若见潮热盗汗、五心烦热、头晕、耳鸣、失眠、脉细数等肝肾阴虚症状，多以知柏地黄丸为主方，滋阴补肾、清热降火；若见腰酸乏力，时而怕冷、时而烘热，手足欠温，脉沉细等肾阴阳两虚症状，多以二仙汤为主方，温肾阳、补肾精、泻肾火、调冲任。

2. 外感湿热为标　老年性阴道炎有急慢性之分，常反复发作，迁延难愈。其急性起病，多由湿、热二邪所致。正如刘完素所指，湿热郁结冲任是带下病的重要病因，应以苦寒药治之，使郁结开通，热祛湿除而愈。老年人正气亏虚，更易感受外邪，湿性重浊、趋下，易袭阴位，若感染湿邪，常见阴道分泌物增多。以带下多、阴道瘙痒为主要表现者，可加清热燥湿之品内服或外治，常用药物有苦参、蛇床子、白鲜皮、鬼箭羽等。

3. 与肝脾相关 《傅青主女科》云："夫带下俱是湿症。"脾气虚弱，不能运化水湿，则湿邪下注任带。肝脉绕阴器，带下的异常亦离不开肝脏的病变。女子以肝为先天，乙癸同源，为冲任之本，肝肾阴虚，阴液匮乏，则见阴道干涩、灼热；精血不足，化燥生风，则阴部皮肤失荣，可见阴痒。

（二）验案选录

验案： 赵某，女，61 岁。

2019-06-21 初诊： 阴痒反复发作 10 余年。患者 49 岁绝经，10 年来外阴瘙痒反复发作，伴外阴阴道干涩灼热感，带下量时多时少，色黄质黏，自行间断使用"妇炎洁洗液"外洗，用药时症状稍有好转，停药后诸症又作，未规律治疗。刻下：外阴瘙痒，外阴阴道干涩灼热感，带下量少，色黄质黏，伴心烦，时有腰酸，畏热易汗，纳食尚可，二便调，舌红苔薄白，脉细弦。既往史：无高血压、糖尿病等慢性病史。月经史：15 岁初潮，5～7/28～30 天，49 岁绝经。妇科检查见：外阴呈老年性改变，稍红，阴道通畅，黏膜充血，无赘生物，见少量阴道分泌物，色黄，宫颈轻度炎症，无触血，无举痛，子宫前位，萎缩，活动度尚可，无压痛，双侧附件未及异常。白带常规：上皮细胞（++），白带过氧化氢浓度（+），白细胞酯酶（+），霉菌（-）。

【诊断】 中医诊断：阴痒，肾阳虚证。

西医诊断：老年性阴道炎。

【治法】 温肾培元，养阴止带。

【方药】 淫羊藿 30g，巴戟天 20g，仙茅 10g，盐知母 10g，盐黄柏 10g，三七粉 3g，生甘草 10g，苦参 10g，蛇床子 15g，鬼箭羽 30g。共 14 剂，水煎服，早晚温服。

2019-07-19 二诊： 患者诉阴痒较前有所缓解，近日自觉燥热、胃部不适。上方去苦参，加白鲜皮 10g、女贞子 30g、旱莲草 30g、百合 25g。共 14 剂，水煎服，早晚温服。

20 天后电话随诊，阴道瘙痒痊愈，无特殊不适。

【体会】

本案患者年逾"七七"，天癸不足，肾阴亏虚，阴虚精少，津液不充，津亏则燥,故见外阴阴道干涩,风燥则痒;肾阴不足,相火偏旺,则瘙痒、灼热更甚;肝肾亏虚,则见头晕腰酸;久病则肾阳不足,不能温煦,时而出现怕冷、手足不温;同时,湿热之邪乘虚侵犯阴户、胞宫,伤及任带,年老正虚,反复感邪,则见局部炎症反复。治疗上以滋阴补肾、清热止痒为基本法则。故方药在二仙汤基础上,加清热利湿、杀虫止痒之苦参、蛇床子、鬼箭羽,并以甘草调和诸药。二诊时阴痒缓解,仍有燥热,故加滋阴清热之二至丸;考虑患者诉胃部不适,去苦寒碍胃之苦参,加力缓之白鲜皮。

五、与妇科手术相关杂病

(一)临床心悟

盆腔手术作为西医学的重要治疗手段,对于盆腔内器官肿瘤异物的切除、盆腔内器官异常的修复等具有重大意义。但也可能带来术后出血、脏器受损、感染等并发症,许老在临床上基于肝脾肾 - 冲任督带 - 胞宫理论,灵活运用辨证论治的方法治疗这些并发症,疗效显著。

(二)验案选录

子宫肌瘤术后感染验案:蒋某,女,46岁。

2021-05-28初诊:子宫肌瘤术后小腹不适1月余。2021-04-05因发现多发性子宫肌瘤,较大者8cm,于外院行宫腹腔镜下子宫肌瘤剔除术 + 子宫颈息肉切除术,术后伤口出血、发热,2021-04-13行腹腔镜探查 + 肠粘连松解 + 子宫肌瘤剔除术。LMP:2021-05-16。2021-05-18查FSH 8.53U/L,LH 5U/L,E_2 337pg/ml。现小腹酸痛不适,喜按,伴有乏力、心慌、失眠、怕冷。舌红,少苔,脉弦细。

【诊断】中医诊断:妇人腹痛,气阴两虚证。

西医诊断:子宫肌瘤术后。

【治法】益气滋阴、安神止痛。

【方药】生脉饮合百合知母汤加味。党参30g,麦冬15g,五味子10g,百合25g,知母15g,刺五加20g,茯神20g,淫羊藿30g。共7剂,水煎服,每日2次。

2021-06-04 二诊：服上方乏力、心慌好转，睡眠较前改善，偶有小腹酸痛不适，劳累及久坐后加重，舌脉同前。证型治法同前，继续予上方14剂。

【体会】

1. 患者子宫肌瘤剔除术后小腹酸痛，且1个月内行2次宫腹腔镜手术，虽癥瘕已除，却耗气伤阴，出现乏力、少苔、脉细等气阴两虚表现，兼有心慌、失眠等心神失养证候。妇人腹痛当详分虚实，虚者补之使其荣，实者泻之使其通。该患者盆腔手术损伤胞脉气血，胞脉失于濡养，故见小腹酸痛喜按。参合四诊，患者属妇人腹痛之气阴两虚范畴。

2. 生脉饮为养阴益气的代表方剂，其中党参大补一身之元气，麦冬甘润滋养肺胃之阴，五味子酸涩收敛肝肾之阴。许老用生脉饮之气阴双补，配合百合知母汤滋阴除烦、安神定志，则气阴得养，虚热得除，诸症悉平。另外，许老恐大批滋阴清热药有碍胞宫之温煦，单加一味淫羊藿30g，亦有少火壮水助使阴液运化施布之意。全方君臣得位、主次分明、配伍精当，可见其深谙仲景小方治杂病之精髓。

清宫术后关节疼痛验案： 刘某，女，34岁。

2021-02-19 初诊：胎停育清宫术后关节冷痛3月余。2020年11月孕9周因胎停育行清宫术，此后出现双侧膝关节冷痛明显，伴有月经提前、经期延长，7～8/25天，LMP 2021-02-10。量中色暗，有血块，痛经。曾因关节冷痛至风湿科就诊，诊断为退行性关节炎，予对症治疗后未见明显好转，遂求治于中医药。平素大便偏干。舌淡红，苔白腻，脉细。

【诊断】 中医诊断：痛痹，寒凝经脉证。

西医诊断：退行性关节炎、胎停育清宫术后。

【治法】 温经散寒、通络除痹。

【方药】 当归四逆汤。当归10g，白芍10g，桂枝30g，细辛3g，甘草10g，通草5g，大枣20g，生姜15g。共7剂，水煎服，每日2次。

2021-02-26 二诊：服上方仍有关节冷痛，白带增多，大便偏稀，多梦疲乏。舌红，苔薄白。桂枝30g，白芍30g，甘草10g，炒白术30g，附子15g（先煎），当归10g，陈皮10g。共7剂。

2021-03-12 三诊：膝关节冷痛缓解不明显，偶有关节麻木感。LMP：2021-03-08 至今。量少色暗，怕冷。舌淡红，苔薄白，脉细。上方加威灵仙 15g。共 7 剂。

2021-03-19 四诊：膝关节冷痛仍有，关节麻木感减轻。LMP 2021-03-08，经行 8 天干净。舌红，苔薄白，脉弦。柴胡 15g，枳实 12g，赤芍 12g，甘草 10g，桑枝 30g，威灵仙 15g，西红花 3g。共 7 剂。

2021-03-26 五诊：膝关节冷痛明显好转，偶有受凉后胃脘不适、大便不成形。舌红，苔薄白，脉弦。2021-02-26 二诊方加细辛 3g，西红花 2g。共 7 剂。

【体会】

1. 患者胎停育清宫术后出现双侧膝关节冷痛，专科检查考虑退行性病变，对症治疗后未见明显好转。从中医角度审视，关节冷痛乃寒邪客凝经脉，经络不通导致。诸寒收引，皆属于肾。肾阳亏虚，胞宫温煦不足，固摄失司而见月经提前、经期延长，阳气推动无力，气血运行不畅，而见月经色暗，夹有血块，伴有痛经。本例属内科、妇科疾病夹杂，证型看似简单，临床施治过程却存在小的波折，许老沉着冷静、详参证候、悉心辨证，更方不更法，整个施治过程充分展现了其活用经方治疗顽疾沉疴的名家风采。

2. 当归四逆汤源自《伤寒论》，主治"手足厥寒，脉细欲绝"之血虚寒凝证，方中当归、白芍补血养营，桂枝、细辛温经散寒，通草通达血脉，甘草、生姜、大枣助脾胃生化，气血得生，经脉得利，则痹证可除。然患者服用 7 剂后效果仍不明显，许老详参证候，认为患者仍属寒凝经脉证，予改用桂枝加附子汤，其中附子用量达 15g，温经通脉之力得以加强。至四诊之际，温经散寒诸方已服用 21 剂，症情好转仍不明显。许老认为，患者主症偏于寒凝兼有血瘀征象，但温阳活血不效，则要找原因，温阳后阳气仍不达病所，常见原因是阳气被阻遏，运行不利所致，《素问·阴阳应象大论》云："清阳实四肢。"今阳气郁遏，不达四肢，筋脉失养，则肢凉疼痛。遂改用仲景四逆散，疏达阳郁，使阳气得以宣发，行使温煦之职。待阳气疏利、经脉得温、寒邪蠲除，关节冷痛方得缓解。五诊关节冷痛主诉改善明显，应为四逆散使阳气通达所致，但诉受凉后胃脘不适、大便不成形仍为里寒之症，故以治病求本为原则,改回温阳通阳、养血活血之品。

盆腔脓肿+粘连术后盆腔痛验案:李某,女,32岁。

2019-08-03 初诊:下腹部间断隐痛1年余。1年前因急性腹痛,于外院行盆腔脓肿手术,术中发现盆腔粘连严重,术后疼痛仍间断发作。平素劳累或受凉后腹痛程度加重,发作频次增加,现反复发作,遂来就诊。刻下:下腹隐痛,伴有腰骶酸痛,乏力气短,白带量少、色白、无异味,纳食欠佳,眠可,小便调、大便偏溏。舌淡暗、苔薄白,脉沉细。既往史:否认高血压、糖尿病等家族遗传病史;2018年腹腔镜下盆腔脓肿术+盆腔粘连松解术;否认药物过敏史。婚育史:14岁月经初潮,7/28天,经量偏少、色淡红、有少许血块,LMP 2019-07-24,伴有经前腰酸明显。G_1P_1,剖宫产1女。辅助检查:2019-07-20盆腔彩超示子宫、附件均无异常。妇科检查:外阴、阴道无异常,双侧附件可触及增厚。清洁度Ⅱ度,未见滴虫、念珠菌,细菌(-)。

【诊断】中医诊断:妇人腹痛,气虚血瘀证。

西医诊断:盆腔脓肿+粘连术后。

【治法】益气活血、化瘀止痛。

【方药】黄芪建中汤加减。具体方药:生黄芪30g,桂枝30g,白芍15g,赤芍15g,丹参30g,炙甘草10g,生姜3片,大枣20g,三七粉3g,威灵仙15g,莪术30g。共14剂,早晚温服。

2019-08-28 二诊:LMP 2018-08-24。服药后下腹痛有所缓解,气短乏力仍存,大便偏稀。许老认为患者病程缠绵,耗散气血,气虚证明显,应强调守正的重要性,故上方去破血耗气之莪术,加通络之路路通15g;考虑患者目前在经期,加养血活血之当归10g;纳差、大便溏,仍有脾虚证,故加炒白术30g,生黄芪改为50g。共14剂,早晚温服。

2019-09-15 三诊:服药后下腹痛较前明显改善,活动时自觉有牵扯感,无明显气短乏力,近日因工作紧张而压力大,余无不适。许老认为患者腹痛已改善,说明方药对症,仍继续以黄芪建中汤为基础方,上方加一味香附10g解郁。共30剂,早晚温服。

2019-10-20 四诊:下腹痛劳累后偶作,程度较前明显缓解,精力充沛,纳可、大便成形,无其他不适。许老认为患者病程较长,效不更方,继续口服中药巩固治疗2个月经周期。

2020年2月电话随访,盆腔疼痛痊愈,无复发。

【体会】

患者下腹痛间断发作,持续1年,病程较长,久病则耗伤气血;同时,伴有腰骶酸痛、乏力气短等不适,结合舌脉,中医辨证为气虚血瘀证。考虑患者正气已虚,虽仍有瘀阻胞宫,但此时不宜攻邪,故予黄芪建中汤加威灵仙、当归、路路通、三七粉,以益气活血、和中止痛。治疗2个月经周期后,患者身体逐渐复原、面色红润、下腹痛发作明显减少,已不影响正常生活。

六、其他

验案选录

尿频验案: 胡某,女,22岁。

2021-04-17初诊:尿频5个月。患者5个月前因"经期同房"后出现尿频,不伴有尿急及尿痛,偶觉小腹隐痛,无腰酸等不适,于外院就诊,查妇科检查提示子宫有压痛,双附件轻度增厚,有压痛,诊断为"盆腔炎",予口服金刚藤口服液后,尿频有所缓解,但停药后复发。刻下:仍觉尿频,无明显下腹隐痛及腰酸等不适。纳差,便稀。舌淡,脉沉细。

【诊断】中医诊断:尿频,气虚不固证。

西医诊断:①尿频;②盆腔炎。

【治法】补肾益气。

【方药】生黄芪30g,党参30g,炙甘草10g,白术30g,当归15g,陈皮10g,升麻6g,柴胡6g,菟丝子30g,桑螵蛸30g,肉桂6g。水煎服,每日1剂,共7剂,每日2次。

2021-04-24二诊:服药后,尿频已明显减轻,但仍起夜多。许老考虑夜尿频,久病肾气虚,故上方加入山药10g、益智仁10g、乌药10g。经治1个月余,患者尿频已完全缓解。

随访3个月,未再反复。

【体会】

《脾胃论》说"饮食不节则胃病""形体劳役则脾病"。脾胃为营卫气血生化之源，脾胃气虚，则纳差，大便稀溏。气虚下陷，清阳不升，则尿频。治宜补益脾胃中气，升提中阳，举其下陷。方中重用黄芪，味甘微温，入脾肺经，补中益气，升阳固摄，为君药。配伍党参、炙甘草、白术补气健脾为臣，与黄芪合用，增强其补中益气之功。血为气之母，气虚时久，营血亏虚，故用当归养血和营，协党参、黄芪补气养血。陈皮理气和胃，使诸药补而不滞，共为佐药。并以少量升麻、柴胡升阳举陷，协助君药以升提下陷之气。炙甘草调和诸药，亦为使药。诸药合用，使气虚者补之，气陷者升之，内气得充，清阳得升，诸证自愈。

此外，许老认为，肾藏精，与膀胱相表里，肾虚不摄则膀胱失约，以致小便频数。患者房劳后出现尿频，故加菟丝子、桑螵蛸补肾止遗。肉桂味辛，有补火壮阳、引火归原之效，可温肾阳以缩尿。

HPV 感染验案：梁某，女，41 岁。

2019-09-20 初诊：发现 HPV 感染 2 个月。2019 年 8 月初，单位体检发现 HPV-35 型和 HPV-51 型感染，TCT 提示：中度炎症，未见上皮内瘤变。8 月 15 日外院阴道镜活检，结果提示宫颈活检 CIN 2～3 级。患者拒绝宫颈锥切术治疗，要求中药调理，故来许老门诊处就诊。刻下：平素工作强度大，容易疲乏，纳眠可，二便调。舌淡红，苔薄白，脉沉细。既往史：无高血压、糖尿病病史；无药物过敏史。妇科检查：宫颈轻度糜烂，子宫附件未触及明显异常，白带清洁度检查：Ⅱ度，未见滴虫和霉菌。月经史：13 岁月经初潮，7/30～35 天，末次月经 2019 年 9 月 17 日，经量多，色红。

【诊断】HPV 感染。

【治法】益气解毒。

【方药】自拟益气清毒方。具体药物组成：生黄芪 60g，白英 50g，当归 10g，大枣 30g，灵芝 20g，共 7 剂，水煎服，早晚温服。

2019-09-30 二诊：患者自觉乏力好转，阴部时有瘙痒，余无特殊不适。上方加贯众 10g，共 14 剂。

2019-10-14 三诊：患者瘙痒症状无，故继服 2019-09-20 中药方 28 剂。

患者坚持口服中药半年余，复查 HPV 转阴，TCT 提示未见上皮内瘤变。

【体会】

许老认为 HPV 感染除了清毒外，更应注重扶助正气以提高免疫力。本例患者病机以气虚为主，毒邪为辅。"正气存内，邪不可干"，故许老在治疗过程中一直重用黄芪，以扶正祛邪。另外，本病极易反复感染，故治疗的同时应叮嘱患者注意性生活卫生，饮食清淡，注意休息，加强锻炼，增强体质。

梅核气验案：陈某，女，48 岁。

2020-06-21 初诊：患者平素情绪抑郁，胸闷不适，食之无味，日久自觉喉中有异物感，如黏附一块肉片状，不上不下，遂来许老门诊处就诊。刻下症：喉中有异物感，咯之不出，吞之不下，情绪低落，舌苔薄黄，脉细数。既往耳鼻喉科就诊，行喉镜检查无异常。

【诊断】梅核气。

【治法】宣郁散结。

【方药】半夏厚朴汤，具体方药组成为：清半夏 10g，厚朴 10g，茯苓 15g，生姜 10g，苏梗 10g，香附 6g。共 14 剂，水煎服，早晚温服。

2020-07-10 二诊：服药后咽部梗塞感缓解，仍有心烦不安症状，此乃肝郁之证。故宜疏肝解郁散结。具体方药为：柴胡 10g，当归 6g，白芍 10g，枳壳 6g，苏梗 10g，清半夏 10g，郁金 10g。共 28 剂，水煎服，早晚温服。服后疾病痊愈。

【体会】

《金匮要略·妇人杂病脉证并治》："妇人咽中如有炙脔，半夏厚朴汤主之。"后人称此病为梅核气，好比咽中有梅核堵塞。此为情志病，多因多思善虑、情志抑郁，导致肝脾不调，气阻咽梗。许老认为此病为自觉症状，为无形之痰，治疗以开郁散结为主，故选半夏厚朴汤为主方。后患者烦躁明显，加用逍遥散以疏肝解郁。

（王　清　杨　舫　许　琳　于永慧）

第四章 临证心要

第一节 许润三经验方配伍思路探究

一、四逆散化裁而成妇科 I 号方（通络煎）

四逆散是应用范围较广的一张经方，在内、外、妇、儿各个领域都有运用。该方出自张仲景《伤寒论》第 318 条："少阴病，四逆，其人或咳，或悸，或小便不利，或腹中痛，或泄利下重者，四逆散主之。"由甘草（炙）、枳实（破，水渍，炙干）、柴胡、芍药分柝为散。关于该方的方证与病因病机，历代医家争论较多，主要集中于其病机的寒热属性与病位等方面。对待学术上的不同观点，许老一直认为可以存疑继续探讨，但是临床处方用药还是要从患者实际出发。从药物组成来看，该方含有枳实芍药散、芍药甘草汤两个小方。枳实芍药散出自《金匮要略》，用于治疗"产后腹痛，烦满不得卧"，需要注意其中枳实用法略有不同，为"烧令黑，勿太过"，枳实、芍药等分，"柝为散，服方寸匕，日三服，并主痈脓，以麦粥下之"。用于治疗气滞血痹所致妇女产后腹痛（胡希恕）。芍药甘草汤出自《伤寒论》太阳病篇第29、30 条，主治误汗后伤及阴血而出现的脚挛急不伸之证，药物组成为芍药、炙甘草各四两，水煎服。四逆散方中柴胡、枳实配伍，一升一降，舒畅气机；二药与芍药配伍，气血兼顾，兼能透热；芍药、甘草配伍，可缓解止痛。药味不多，但表里、气血同治，可透达郁阳，宣畅气血，缓急止痛。

许老常使用经方四逆散加生黄芪、王不留行、路路通、穿山甲等，组成妇科 I 号方（通络煎）治疗盆腔炎及其常见后遗症（如输卵管阻塞性不孕），前文已述。除此之外，许老还应用四逆散化裁方治疗其他妇科疾病，如子宫脱垂、乳腺增生等。子宫轻中度脱垂是产后或绝经后妇女常见病，许老常在四逆散基础上酌加生黄芪、葛根益气升阳举陷；枳实配白术，一行一补，一升一降，健脾祛湿，助脾运化。枳实配白术也是许老喜用的一组对药，此配伍出自《金匮要略》枳术汤，用于治疗心下水饮停聚，重用枳实散结消痞，配伍白术培土制水；后世《内外伤辨惑论》进一步改为枳术丸，重用白术健脾运湿，配伍枳实散积消痞。此二药配伍可调畅中焦气机，许老在治疗子宫脱垂、崩漏、痛经等妇科疾病时常辨证选用。乳腺增生、结节也是妇科常见病，多表现为乳房胀痛、经前加重等特点，许老在四逆散基础上常加香附、郁金、丝瓜络、山慈菇、荔枝核等疏肝解郁，清热散结，调和肝胃，获效满意。

二、桂枝茯苓丸化裁而成妇科Ⅱ号方

桂枝茯苓丸是妇科常用经方，出自《金匮要略·妇人妊娠病脉证并治》第2条："妇人宿有癥病，经断未及三月，而得漏下不止，胎动在脐上者，为癥痼害。妊娠六月动者，前三月经水利时，胎也。下血者，后断三月，衃也。所以血不止者，其癥不去故也，当下其癥，桂枝茯苓丸主之。"原方由桂枝、桃仁、丹皮、芍药、茯苓等分组成，研末，炼蜜为丸，"每日食前服一丸，不知，加至三丸"。用于治疗妊娠癥瘕，具有温通化瘀，缓消癥块作用。现广泛用于子宫肌瘤、卵巢囊肿、子宫内膜异位症、月经失调、慢性盆腔疼痛、宫颈癌等妇科疾病。

许老以此方化裁创制妇科Ⅱ号方，用于治疗盆腔炎性疾病后遗症、慢性盆腔疼痛等属寒凝血瘀证者，获效满意。主方组成：桂枝、茯苓、丹皮、桃仁、生黄芪、丹参、三七粉等。

桂枝茯苓丸和四逆散均可用于盆腔炎及其后遗症，二者的区别在于四逆散作为调和肝脾之要方，"疏肝解郁"为其治法，用于肝郁脾虚之下腹部胀痛，可有胸胁部不适，大便不畅等，其腹部不适范围可涵盖阴器、胸胁脘部、少腹（胞宫）、腹部（心下—少腹之间），偏于肝郁气滞；而桂枝茯苓丸活血化瘀、温经散寒、理气止痛，更适合盆腔炎性包块，或者妇科检查可触及附件明显增厚、压痛，辨证属于寒凝血瘀者。

三、消瘰丸化裁而成妇科Ⅲ号方

消瘰丸出自清代程钟龄《医学心悟》。原方为玄参、牡蛎（煅，醋研）、贝母（去心，蒸）各四两，"共为末，炼蜜为丸。每服三钱，开水下，日二服"。具有清热滋阴、化痰散结功效。用于肝肾阴虚、肝火郁结、灼津为痰而成的瘰疬、痰核、瘿瘤等病证。

许老在该方基础上酌加海藻、海浮石、三棱、莪术、石见穿、皂角刺、生黄芪等益气活血化瘀、软坚散结之品，形成妇科Ⅲ号方，用于治疗妇科癥瘕，包括子宫肌瘤、卵巢囊肿等良性肿瘤，疗效较好。许老临床喜用浙贝母和生牡蛎，并用川牛膝、橘核等引药下达妇科病灶。该方药性平和，癥瘕不论寒热均可化裁运用。跟诊学生常有这样的疑问：消瘰丸本用于消颈部瘿瘤，为何还能用于妇科下焦疾患？许老解释，玄参在《神农本草经》中属于中品，味苦微寒，"主腹中寒热积聚，女子产乳余疾，补肾气，令人目明"；牡蛎在《神农本草经》中属上品，味咸平，"主伤寒寒热，温疟洒洒，惊恚怒气，除拘缓鼠瘘，女子带下赤白"；贝母在《神农本草经》中属中品，味辛平，"主伤寒烦热，淋沥邪气，疝瘕，喉痹，乳难，金创，风痉"。可见消瘰丸三味药作用部位并不局限于颈项部，下腹部包块同样可以应用。

四、定经汤化裁而成调冲方

定经汤出自清代《傅青主女科》，原方由菟丝子、白芍、当归、熟地、山药、茯苓、荆芥穗、柴胡组成，具有疏肝补肾、养血调经功效，用于妇女月经时断时续或先后不定期。原文中注解"经水出诸肾，而肝为肾之子"，该方疏肝肾之气、补肝肾之精，从而达到调经之功。方中荆芥穗的用途在理解上是个难点，不少医家对此进行过论述，认为该药与柴胡相配，属于相须为用，可增强疏肝解郁功效。

许老在该方基础上，酌加仙茅、淫羊藿、紫河车、续断温肾助阳，补养精血；丹参、鸡血藤、香附、益母草疏肝行气、活血化瘀；易山药、茯苓为生黄芪，取益气升阳，补气而不滞之意，并能与当归相须为用，补益气血；易荆芥穗为羌活，取祛风胜湿并能通达督脉之意。许老命名该经验方为调冲方，实则强调该方功效：补肾疏肝，调理冲任。可用于月经病、排卵障碍性不孕症、更年期综合征等。合方药性平和，适宜连续服用一至三个月经周期，经期亦可服用，适用范围较广。

五、克痛汤与抑痛平

经行腹痛是子宫内膜异位症的主要症状之一，也是原发性痛经、盆腔炎、子宫腺肌病等疾病的主要临床表现。随着子宫内膜异位症的发病率逐年上升，中医药治疗的相关研究也成为热点之一。许老在该病诊治上也进行了思考与探索，经过临床实践打磨，最终形成两个相关经验方：克痛汤与抑痛平。

克痛汤用于治疗子宫内膜异位症结节，具有活血化瘀、扶正消结功效。主方为党参、黄精、赤芍、川芎、三七粉（冲服）、三棱、莪术，月经期加琥珀粉（冲服），水煎服，每日 2 次。有些子宫内膜异位症患者妇科检查，可于阴道后穹隆触及硬性结节，有明显触痛，可表现为肛门坠胀不适，性交痛等症状，可在上方口服基础上，加中成药七厘散局部上药，隔日 1 次，经期停用。

抑痛平用于子宫内膜异位症疼痛患者，具有补肾益气，化瘀止痛功效。主方组成：生黄芪、当归、制首乌、黄柏、莪术、急性子、三七粉、生蒲黄、五灵脂等，可随证加减。中医治疗痛经的经典方如温经汤、少腹逐瘀汤等均以温经散寒、化瘀止痛为主，但临床确实有部分子宫内膜异位症患者服用后效果不明显，许老另辟蹊径，组方立意新颖，选用生黄芪配当归，益气补血活血；莪术、急性子、三七粉、失笑散活血化瘀止痛；制首乌，补肝肾，益精血；黄柏清利湿热，泻肾火。临床用于子宫内膜异位症或子宫腺肌病患者，止痛效果明显。

六、通络灌肠方

许老早期曾发表过灌肠方，药物组成为丹参 30g，赤芍 30g，三棱 15g，莪术 15g，枳实 15g，皂角刺 15g，当归 15g，乳香 10g，没药 10g，透骨草 15g，水煎 200ml，保留灌肠，每晚 1 次，经期停用。许老认为外治法可弥补内治法之不足，总以行气活血、散结通络为主，外用药多为气味俱厚、芳香走窜、通经走络之品。外治法药物用量可偏大，如透骨草量最大可用至 50g，莪术可用至 30g，通过直肠黏膜吸收中药有效成分，加强疗效，且无胃肠刺激反应。外用药物可避免口感不佳的弊端，如乳香、没药以及蒲黄、五灵脂这些药在口服方中因其口感差、刺激肠胃，故较少使用，但在外治方中可放心使用。灌肠方也可依据患者证型的寒热属性进行加减化裁，如伴随症状以阳虚或寒凝证为主，可酌加桂枝、川椒等温通散寒之品；如伴随症状以阴虚或热毒证为主，可酌加蒲公英清热解毒。在患者病情复杂，不孕因素较多的情况下，口服药物与灌肠药物可以针对不同病情辨证处方，如口服药物以补肾调经为主，灌肠药以活血通络为主，最终达到正常宫内妊娠的目的。

保留灌肠以药物进入直肠后保留 6 小时以上为佳，正常情况下患者可能大便次数增多或偏稀溏，但不超过一日 3 次。如果灌肠后出现肠鸣、腹泻、腹胀、腹痛，可酌加补骨脂、诃子、石榴皮等涩肠止泻，协助药物吸收。临床也见个别案例因盆腔粘连较重，灌肠后出现腹痛加重，难以忍受的情况，也需要停止灌肠，不必勉强。此外，中药保留灌肠可连续 10 天，休息 3～4 天，避免肠道刺激太过，引发他证。

七、妇科外敷方

中药热敷腹部外治法历史悠久，在妇科疾病中也广泛用于腹中疼痛、包块、积液等病证。许老在腹部外敷方中常用温通、芳香走窜之品，如透骨草、艾叶、川椒、吴茱萸等，配伍活血化瘀利水之品，如莪术、三棱、红花、益母草、马鞭草等，利用热气熏蒸、湿敷腹部，促进盆腔血液循环，配合中药口服及保留灌肠，加强温通化瘀的功效。

具体方法为先把草药轧碎，装入布袋中，淋湿，上锅蒸 30 分钟，趁热取出，敷在小腹部，直至布包变凉。需要注意的是，为了避免烫伤，热敷开始时可垫毛巾，随着布包温度下降，再逐层去掉毛巾，直至布包直接接触皮肤进行敷蒸。长期热敷后，可在腹部皮肤留下褐色斑纹，停止热敷后可逐渐消退。另外,急性盆腔炎发作或盆腔脓肿时避免热敷,以免引起炎症扩散,加重病情。

(刘　弘　王　清)

第二节　许润三妇科常用方剂解析

狭义"经方"是指出自汉代张仲景《伤寒论》和《金匮要略》中的方剂,广义"经方"则泛指出自中医古籍中的方剂,有别于近现代出现的时方与经验方等。许老治疗妇科疾病善用经方是一大特色。究其原因,一为经方配伍大多药味少而精,立意组合严谨,只要辨证准确,一般就会有疗效;二为中医分科并无明确界限,内、外、妇、儿各科疾患病因病机及辨证论治是相通的,虽然生理特点各有侧重,但是大部分症状都是相似的,此即异病同治或同病异治原则的体现。因此,中医功底深厚之人,能够游刃有余地处理各科疾病。妇女具有经、孕、胎、产、乳等生理特点,肝、肾、脾与冲任功能易失调,在应用经方治疗妇科疾病时,需要考虑哪些要素或者注意哪些问题?下面就此对许老的诊疗策略进行解析。前面已对经方四逆散和桂枝茯苓丸进行探讨,此处就不再赘述。

一、大柴胡汤

大柴胡汤由 8 味药组成:柴胡、大黄、黄芩、芍药、半夏、生姜、枳实、大枣。表里双解,既能和解少阳,又能通下阳明里实,在《伤寒论》与《金匮要略》中均有论述,原文如下。

《伤寒论》第 103 条:太阳病,经过十余日,反二三下之,后四五日,柴胡证仍在者,先与小柴胡,呕不止,心下急,郁郁微烦者,为未解也,与大柴胡汤下之则愈。

第 136 条:伤寒十余日,热结在里,复往来寒热者,与大柴胡汤;但结胸,无大热者,此为水结在胸胁也;但头微汗出者,大陷胸汤主之。

第 165 条:伤寒发热,汗出不解,心下痞硬,呕吐而下利者,大柴胡汤主之。

《金匮要略·腹满寒疝宿食病脉证治》第 12 条：按之心下满痛者，此为实也，当下之，宜大柴胡汤。

许老应用该于于慢性盆腔疼痛、盆腔粘连等妇科疾患，或合并慢性阑尾炎、肠粘连、盆腔手术史等，表现为下腹部隐痛，甚至全腹胀满不适，大便硬结，舌苔白腻，脉弦滑。腹部触诊未必有疼痛拒按，可觉腹软，抵抗感较强。慢性盆腔炎病理改变为盆腔组织慢性渗出、粘连等炎性改变，甚至和肠道粘连，这类患者在各种原因导致肠蠕动增强时，腹痛就会加重，疼痛程度较强，中药保留灌肠适应性差。如果合并血瘀证，表现为舌质暗，或有瘀点瘀斑，月经血块多，经行腹痛，块下痛减等，可合用桂枝茯苓丸。

二、黄芪建中汤

桂枝汤倍芍药加饴糖为小建中汤，小建中汤加黄芪为黄芪建中汤，具有益气固表，补虚止痛的功效。相关原文如下：

《金匮要略·妇人杂病脉证并治》第 28 条：妇人腹中痛，小建中汤主之。

《金匮要略·血痹虚劳病脉证并治》第 14 条：虚劳里急，诸不足，黄芪建中汤主之。

许老用该方治疗妇科下腹部疼痛，表现为隐隐作痛或仅述下腹部不适，症状较轻，但时断时续，病程较长，气短乏力，面色㿠白，舌淡红，苔薄白，脉沉细。腹部触诊较软，无压痛。常见于慢性盆腔疼痛患者，或伴随焦虑症、抑郁症等状态者。如便溏、易感冒等，可加重补气固表之力，酌加党参、炒白术等；如伴睡眠欠佳、多梦，可合归脾汤化裁；如有脱发较多，可加地黄、旱莲草、制首乌等补益肝肾。

三、肾着汤

肾着汤又名甘草干姜茯苓白术汤或甘姜苓术汤，前者方名体现该方的适应证，后两方名体现该方的四味药物组成。具有温中散寒、补土化湿功效，用于肾着病。肾着是中医病名，表现为腰以下冷痛、沉重，舌淡苔白，脉沉迟或沉缓。盆腔炎性疾病后遗症、带下病等具有以上表现者，许老常用原方治疗 1～2 周，腰部症状即可缓解；部分患者如有下腹痛等其他症状未除者，则继续辨证施治。

四、薏苡附子败酱散

薏苡附子败酱散原为肠痈伴有皮肤粗糙而设。肠痈即西医学阑尾炎，此处当以慢性阑尾炎为宜。阑尾位于下腹部，与妇女生殖器官相邻，同位于下焦，两者炎症可相互影响，临床常见急性阑尾炎化脓病史妇女历经数年后罹患输卵管阻塞性不孕症，此为阑尾部位炎症扩散波及输卵管导致不孕；也可见盆腔粘连患者屡发肠梗阻，此为子宫、输卵管、卵巢等组织炎症波及肠道所致。许老常用此方治疗盆腔炎、宫颈炎、卵巢囊肿等妇科疾病。

相关原文如下：

《金匮要略·疮痈肠痈浸淫病脉证并治》第 3 条：肠痈之为病，其身甲错，腹皮急，按之濡，如肿状，腹无积聚，身无热，脉数。此为肠内有痈脓，薏苡附子败酱散主之。

薏苡仁十分、附子二分、败酱五分。上三味，杵为末，取方寸匕，以水二升，煎减半，顿服，小便当下。

临床若用此方，只需抓主症即可，一为下腹部疼痛拘急不适但触诊较软，二为全身皮肤甲错。附子现临床常用黑顺片，许老一般用量为 10g，无须先煎；生薏米用量在 30～60g；败酱草用量在 15～30g。该方寒热并用，扶阳祛瘀，散结消肿。如瘀血证明显，可加三棱、莪术；如疼痛较重，可加三七粉化瘀止痛。

五、大黄牡丹汤

大黄牡丹汤组成为五味药：大黄、丹皮、桃仁、芒硝、冬瓜子。具有清热解毒、化瘀消肿的功效，原为肠痈急性期所设。许老用此方于妇科急性盆腔炎、盆腔脓肿、慢性盆腔炎急性发作期等，表现为下腹部疼痛拒按，黄脓色带下，发热，舌红苔黄，脉弦滑。如大便干结，当用生大黄；如大便正常，可用熟大黄。近年来因抗生素广泛应用，单独用中医药治疗妇科急性炎症情况已不多见,该方的使用率亦明显降低。

原文如下:

《金匮要略·疮痈肠痈浸淫病脉证并治》第4条:肠痈者,少腹肿痞,按之即痛如淋,小便自调,时时发热,自汗出,复恶寒。其脉迟紧者,脓未成,可下之,当有血。脉洪数者,脓已成,不可下也,大黄牡丹汤主之。

大黄四两、牡丹一两、桃仁五十个、瓜子半升、芒硝三合。

上五味,以水六升,煮取一升,去滓,内芒硝,再煎沸,顿服之,有脓当下;如无脓,当下血。

六、下瘀血汤

下瘀血汤由大黄、桃仁、䗪虫组成,具有去除下焦瘀血、攻坚破积的功效,适用于妇科月经不调、痛经、盆腔炎性疾病及其后遗症、癥瘕、产后恶露不下等多种病证。可单方或化裁应用。

原文如下:

《金匮要略·妇人产后病脉证并治》第6条:师曰:产妇腹痛,法当以枳实芍药散,假令不愈者,此为腹中有干血着脐下,宜下瘀血汤主之;亦主经水不利。

大黄三两、桃仁二十枚、䗪虫(二十枚,熬,去足)。

上三味,末之,炼蜜和为四丸,以酒一升,煎一丸,取八合顿服之,新血下如豚肝。

该方属于破血逐瘀峻剂,作用部位在脐下(下焦),许老常将该方用于妇科疾病血瘀证。大黄有生、熟之分,常规用生大黄10g,如大便稀溏可改用熟大黄10~20g;䗪虫即土鳖虫,常规用10g。有研究发现大黄、番泻叶、何首乌等含有蒽醌苷类成分,久用可能引起结肠黑病变。因此,需要注意中病即止,不可久用,一般上方可连续用1~2周。

七、抵当汤

抵当汤由大黄、桃仁、水蛭、虻虫组成。为活血化瘀峻剂,包含两味虫类药,较下瘀血汤力量更强。《医学衷中参西录》中强调水蛭应生用,现在水蛭一般炙用,药性更为平和,许老一般用10g,较《中华人民共和国药典》常规用量多。虻虫,《神农本草经》称为"蜚虻",味苦,微寒,主逐瘀血,破下血积、坚痞、癥瘕、寒热,通利血脉及九窍。现在这味药不常见,许老经常用土鳖虫代替。此方原治妇女闭经,也可用于月经后期、癥瘕等妇科疾病,表现为小腹部满硬疼痛,月经不来或不畅,可伴有大便干硬、情绪烦躁、记忆力减退等症状。《经方100首》认为仲景方中,抵当汤、抵当丸、下瘀血汤、桃核承气汤、桂枝茯苓丸活血化瘀力量依次减弱,皆可主治少腹部血瘀证,可根据病情轻重化裁。许老在应用该类方剂时,根据患者体质强弱与病情轻重,以虫类药的加减作为活血化瘀力量的调节,有时候可以三种虫类药(土鳖虫、水蛭、蜈蚣)并用。

相关原文如下:

1.《伤寒论》

124条:太阳病六七日,表证仍在,脉微而沉,反不结胸。其人发狂者,以热在下焦,少腹当硬满,小便自利者,下血乃愈。所以然者,以太阳随经,瘀热在里故也。抵当汤主之。

125条:太阳病,身黄,脉沉结,少腹硬,小便不利者,为无血也;小便自利,其人如狂者,血证谛也,抵当汤主之。

237条:阳明证,其人喜忘者,必有蓄血。所以然者,本有久瘀血,故令喜忘。屎虽硬,大便反易,其色必黑者,宜抵当汤下之。

257条:病人无表里证,发热七八日,虽脉浮数者,可下之。假令已下,脉数不解,合热则消谷善饥,至六七日,不大便者,有瘀血,宜抵当汤。

2.《金匮要略》

《金匮要略·妇人杂病脉证并治》第14条:妇人经水不利下,抵当汤主之。亦治男子膀胱满急有瘀血者。

水蛭三十个(熬)、虻虫三十枚(熬,去翅足)、桃仁二十个(去皮尖)、大黄三两(酒浸)。上四味,为末,以水五升,煮取三升,去滓,温服一升。

八、当归芍药散

当归芍药散由当归、芍药、川芎、茯苓、泽泻、白术组成，具有活血利水、缓急止痛功效，用于月经紊乱、妊娠腹痛、盆腔疼痛、卵巢囊肿、输卵管积水等血水互结之证。正如《金匮要略·水气病脉证并治》所述"妇人则经水不通，经为血，血不利则为水，名曰血分"，气血不畅可致水液代谢失常，《血证论·瘀血》更为明确："血积既久，亦能化为痰水。"该方中前三味养血活血，后三味健脾利水，气血通畅，水湿去则疼痛自止。本方药性较为平和，故用于气血瘀结、血水互结之轻症，许老常辨证用于妇科异常出血、慢性疼痛、囊肿等病证，加三七粉、丹参养血活血止痛，或加马鞭草、益母草、王不留行等增强活血利水之功。因川芎、赤芍、当归仍属活血化瘀类药，妊娠期宜慎用。

相关原文如下：

《金匮要略·妇人妊娠病脉证并治》第5条：妇人怀娠，腹中㽷痛，当归芍药散主之。

当归三两、芍药一斤、芎劳半斤、茯苓四两、泽泻半斤、白术四两。上六味，杵为散，取方寸匕，酒和，日三服。

九、干姜半夏人参丸

干姜半夏人参丸用于治疗妊娠恶阻，脾胃虚寒、痰饮上逆之证。该方辨证要点为妊娠呕吐不止，呕吐物为稀涎居多，舌淡，苔白滑。许老常用白人参或党参10～30g，清半夏10g，干姜6g。妊娠期是否能用半夏是初学者常犹豫的问题，且妊娠呕吐一般发生在妊娠初期，是胎儿各个器官发育的关键时期，用药尤应谨慎。许老认为只要辨证明确，不论是清半夏还是法半夏，都可以在妊娠期用，其他如二陈汤、苏叶黄连汤等也是妊娠剧吐的常用方剂。此病患者常恶心欲吐，因此汤剂也要小口频服，或以生姜汁为引，不求药物全部咽下，以感觉舒服为度；此外，还要注重患者精神方面的安慰与鼓励，减缓其焦虑、恐惧之心，有助于病情缓解。

相关原文如下：

《金匮要略·妇人妊娠病脉证并治》第6条：妊娠呕吐不止，干姜人参半夏丸主之。

干姜、人参各一两，半夏二两。上三味末之，以生姜汁糊为丸，梧子大。饮服十丸，日三服。

十、阳和汤

阳和汤出自《外科证治全生集》，由熟地、麻黄、鹿角胶、白芥子、肉桂、生甘草、炮姜七味药组成，具有温阳补血、散寒通滞的功效，用于阳虚寒凝的阴疽之证。其中，熟地滋阴补血为君，鹿角胶养血补精为臣，白芥子、肉桂、炮姜、麻黄温通经脉，化痰散结为佐，甘草调和诸药为使。该方用于阴寒之证，犹如离照当空，阴霾四散，故名"阳和"。而妇科癥瘕处于盆腔深处，病位在阴，且常见阴血不足，虚寒瘀滞，故该方针对此类疾病的病机、病性治疗也较为合适。许老常用该方治疗盆腔炎性包块、子宫肌瘤、子宫内膜异位症、子宫腺肌病、卵巢囊肿等妇科癥瘕。其中，熟地黄配生麻黄是一重要药对，可养血散结，也常配伍在其他方中化裁运用。麻黄不单是解表之品，《神农本草经》中记载麻黄为中品，味苦温，"主中风伤寒头痛温疟，发表，出汗，去邪热气，止咳逆上气，除寒热，破癥坚积聚"。除了癥瘕，许老还将麻黄用于老年便秘、妇女情志不畅等病证，取其可宣肺解郁之意。

十一、佛手散

佛手散又名芎归散、归芎汤、试胎散等，中医多部古籍中记载此方，组成亦有所不同。许老所用佛手散由当归、川芎两味药组成，具有调理气血、化瘀生新功效，常用于试胎。不孕症患者排卵期同房后两周的这段时间比较微妙，可能通过抽血检查或尿妊娠试验提前确定是否怀孕，但更多情况需要等待，此时用药须非常小心，应避免使用妊娠禁忌药，以免引起后患。在月经该来未来之际，许老使用该方，当归、川芎比例可为2:1或1:1，如果患者服用后感觉腹部微动，而月经不来，即可能妊娠；如果患者服用后腹部无任何感觉,或月经来潮,则可判定为未妊娠。此外,在先兆流产保胎患者中,有时血 HCG 或孕酮等指标波动,而又未达到难免流产的地步,也可用佛手散试胎,如胎元尚好,则阴道出血或下腹隐痛症状可缓解;如已胎死腹中,则此方可促进排出。许老在治疗输卵管阻塞性不孕症患者时,排卵后常用当归芍药散化裁:当归 10g,白芍 10g,川芎 10g,生白术 30g,茯苓 20g,泽泻 10g,鹿血 2g(分冲)。

十二、知柏地黄丸

知柏地黄丸为滋肾阴、降相火的名方,在妇科临床中,除了用于阴虚火旺证外,许老结合其药理作用,亦用于围绝经期妇女子宫内膜异位症、子宫肌瘤等雌激素依赖性良性肿瘤。文献报道称,该方具有降低雌激素的药理作用,因此在围绝经期应用,可减缓子宫肌瘤等雌激素依赖型良性肿瘤增长,待绝经之后可有不同程度的萎缩。

(刘 弘 王 清)

第三节   许润三妇科用药心悟

许老临床诊病,善于抓主症,重视症状变化,结合舌脉以求辨证准确,用药稳、准、狠,中病即止;同时关注兼夹症状的改善,以提高患者生活质量与治疗信心。

一、重视脾胃及大便情况

许老在治疗妇科疾病时,非常重视患者的脾胃状况。他强调脾胃运化好,药物吸收就好,治疗效果才好。临床中,在了解妇科症状后,常询问患者吃饭如何,大便是干还是稀,舌苔是否厚腻,或者在患者长期服用中药期间出现胃脘痛、吐酸水等症状时,及时予以中药干预。调胃方中常用参橘饮、黄芪建中汤、半夏泻心汤、吴茱萸汤等,阿胶、白芍、甘草、知母等碍胃之品宜停用。此外,妇科炎症患者应用抗生素,或内分泌紊乱患者应用口服避孕药等情况常出现胃脘不适症状，表现为食欲差，胃胀，舌苔厚腻，许老常用平胃散合三仁汤化裁，酌加九香虫。胃恶风喜暖，呃逆加细辛；脐周痛必有风冷，加防风 10g、吴茱萸 6g、草豆蔻 10g；胃脘痛加乌药、川椒；反流性胃炎是常见病，许老常用温胆汤治疗；泛酸之症不易根治，建议少食甜食，可予瓦楞子、吴茱萸汤合小半夏汤化裁；幽门螺杆菌阳性，加蒲公英 20g。慢性萎缩性胃炎，胃脘隐痛可予吴茱萸 6g、太子参 15g、干姜6g、黄连 3g、橘叶 15g、姜半夏 10g、焦三仙各 10g、砂仁 5g、大枣 15g。腹胀用八月札（枳椇子、预知子）15g 或苓桂术甘汤。养胃食疗非常重要，可以多吃馒头、鸡汤面等易消化食物，少吃韭菜、芹菜等清肠之物，少吃油炸黏腻之物，不吃甜食，一般饮食将养 3 个月即可见效。

大便通畅与否也是肠胃功能好坏的表现，一天保持 1～2 次大便是正常的。如果大便干结，常加生大黄、枳实、生白术等，生白术量要大，一般用 30～50g，甚至用到 80g，枳实一般用 10～20g。便秘用温脾汤：太子参30g，黑顺片 15g（先煎），干姜 6g，生大黄 8g，芒硝 6g（分冲），威灵仙 15g，槟榔 10g，木香 10g。肠梗阻、肠粘连用大柴胡汤。大便先干后稀，不可攻下。如果大便溏稀，常加炒白术、党参、鹿角霜等。尤其在中药保留灌肠时易出现大便稀，可酌加参苓白术散、四神丸等。晨起腹泻用痛泻要方。慢性腹泻，理中汤加独活；五更泻，下腹痛，乏力，用理中汤加减：党参30g，炒白术 30g，干姜 6g，炙甘草 10g，附子 5g，独活 10g，伏龙肝 50g。

二、注重情绪调节

妇女生理过程有经、孕、产、乳等，均耗伤气血，且女性心思细腻，感情丰富，女子以肝为先天，故妇女肝血易虚易瘀，肝气易滞易逆。许老认为妇科多种疾病均与情绪相关，情志因素与瘀血、痰饮一样，既是病因，也是疾病发展到一定阶段的病理产物，且可与疾病互相影响，形成恶性循环。人体精神问题不仅与肝相关，也与心关系密切。心主血脉，主神明，脑为心用，所以中医的"心"既包含心血管功能，也包含情志意识功能，具有双重含义。许老在临证中，既注重用药疏肝解郁，如传统的逍遥散、郁金之类，也常用一些生麻黄、生麦芽、薄荷之类，宣肺解郁；还注重语言调节，抓住患者的心结进行开导劝解，嘱其不必过虑或过疑。焦虑症用补阳还五汤化裁：生黄芪 50g，桃仁 10g，西红花 3g（分冲），当归 10g，川芎 10g，桂枝 20g，地龙 10g，赤芍 10g，生麻黄 10g。现代生活节奏加快，社会环境改变较大，心理障碍性疾病增多，与躯体性疾病相互影响，加大了治疗难度，而信任医生、坦然面对病情的各种变化等开放、平和的心态是治疗有效的有力保障。

三、用药宜温通

妇科疾病单纯寒证或热证较为少见，常见的是寒热错杂、虚实夹杂证，因此药物的配伍很重要，如行兵布阵，要考虑的因素很多。许老在药性方面，喜用温通之品，擅一药多用。《素问·调经论》云："血气者，喜温而恶寒，寒则泣而不能流，温则消而去之。"寒证是妇科最常见的证型之一，且易与气血凝滞证互相影响，因此温热药常用，此为其一。调经促孕是妇科常用治法，涉及调节肝、脾、肾及冲任功能，肾主生殖，温肾补肾之品能够促进女性生殖功能，因此仙茅、淫羊藿、紫河车、鹿茸等温热药是许老常用之品，此为其二。此外，许老多年临床经验发现寒凉之品虽能较快压制症状，但可能掩盖病情，导致延误治疗。因此，对于病因不清的疑难杂症，慎用过于寒凉之品，如五味消毒饮之类。即使经过四诊合参，明确为热毒证，过于寒凉药物也不能用药时间过长，要注意中病即止，以免损伤胃气，甚至影响卵巢功能。

四、治瘀必先治痰

痰和瘀既为病理产物，又为致病因素；二者均可阻滞全身气血畅行，或黏滞，或不断增大，甚至引发疑难杂症。痰，也称痰浊、痰饮、痰湿等，分为有形之痰和无形之痰，有寒热之分，其形成与人体津液代谢失常有关，与肺、脾两脏功能失调尤为相关，如《证治汇补》所言："脾为生痰之源，肺为贮痰之器。"瘀，即瘀血，指血液凝滞的严重状态，与气血代谢失常有关，与五脏功能失常相关，因心主血，肝藏血，脾统血，肺朝百脉，肾藏精，精血同源。在妇科疾病中，血瘀证较为常见，离经之血未及时消散，瘀血可留滞胞宫、冲任，或感受邪气，或情志不畅，或跌仆金刃损伤等因素致瘀，形成月经病、痛经、胎动不安、产后恶露不绝、妇人腹痛、癥瘕、不孕等。痰湿证相对少见，多由外感、内伤等因素引起肺、脾、肾等脏功能失调，痰饮聚集，阻滞胞宫、冲任发病，常见于月经病、带下病、妇人腹痛、不孕症等疾病。痰瘀互结证一般见于怪病、疑难病，如闭经、慢性盆腔疼痛、不孕症、癥瘕等久治不愈者。许老常说"治瘀必先治痰"，是指妇科疾病常见的血瘀证治疗中，除了要考虑气分药如理气、补气药的运用，还要考虑化痰散结药的配合，如白芥子、制南星、海藻、海浮石、牡蛎等，这类药物可协助畅通气血，有助于瘀血消散。这些配伍法，不必非要见到肝郁气滞证或痰湿证才用，只要有气血不通畅就可以用，此乃消除隐患于未然者也。

五、善用血肉有情之品

中医妇科领域调经促孕常用到血肉有情之品，即具有补益作用的动物药，可以温养任督，填补奇经。许老认为，唯厚味胶质之类方能调养精血之愆，同气相求，方可充冲任督带阴阳气血之源。此类药物包括紫河车、鹿角诸药、龟板、鳖甲、阿胶、羊肉、鸡子黄、猪肤等。许老临床善用紫河车与鹿茸，二药更是直入任督二脉，充养之功甚强，旨在提高卵巢功能，调经促孕。紫河车味甘，性大温无毒，入心脾肾三经，大补气血，温肾补精，用于虚劳、闭经、不孕等妇科疾病。常用量为每日 10～15g，水煎服；或研末冲服，每日 3～6g。许老常用鹿茸治疗女性不孕，《神农本草经》将鹿茸列为中品，载有"味甘温，主漏下恶血，寒热，惊痫，益气强志，生齿不老"。其中，鹿茸蜡片最佳，一般用量为 3～6g，水煎连渣服用，但因其价格较贵限制了应用。

六、不惧毒性中药

一些中药有毒性，许老认为，在充分了解其适应证、用法、用量、药物反应、解毒方法的基础上谨慎应用，能够提高某些妇科疾病的临床疗效。例如，治疗盆腔积液、输卵管积水等疑难病证，许老主张用十枣汤合桂枝茯苓丸化裁，其中大戟、甘遂、芫花常用量各 3g，大枣 20g，水煎服。在治疗妇科痛症如经行头痛、痛经、子宫内膜异位症等时,许老常用川乌 3～6g,配伍乌蛇、川芎、三七粉等药,以提高温经散寒、化瘀止痛作用。蜈蚣、水蛭、土鳖虫、全蝎等虫类药也是许老常用的,用于治疗胞脉闭阻型下腹疼痛、不孕症等疾病,这些虫类药物也有毒性,但长于化瘀通络,活血止痛,且现代多为人工养殖,经过炮制,其毒性降低了很多。此外,许老曾以海藻与甘草合用治疗癥瘕,也未见毒性反应。近年关于中药何首乌、淫羊藿等导致肝肾功能损伤的毒性反应报道较多,许老认为辨证施治、应用规范炮制后的药物是避免毒性反应的重要原则,并且越是毒性大的药物,越要注意中病即止,不可久用。

七、灵活处理中药治疗过程中的兼杂症状

临证过程中,无症可辨是令医生头痛的,症状变化太多、太快也容易导致医生不知所措。妇科疾病的治疗疗程短则 3～7 天,但更多的是要持续数月。下述各种症状均是患者复诊时常见的问题,学习一下许老的处理方法,从中可以体会到中药应用的原则性和灵活性。

1. 肝转氨酶升高　肝功能异常一般是指谷丙、谷草转氨酶升高,原因比较复杂,需要经过检查鉴别,排除病毒性肝炎、脂肪肝等肝胆疾病,药物性或者生理性情况如熬夜、饮食不节制、喝酒等。有的患者经过内科对症治疗好转,有的患者始终找不到病因,有的患者则转氨酶反复升高。在治疗妇科疾病过程中,如果遇到肝功能异常的患者,首先遵循"急则治其标"原则,如果转氨酶严重升高,可暂停妇科疾病用药,待内科治疗结束后,再进行妇科疾病的治疗;其次排除药物性肝功能异常的情况,将妇科处方中可能有肝毒性的中药去除。许老常以茵陈 50g、大枣 10g、当归 20g、西红花 3g(冲服)为基础方化裁,有助于升高的转氨酶下降,使肝功能恢复正常。

2. 过敏反应　服用或外用中药都有可能引发过敏反应,全身皮肤或局部皮肤红疹、瘙痒等是常见症状,或表现为眼睛发痒、心慌、头面浮肿、憋闷等,如果症状较重,需要停药观察;如果症状轻微,则可根据症状给予养血祛风、调和营卫之品,如桂枝汤、当归贝母苦参丸等。也有的患者本

身患有过敏性鼻炎、过敏性结膜炎、过敏性哮喘等疾病，遇发作期可酌情加麻黄附子细辛汤、小青龙汤等或防风、乌梅、白果、苍耳子、辛夷等药。此外，虫类药易引发过敏反应，如果患者本身为易过敏体质，可以先用小剂量试探，如改土鳖虫、水蛭各 5g，既能避免常规用量引发过敏反应，也有脱敏作用，逐渐改善患者的过敏体质。

3. 失眠多梦　睡眠问题不仅更年期妇女常见，育龄期妇女也不少见，表现为入睡困难，眠差多梦，眠轻易醒，甚至彻夜不眠，精神萎靡等。如果症状长期存在，则妇科医师不必特意治疗，妇科疾病的重点还应该在经、带、胎、产、杂病之类；如果症状是新发的，则可能与妇科疾病有关，可酌加交泰丸（肉桂 6g，黄连 3g）交通心肾；或加栀子豉汤清热除烦；或合酸枣仁汤养血安神。需要注意的是，妇科疑难杂病如不孕症、慢性盆腔疼痛等，患者求治时间长，与焦虑、抑郁等状态夹杂，可能表现为睡眠障碍，则不是几味中药可以缓解的。

4. 手脚凉　中医认为四肢为诸阳之本，手足自温为阴平阳秘的健康状态，手脚凉或手足不温称之为"四逆"，妇女尤为常见，可见于阳气衰微、气血不畅或血虚寒凝等证。许老常加干姜甘草汤、西红花 3g（冲服），并嘱患者加强运动。四逆，四肢逆冷、四肢逆寒之类，早在《黄帝内经》即有记载。如《素问·阴阳别论》："阴争于内，阳扰于外，魄汗未藏，四逆而起，起则熏肺，使人喘鸣。"《素问·至真要大论》："少阴在泉，客胜则腰痛，尻股膝髀腨骱足病，瞀热以酸，胕肿不能久立，溲便变。主胜则厥气上行，心痛发热，鬲中，众痹皆作，发于胠胁，魄汗不藏，四逆而起。"而《伤寒论》中，关于"四逆"的方证就很多了。《医经溯洄集》中"伤寒四逆厥辨"亦详细描述了四逆、厥、厥逆、厥冷、厥寒、手足逆冷、手足厥逆、四肢不温等的区别。后世医家据此多有探讨。总之，手脚凉这个症状需要详辨三个方面：一是寒冷程度，有不温、冷之区别；二是部位细分，有独手足冷，或波及手腕、脚踝，但不过手肘、膝盖，或冷过手肘、膝盖；三是合并症状，本段内容是妇科疾病合并手足凉一症的处理，但是手足凉可见于呼吸系统、消化系统、泌尿生殖系统、免疫系统等多种系统疾病，也可合并多种症状。

5. 腰痛　腰痛，或腰酸痛，或腰背发凉等不适症状在妇科疾病中也较为常见，以腰骶部不适为多，妇科炎症、月经失调等病证极易并发该症。腰痛的原因较为复杂，需仔细鉴别腰椎、腰肌、腰筋膜等病患，或与行走、坐卧姿势有关，也有可能是引发腰部不适症状的多个疾病共存。妇科疾病合并慢性腰骶部不适多与脾肾不足有关，一般加杜仲、石楠叶之类；许老常加白术50g、羌活10g，谓白术可利腰膝、羌活可通督脉；后背发凉则加细辛温经散寒。

6. 咽部不适　妇科疾病合并咽部不适症状也较多见。如口干咽干，或伴眼干、便干等，舌质偏红，苔少，脉弦细，为阴虚之证，加增液汤；如咽痛急性发病，加蒲公英、板蓝根、羌活滋阴清热，疏风利咽；如为慢性咽炎，晨起干呕，胸闷加麦冬、木蝴蝶、凤凰衣滋阴清肺利咽；咽中有痰，吐之不出，为梅核气，可酌加半夏厚朴汤、乌梅丸之类。咽部不适症状长期、反复发作，还应与反流性食管炎等消化系统疾病相鉴别，如有泛酸、呃逆，可加乌贝散（浙贝、海螵蛸、陈皮）收敛制酸，和胃止痛。

7. 咳嗽　妇科疾病合并咳嗽一症多见于感冒后咳嗽迁延难愈或妊娠咳嗽，前者为余邪未清，肺气不降，干咳可酌加桑白皮、枇杷叶等；或咽痒即咳，口干少痰，可加贝母、桔梗、青陈皮等；如有白痰，可加三子养亲汤；如有黄痰，可加温胆汤；白天不咳，晚上咳嗽加重，少痰，可加款冬花、百合、黄芩。妊娠后咳嗽少痰，如属肺燥证，可用寿胎丸合泻白散化裁，以清肺安胎。

8. 外阴痒　外阴痒属于妇科带下病范畴，一般通过阴道分泌物化验寻找病原微生物，如外阴阴道假丝酵母菌病、滴虫性阴道炎等，可对症处理。但有的患者外阴痒反复发作，各项检查均未见异常，主观症状明显，客观化验指标正常；或者阴道炎反复发作，用药则好，停药则复发，此时可酌加苦参15g、蛇床子15g清利湿热，杀虫止痒，水煎口服或外洗均可。

9. 痤疮、黄褐斑　女性比较注重容貌，面部痤疮、黄褐斑也是常见的就诊原因。这两类疾病均是全身气血瘀滞在面部皮肤的表现。临床应用疏肝理气、活血化瘀法治疗盆腔炎性疾病后遗症时，常可见面部皮肤亦变得光滑润泽；运用疏肝补肾、调理冲任法治疗月经失调时，面部痤疮也随之痊愈，这是中药调理全身气血的效果，也是中医整体观的体现。因此，对于希望治疗妇科疾病时，也要求调理面部黄褐斑的患者，许老常加重温通活血之力，如淫羊藿、丹参、生麻黄等；对于要求同时调理痤疮的患者，可酌加紫草、茜草等。

10. 尿频　尿频也是女性患者常见症状之一，具有以下特点：一为无尿路感染其他症状，如发热、尿痛等；二为情绪紧张、受凉、劳累、同房等诱因下容易加重；三为在妊娠期、产后或更年期容易加重。该症状与女性生殖特点有关，女性尿道口与阴道口距离较近，容易互相感染炎症，且妊娠期盆底支撑结构负担过重，分娩则进一步加重了盆底肌损伤，易导致尿频或尿失禁。如妇科疾病患者夜尿频多，许老常加缩泉丸，补肾缩尿，需要注意的是，益智仁打碎后煎煮药效才好；如只是单纯尿频，则加肉桂15g、益智仁（打）10g温补脾肾，散寒缩尿；如泌尿系感染反复发作，加白茅根50g、车前草15g、萹蓄15g、瞿麦15g、蒲公英15g，清利湿热毒邪，利尿通淋。

11. 头晕、头痛　头晕、头痛也是育龄期或更年期妇女常见症状。经行头痛与经期冲任气血满盈，冲气上逆有关，可根据证型，施以养血活血、疏风潜阳、化痰通络等法，许老常酌加半夏白术天麻汤化裁，其中天麻用量较大，在30g以上。也有妇科疾病患者有颈椎病既往史，常伴随眩晕，颈部不适，可加葛根、川芎各10g；如头痛加全蝎、蜈蚣、川芎、白芷等。

八、如何理解辨证与辨病相结合

中医的特色与优势在于辨证论治，同一种病可以有不同的证型，不同的病可以有相同的证型，只要证型一样，就可以用相同的方法，此即同病异治和异病同治。证，即证候，是指具有某些特征的一类症状和体征，从中可以提炼出病变部位、正邪盛衰、病因等因素。辨证用药是非常重要的，要注意与辨症用药相区别。不要见一症状，就加一两味药，症状多、药味多，甚至多达几十味药，方子没有君臣佐使的配伍；反之，患者症状少，如果不会辨证论治，只会根据症状加药，医者就不会开方子了。同一种疾病，由于体质差异，病因及诱发因素不同，症状和证型也会不同。中医看病，一病多方，一方多病。病不同，证相同，可以用同一方，而不是一病一方。

中医也要辨病论治，这里的病就是疾病。辨别疾病，可以了解这个疾病的病因、发病、发展、转归等特点。这里要注意，中医的疾病名称有些与西医不同。作为现代中医师，需要学习一些西医知识，这样对于疾病的诊断认识会更为全面，但是也不要走偏。比如一提到炎症，如妇科生殖系统炎症、盆腔炎等，就用清热解毒法治疗，忘了中医的辨证施治，连肉桂、干姜都不敢用，全是五味消毒饮、银花连翘之类。这就是受到西医的影响，脱离了中医的辨证。

　　因此，我们提倡辨证和辨病相结合，辨证需要与辨症状相区别，辨病包括中医辨病和西医诊断。在诊治方面，许老提倡"衷中参西，中主西随，西为中用"。了解一些西医学关于疾病的研究，用中医思维去思考，解决临床的疑难杂症。常见有以下几种情况。一为患者在用西药治疗时，辨证施治中药以缓解其副反应，如妇科炎症应用抗生素10天以上，患者多见舌苔厚腻，表现为纳呆、胃脘胀等，我们用中医思维可以理解为抗生素为寒凉之品，易碍胃生湿，可予平胃散化裁，以缓解抗生素胃肠道副反应。二为患者手术后，中医辨证施治以预防或治疗手术后遗症。如子宫肌瘤剔除术后，若有妊娠意愿或接近绝经期，为防止肌瘤复发，可施以活血化瘀、软坚散结、温通经络等法预防。再如全子宫双附件切除术后或应用促性腺激素释放激素类似物等，绝经患者出现烘热汗出、心烦失眠等更年期症状，可以适当应用补肾疏肝、滋阴潜阳中药缓解症状。三为用中医药治疗时，可借鉴西医学诊治研究成果辅助处方化裁。如现代药理学研究发现黄连具有降糖作用，而多囊卵巢综合征与胰岛素抵抗、代谢综合征等有关，如该病患者处于糖尿病前期，许老常依据辨证在处方中配伍黄连。四要注重中西医方面殊途同归之处。如中医诊治先兆流产、不孕症时，如辨为血瘀证，可施以活血化瘀之品，妊娠期亦可，此所谓有故无殒则无殒也；现代研究也发现，复发性流产等疾病可出现血栓前状态，酌情使用抗凝药物可提高妊娠率。这是中、西医学不同思维方式得出的结论，非常相似，类似例子还有很多，我们临证之时可以多加运用。五要注重中西医方面不同起效机制的相互作用，要相辅相成，不能互相制约。如人工辅助生殖中的降调节期间（通过药物干预垂体功能，使生殖激素的自然生成暂时降低的过程，称为降调节。降调节可以更好地控制周期，有助于预防早期排卵。目的是促使一批卵泡同步发育，争取同一时间获得更多的成熟卵泡，从而提升辅助生殖技术的成功率)，不能一味用中药温肾壮阳、调经促孕之品，否则两股力量相背而行，不仅影响疗效，还会损伤机体。

九、如何运用四诊合参

中医辨证是在四诊合参收集起的症状与体征基础上，分析、思考病因病机特点。望、闻、问、切四诊得到的信息或多或少，或真或假，需要去伪存真，或挑出关键症状或体征，这也是体现一名医生中医功底与经验之处。四诊收集信息要全，分析时要仔细甄别，不一定全都采用。许老常举例，如崩漏一病，阴道出血是主症，急则治标，缓则治本，止血是当务之急，辨证要点脉象应居首位，其他如出血量多少，血色深浅，血块多少，伴随腰腹痛、头晕等症状均在其次。脉象滑而有力表示出血势头较猛，需用犀角地黄汤之类清热凉血止血，且用药量要大；脉象虚弱无力则表示出血势态已缓和，宜益气养血止血。肌肉、腹部触诊也是青年医师容易忽略的检查。在诊治月经失调患者时，许老在诊脉之后要触摸一下患者上肢肌肉，因脾主肌肉四肢，如果患者体胖、肌肉松弛，多为脾气不足，冲任气血不足，导致胞宫满盈失常。妇科患者常表现为下腹部疼痛，或胀满，或酸软不适，许老常以腹部触诊，体会其腹部肌肤的紧张度、肌肉的厚实与松弛、脂肪的多寡等，许老在辨证过程中也会参考这些触诊信息，力求辨证准确，用药精准。

（刘　弘　王　清）

第四节　许润三妇科护理心悟

自古以来，中医治病即是集医、药、护为一体，三者相辅相成，密不可分。中医把人体看作一个有机整体，同时也把人体健康与内在心理状态，和外在的生活环境、社会环境紧密联系起来，人体的生病状态和康复之间是一个相互转换的动态过程，在这一过程中，护理至关重要。许老在70余年的临床生涯中,不但一直致力于中西医结合治疗妇科疾病,对中医护理方面也有颇多独到见解。在中日友好医院中医妇科病房,由许老开创,使用至今已30余年的中药热湿敷、中药保留灌肠、中药离子导入、艾灸、耳穴等中医外治法,在治疗期间配合中药汤剂口服,可明显提高疗效。除此之外,治病期间和疾病康复期,根据每个患者的具体情况,辅以情志调摄、饮食调护、起居调适、运动养生等方式,来全面改善患者身体素质,达到固护正气、恢复并保持健康的目的。

一、理论来源及外治法优势

妇科疾病常见的病因有外感六淫(寒、热、湿)及情志、生活、环境、体质(虚、郁、瘀)等因素,这些因素引起妇科疾病的病机变化;肾、肝、脾三脏功能失常,气血失调,导致冲任督带损伤,肾-天癸-冲任督带-胞宫生殖轴失调,发生女性经、带、胎、产、杂诸疾。妇科疾病的发病特点多为人体下焦部位(下腹部)的盆腔局部发病,部位相对固定不移,病灶距体表或黏膜较近,结合《黄帝内经》《伤寒论》等书中所记载的外治法,许老认为外治方法及用药对妇科很多疾病更易发挥作用,且具有以下优势:

1. 安全、副作用少　妇科中药外治通常施于体表,可以随时观察其适应和耐受情况,从而决定继续使用与否;而内服药物,如不对症,发生副作用时处理比较复杂,外治只要施治配药得当,一般鲜有副作用。

2. 胃肠道不良反应少　患者口服药物,对胃肠道的刺激是棘手问题,尤其平素胃肠功能欠佳者。妇科疾病需要服药治疗,有时往往陷入治病服药,病未治好,胃病又成的两难局面,药物外治则不存在这一问题。俗话说"良药苦口利于病",汤剂的口感对许多患者来说难以长期忍受,而中药外用则有"良药治病不苦口"的优点。

3. 对肝肾影响较小　内服药物,通过胃肠吸收后,代谢产物尤其是一些毒性产物,必须经过肝肾解毒及排泄,对有肝肾疾病的患者来说,用药时也要充分考虑。而中药外治,大多经过皮肤、黏膜吸收,药物成分进入体内已通过一层屏障过滤,有害成分已大为减少,故对肝肾损害较小。因此,外治法的作用不单是药物有效成分的体表黏膜吸收,还能通过药物对特定部位、穴位的刺激,从而疏通经络,调理气血,调整脏腑功能。

4. 操作简便,取材容易　中药外治法大多作用于人体经穴和特定部位,这些部位易于辨别,操作也比较简单,容易上手,只要在护理医师正确的指导下加以练习,患者自己或家属即可操作,如妇科常用的热敷法、艾灸法等。

二、中医妇科辨证施护

辨证施护是中医护理的基本法则,也是其精髓所在,是指在中医基本理论的指导下,根据辨证结果确定相应的护理原则并以此实施护理。辨证是将四诊(望、闻、问、切)所收集的病情资料通过分析、综合而辨清疾病的原因、性质、部位和正邪之间的关系,从而概括诊断为某种性质的证的过程。由此可见,辨证是实施护理措施的前提和依据;施护是辨证的目的,两者是理论与实践相结合的体现。

"动而不息"是自然界的根本规律,同一疾病在不同的发展阶段可以表现出不同的证候,而不同的疾病有时在其发展过程中,却也可以表现出相同的证候。而只要证候相同,就可以实施相同的治法和护理方法,这就是中医"异病同治(护)"和"同病异治(护)"的意义所在。元代朱震亨《格致余论》中有"天主生物,故恒于动;人有此生,亦恒于动",《血证论》也指出:"月有盈亏,海有潮汐。女子之血,除旧生新,是满则溢、盈必亏之道。女子每月则行经一度,盖所以泄血之余也。"许老在临床上,始终强调在整个医治和护理过程中,要以恒动观念来把握患者的疾病过程及病理变化,并以此动态调整施治(护)方案,从而达到最佳疗效。李时珍在《本草纲目》指出:"女子,阴类也,以血为主。其血上应太阴,下应海潮,月有盈亏,潮有朝夕,月事一月一行,与之相符,故谓之月水、月信、月经。"冲为血海,任主胞胎,肾气全盛,二脉流通,经血渐盛,故每月应时而下。而女子因行经、带下、妊娠、产育、哺乳等特殊生殖生理现象,精血盈亏交替,所致"阳非有余,真阴不足",此时最要谨慎调理,否则"轻为宿疾,重可殆矣"。

1. 起居调适　《灵枢·本神》:"故智者之养生也,必顺四时而适寒暑,和喜怒而安居处,节阴阳而调刚柔,如是则僻邪不至,长生久视。"在患者的起居方面予以精心照顾和专业性指导,可以帮助患者保养正气,调整阴阳平衡,增加机体抵御外邪侵袭的能力,达到促进疾病康复的目的。

(1)起居有常:"常"即常度,指起卧作息和日常生活各方面有一定规律并合乎自然界和人体的生理常度。《素问·金匮真言论》:"平旦至日中,天之阳,阳中之阳也;日中至黄昏,天之阳,阳中之阴也;合夜至鸡鸣,天之阴,阴中之阴也;鸡鸣至平旦,天之阴,阴中之阳也。故人亦应之。"阐明了人体昼夜阴阳消长运动与自然界昼夜变化相应,阴阳消长变化是人体的睡眠机制。《灵枢·大惑论》:"阳气尽则卧,阴气尽则寤。"中医"子午流注"理论认为,每日的12时辰对应人体12条经脉,子时(23~1点)胆经当令,此时入眠,醒后头脑清晰,气色红润;反之,则因子时人体阳气开始升发,不但困意全无,反而会越发精神。午时(11~13点)心经当令,心主血脉,主神志,侧卧休息20~30分钟可使心血充盈,精力充沛,思维敏捷。《黄帝内经》指出"人以天地之气生,四时之法成""人与天地相应"。《素问·四气调神大论》"春三月……夜卧早起,广步于庭……夏三月……夜卧早起,无厌于日……秋三月……早卧早起,与鸡俱兴……冬三月……早卧晚起,必待日光……"《灵枢·五乱》:"五行有序,四时有分,相顺则治,相逆则乱。"均阐明人体要顺应自然界四时阴阳盛衰的变化,春保肝,夏保心,秋保肺,冬保肾,遵循"春夏养阳气,秋冬养阴精"的养护原则。

(2)劳逸适度:《素问·宣明五气》:"久视伤血,久卧伤气,久坐伤肉,久立伤骨,久行伤筋。是谓五劳所伤。"孙思邈在《备急千金要方》中指出:"养性之道,常欲小劳,但莫大疲及强所不能堪耳。"古人认为劳和逸须适度,有常有节,不偏不过。应遵循"动静结合""形劳而不倦"的原则。过劳伤身,尤以神劳为甚,劳神即用脑过度。中医学认为,心主神而藏血,脾在志为思,神劳过度最易耗伤心血,损伤脾运。许老养生首要就是心静无尘而安,他一直秉持不追求名利,关注当下,恪守本分,静心而乐,能为者为之、不能为者则舍之的理念。上述气虚和血虚证患者在康复阶段,必须遵循不过劳神、不过劳力的重要原则。但有时"逸则气滞""用进废退",许老同时还主张要适度运动,他认为锻炼的目的是使身体的气血保持流通,免疫力增强,不至于形成瘀滞、痰湿留驻体内而百病丛生,尤其是妇科冲任督带经脉的瘀滞与胞宫疾病直接相关。这些中医护理养生技巧有很多现代研究证据支持,例如有研究显示,绝经后女性进行每周 3 次、每次 45 分钟的有氧运动,10 周后其褪黑素分泌水平较没有运动时升高 4 倍,表明中等量强度的运动有助于睡眠质量的改善。

(3)环境适宜:适宜的环境有利于疾病康复和个体的身心健康。环境适宜包括居处环境舒适和适应外界环境两方面。居处环境舒适指居室、工作场所整洁,空气清新,温湿度适宜等。此外,还应结合患者的体质特点,选择适宜的居处环境,如妇科寒证(寒湿或阳虚)者多畏寒怕风,应安置在向阳温暖的居室;妇科热证(郁热或阴虚)者多恶热喜凉,可安置在背阳凉爽的居室;心气虚者多喜静,居室应安静整洁,避免噪声。适应外界环境则指为适应地理位置或四时气候特点等外界环境而采取的应对措施。如许老认为北方气候寒冷,患者素体多阳虚体寒,结合张景岳补肾阳、重视命门之火的理论,在临床治病中,善用桂枝茯苓丸、温经汤、艾附暖宫丸等经方温肾助阳、温经活血,配合艾灸、热敷、熏蒸等施护方法,共同起到维护女性健康的作用。《妇人大全良方》谓"夫妇人月水不调者,由劳伤气血致体虚,风冷之气乘也。若风冷之气客于胞内,伤于冲任之脉""中风则病风,感冷则病冷,久而不愈,变证百出"。女性因有经、带、胎、产等特殊生理现象,更应注意防寒保暖,避免因涉水、淋雨、贪凉、暴热、坐卧湿地等,导致六淫邪气由皮肤腠理侵入冲任督带经络而引发诸疾。

2. 饮食调护 《素问·脏气法时论》指出"毒药攻邪,五谷为养,五果为助,五畜为益,五菜为充,气味合而服之,以补精益气"。中医历来就认识到合理饮食是人体五脏六腑、四肢百骸得以濡养的物质基础。《素问·刺志论》曰:"谷盛气盛,谷虚气虚,此其常也。反此者病。"许老亦强调鸡鸭鱼肉、果蔬杂粮等食物的均衡摄入。《济阴纲目》曰:"血者,水谷之精气也,和调五脏,洒陈六腑。在男子则化为精,在妇人则上为乳汁,下为月水。"由此可见,水谷之精充足是维持月经规律的前提。许老反对贪食和过度节食的饮食倾向，两种饮食习惯均是妇科月经病的常见原因。许老认为每个人都可以有自己的饮食习惯、偏嗜偏好，在为个体提供饮食指导时，应因人而异，不可偏执。《伤寒杂病论》："所食之味，有与病相宜，有与身为害，若得宜则益体，害则成疾。"指出辨证施食，可关注五脏病食忌、四时食忌、冷热食忌，经期、妊娠、哺乳食忌等。如妊娠期母体多为阴虚阳亢状态，故应避免食用辛辣、腥膻之品，以免耗损阴血而影响胎元；产后多为阴血亏虚或瘀血内停之象，且需以乳汁喂养婴儿，因此，产后应以平补阴阳气血，尤以滋阴养血为主，可进食甘平、甘凉类膳食以及肉蛋类食品，忌食辛燥伤阴、发物、寒性生冷食物。《保婴易知录》："乳子之母当节饮食，慎七情，调元气，养太和。盖母强则子强，母病则子病，保婴者必先保母，一切酒、面、肥甘、热物、瓜果、生冷寒物皆当禁之。"

3. 情志调摄 中医学认为，人有七情变化，正常的情志活动可调畅脏气，助正抗邪，对维护人体健康有积极的促进作用。《三因极一病证方论•七气叙论》说："喜伤心，其气散；怒伤肝，其气击；忧伤肺，其气聚；思伤脾，其气结；悲伤心胞，其气急；恐伤肾，其气怯；惊伤胆，其气乱。虽七诊自殊，无逾于气。"突然、强烈或长期持久的情志刺激，当超出人体自身调节范围时，可使人体气机紊乱，气血不和，脏腑功能失调，因此内伤七情也是人体重要的致病因素。女性属阴，以血为先，其性多柔弱，一般比男性更易受情志影响而患病，以悲忧、哀思致病多见。《素问•举痛论》："怒则气上，喜则气缓，悲则气消，恐则气下……惊则气乱……思则气结。"现代女性因为职场和家庭生活面临的困难，往往心理压力较大，加之生理上有"气血充盈，胞宫盈亏有序"的特点，两者结合常会将女性的心理问题放大，使传统的七情致病在女性身体上反应更加明显。肝主疏泄，畅达情志，女子经期、产后哺乳期，肝血容易亏虚，如果此时肝气郁结，肝木不舒，克伐脾土，脾虚肝郁，冲任督带功能失常，则胞宫诸疾丛生，可见月经失调、不孕、流产、经前紧张、更年期、子宫肌瘤等问题。许老认为，肝郁是上述妇科各种问题的原因，在疾病的发展过程中也可转化为结果，因果相干，则郁滞更甚。因此，在健脾养血、疏肝调肝等治法基础上，格外注重患者情志的疏导,将说理开导、发泄解郁、移情解惑等情志调摄方法融入上述病症患者的治疗、养生康复以及护理之中。

4. 运动养生 建议患者根据自身体质和兴趣爱好,选择合适的运动方式,如太极拳、八段锦、五禽戏、慢跑、游泳、散步、羽毛球等。许老非常重视运动养生,他认为锻炼可有助于人体阳气的生发,改善新陈代谢,调和气血,符合"五脏安和,病从何来"的养生保健理念,所以他现在仍然坚持每日散步。为便于住院患者运动锻炼,我们在病房备置了跳绳、呼啦圈等简便运动器材;利用下午休息时间,带领患者进行八段锦功法练习,以利于气血运行,增加治疗效果。

5. 用药指导 《伤寒论》桂枝汤方后注明"以水七升,微火煮取三升,去滓,适寒温,服一升",服药后应"啜热稀粥一升余,以助药力,温覆令一时许,遍身漐漐微似有汗者益佳,不可令如水流漓,病必不除……禁生冷、黏滑、肉面、五辛、酒酪、臭恶等物"。详细阐述了煎药方法、服药注意事项、服药后观察反应及饮食禁忌等内容。《调疾饮食辨》中说:"病人饮食,借以滋养胃气,宜行药力,故饮食得宜足为药饵之助,失宜则反与药饵为仇。"服药期间有些食物对所服之药有不良影响,应忌服。许老喜用附片、桂枝、肉桂、干姜、巴戟天、鹿角霜等温阳药物,除常规指导患者忌食辛辣、油腻、生冷之品外,还叮嘱患者忌食白萝卜、绿豆、浓茶,以避免其降低药性。此外,还需根据不同的治疗目的、药物作用、脏腑四时特点、患者体质等,配以适合的给药时间及方法,以提高治疗效果。如调经药根据证候,经后期以滋肾养血调冲为主;排卵前期在滋养精血基础上,辅以助阳调气活血;排卵后期以温补肾阳为主;行经期宜活血调经。活血化瘀及补益药宜饭后温热服,虚证者汤剂宜饭前温热服,血热者宜饭后偏凉服,等等。

6. 病后调护 大病初愈,虽症状好转,但真元大虚,气血未复,精神倦怠,余邪未清,脏腑功能尚未完全恢复。此时若调护不当,病邪在体内复燃,脏腑功能失常,则疾病复发。"虚邪之风"最易致病,轻则腰膝酸痛,重则口眼歪斜,故应及时添减衣被,睡时关闭门窗,勿袒胸露腹以避外邪贼风。脾胃为仓廪之本,气血生化之源,新病初愈,脾胃虚弱,不可强食、纵食、暴食,不可偏补太过,宜食用清淡、易消化食物,且少量多餐、辨证施养,忌食增邪伤正之品,以达到健脾和胃、补中益气、扶正护卫、抗御邪气的目的。保持心情舒畅,树立积极乐观的人生观和价值观,避免情志异常波动,以免五志过极引起脏腑功能失常,加重病情。根据患者自身机体状况和所患疾病,采取静养与适当形体活动(如床旁活动、室内外散步)相结合的方式,循序渐进,量力而行,有助于机体康复。例如,盆腔炎性疾病后遗症往往是由急性盆腔炎失治、误治或治疗不彻底,或者患者体质虚弱,病程迁延演变所致,可导致慢性盆腔痛、不孕症、异位妊娠、盆腔炎反复发作等。但如引导患者积极治疗,保持情志舒畅,避免七情过极加重病情,配以营养丰富、结构合理的膳食,病后再选择合适的锻炼方式,避免劳累和剧烈运动,同时注意经期、孕期、产褥期个人卫生,阴道出血时避免盆浴及不必要的妇科检查,禁房事等,盆腔炎性疾病大多可好转或治愈。

三、妇科常用中医护理适宜技术

中医外治法治疗妇科疾病历史悠久,早在《金匮要略·妇人杂病脉证并治》中就有用矾石丸纳入阴中,治疗湿热带下的外阴冲洗、阴道纳药等外治法的记载。妇科外治法沿用至今,在理论研究、药物剂型、用药途径、施治方法、适用范围等方面有了长足进展。许老认为外治法可弥补内治法的不足,尤其是外治法药物用量可偏大,既可加强疗效,又无胃肠刺激反应。许老诸多外用经验方如中药灌肠方、足浴方、中药离子导入方、外敷方等配以相应的中医外治技术在临床广泛应用,尤其在治疗盆腔炎性疾病后遗症、子宫内膜异位症、不孕症等妇科疑难杂症方面,疗效突出。下面详细介绍许老临床常用的中医护理适宜技术。

(一)中药离子导入

通过直流电流将离子型药物经电极定位导入皮肤,通过皮肤生物膜进入组织或体液循环的一种结合中药、穴位及电流物理作用的疗法。

【治疗目的】

活血化瘀、松解粘连、镇痛。

【原理】

根据离子透入原理，运用中药药液，借助药物离子导入仪的直流电场作用，将药物离子经皮肤或黏膜导入盆腔或胞中，并在局部保持较高浓度和较长时间，使药效得以充分发挥，用以治疗慢性盆腔炎、输卵管阻塞、妇科术后盆腔粘连、子宫内膜异位症、陈旧性异位妊娠、外阴炎等。

【方法】

将纱布棉垫用药液浸透，敷于少腹子宫穴处（子宫穴，经外奇穴名。出自《针灸大全》。别名侠玉泉、肖必。位于下腹部，脐中下 4 寸，前正中线旁开 3 寸。在腹内、外斜肌中），将正负电极板、热敷磁疗垫先后覆盖于纱布棉垫上（正负电极板禁止接触），上压 2kg 沙袋，根据患者的感觉、病情、年龄、体质等调节电流强度。电流为 5～10mA，每次 20 分钟，每日 1次，14 天一疗程。

【注意事项】

妊娠期、不规则阴道出血禁用；月经期慎用；过敏体质者慎用；治疗时有揉捏、拍打、震颤、麻热等感觉，电流量以舒服、能耐受为宜。局部皮肤出现皮疹、瘙痒，或治疗中出现刺痛异常反应时暂停治疗，及时报告医生，协助处理；注意保护患者隐私。

【不良反应的预防及处理】

电击伤：①预防。治疗前充分评估电极片放置区域皮肤情况，避开皮疹、皮损、破溃区域；治疗中不要挪动身体和四肢，避免对电极片进行抻、拉、抬起等动作，以免发生电极片移位，导致电击伤。②处理。立即停止治疗，评估皮损的严重程度，遵医嘱予以相应处理；皮损愈合前严禁在该区域行中药离子导入治疗。

过敏性皮疹：①预防。过敏体质者慎用；治疗后及时清洁皮肤，去除残留药液。②处理。评估皮疹程度，遵医嘱涂抹抗过敏药膏；耳穴贴压风溪、肾上腺、神门、内分泌等穴；变更治疗部位，必要时停止该项治疗。

（二）中药湿热敷

将药物加工并加热后，敷于患病部位或特定穴位，借助温热之力，将药性由表达里，通过皮毛腠理，循经运行，内达脏腑，疏通经络，温中散寒，畅通气机，镇痛消肿，调整脏腑阴阳，从而防治疾病的一种方法。

【治疗目的】

温经驱寒、活血化瘀。

【原理】

利用热气熏蒸湿敷下腹部和腰骶部，使药物通过皮肤直接渗透和吸收，加快盆腔血液运行，促进气血运行畅通，从而缓解局部组织粘连，促进炎症吸收。

【方法】

先把具有温通、活血化瘀功效的外敷方轧碎，装入布袋中，淋湿，上锅蒸煮30分钟，趁热取出，置于毛巾上，隔毛巾交替敷于下腹部和腰骶部的相应穴位上，湿敷温度控制在40～45℃，治疗局部以温热、舒适感为宜，两部位每20～30分钟交替变更一次，治疗时长60～90分钟，每日1次，14天一疗程。

【注意事项】

妊娠期禁用；月经期、不规则阴道出血慎用；过敏体质者慎用；每20～30分钟变更湿敷部位，以避免烫伤和继发效应的发生；湿敷时以微微出汗为宜，夏季治疗后多饮水，冬季治疗后注意防风保暖；注意保护患者隐私。

【不良反应的预防及处理】

烫伤：①预防。治疗前充分评估治疗部位皮肤情况，严格把控湿敷温度，如有皮疹、手术瘢痕、妊娠（生长）纹等需降低治疗温度2～3℃；湿敷包放置在隔热毛巾上静置10～15分钟后，待热气均匀穿透毛巾后开始行热敷治疗，先敷腰骶部，再敷下腹部，每20～30分钟变更一次治疗部位。②处理。立即停止治疗，评估烫伤的严重程度，遵医嘱予以相应处理：一度烫伤予以烫伤膏局部涂抹，浅二度烫伤局部出现小水疱，无须处理，局部涂抹烫伤膏，可自行吸收，若水疱较大，由医护人员用无菌注射器抽吸疱液，并用无菌纱布覆盖。

过敏性皮疹：见"中药离子导入"部分。

（三）中药保留灌肠

将中药药液从肛门灌入直肠至结肠，使药液保留在肠道内，通过肠黏膜对药物的吸收达到治疗多种疾病的方法。临床上常用的中药保留灌肠法有直肠注入法和直肠滴注法两种。

【治疗目的】

清热解毒、软坚散结、活血化瘀。

【原理】

根据女性生理解剖特点，子宫、附件与直肠毗邻，直肠给药，药物可通过直肠黏膜吸收，直达病变部位，免去胃肠道对药物的影响，温热的药液可使血管扩张，血流加快，增加了药液进入盆腔组织的有效度，更好地促进炎症消退。同时因药物的有效浓度维持时间更久，还可明显改善局部组织的营养状态。

【方法】

将灌肠方剂煎煮成药液，加温至 42℃，睡前 30 分钟，患者治疗前排空二便，取左侧卧位，抬高臀部 10cm，12 号硅胶肛管润滑后经肛门缓慢插入 15～20cm 至结肠内，灌注药液温度 38～40℃，速度 15～20ml/min，灌注时长约 10 分钟，保留时长以 4～6 小时以上为宜。每晚 1 次，灌注药液的量为 150～200ml，14 天一疗程。

【注意事项】

妊娠期、月经期、不规则阴道出血禁用。过敏体质者慎用。治疗时如出现小腹轻度胀满不适或轻微疼痛，但不影响睡眠；下腹串气，或有肠鸣；大便次数增多，1～3 次/d，为稀糊便均属正常现象。如出现心慌、出冷汗、恶心、剧烈腹痛等，应立即终止灌肠操作，同时采取必要的处理措施，并报告医生。注意保护患者隐私。

【不良反应的预防及处理】

灌肠药外溢：①预防。治疗期间，少食或不食用咖啡、酸奶、豆类、瓜类、洋葱等生冷、胀气、通便、利尿的食物，避免食用辛辣、油腻、不易消化吸收之菜品；晚间汤药尽量早服，适量饮水，避免因饮水过多而起夜；治疗前排空二便，伴有腹泻及严重腹痛时暂停治疗；按要求控制灌肠液温度、灌注速度及压力；首次灌注量减半，待适应后逐渐增至正常治疗量；灌肠后卧床休息，减少下地活动；②处理。安抚患者，予以心理疏导，避免因治疗失败增加心理压力；通知医生，酌加补骨脂、诃子、石榴皮等涩肠止泻之品，协助药物吸收。耳穴贴压选取大肠、小肠、皮质下、神门、交感穴。

（四）耳穴贴压

采用王不留行籽、莱菔籽等丸状物贴压于耳廓上的穴位或反应点，通过其疏通经络，调整脏腑气血功能，促进机体的阴阳平衡，达到防治疾病、改善症状的操作方法，属于耳针技术范畴。

【治疗目的】

疏通经络，调整脏腑气血功能，促进机体的阴阳平衡。

【原理】

根据中医经络学说的理论，耳与经络、脏腑关系甚为密切，脏腑、经络不和反映于耳，通过对王不留行籽等物的反复按压，刺激与脏腑对应的耳穴，调理脏腑气血，从而达到调节脏腑功能活动、治疗疾病的目的。

【方法】

结合患者病证及主诉，探查耳穴敏感点，确定贴压部位，用75%乙醇自上而下、由内到外、从前到后消毒耳部皮肤，用止血钳或镊子夹住王不留行籽耳贴，贴敷于选好的耳穴上，并给予适当按压（揉），使患者有热、麻、胀、痛感觉，即"得气"。每日自行按压3～5次，每次每穴1～2分钟。

【注意事项】

妊娠期、严重心脏病禁用；耳部皮肤有炎症、破溃、冻伤的部位禁用；对过度饥饿、疲劳、精神高度紧张、年老体弱者按压宜轻，急性疼痛性病证宜重手法强刺激，习惯性流产者慎用；根据不同病证采用相应的体位，如胆石症取右侧卧位，冠心病取正坐位，泌尿系结石取病侧在上方的侧卧位等；每次选择一侧耳穴，双侧耳穴轮流使用，夏季留置时间1～3天，冬季留置3～7天；贴压耳穴应注意防水，以免脱落。

【不良反应的预防及处理】

疼痛：①预防。评估患者疼痛耐受情况，治疗前做好充分解释与沟通；结合患者证型与体质，选择适宜的按压手法。②处理。适当调整贴压部位。

（五）中药泡洗治疗

借助泡洗时洗液的温热之力及药物本身的功效，浸洗全身或局部皮肤，达到活血、消肿、止痛、祛瘀生新等作用的操作方法。

【治疗目的】

温经散寒、活血通络。

【原理】

借助温热及药物本身的功效，使药物分子透过皮肤微循环进入血液循环。避免了肝脏的首过效应，起到疏通腠理、透达筋骨的作用，改善血液循环。

【方法】

关闭门窗，将 40～43℃左右的药液注入盛药容器内，将膝部以下部位浸泡于药液中，浸泡 25～30 分钟。

【注意事项】

月经期、不规则阴道出血慎用；过敏体质者慎用；泡洗过程中，应饮用温开水 300～500ml，以微微出汗为宜，注意防风保暖，如出现头晕、心慌等异常症状，应立即停止泡洗，并报告医师。

（六）艾灸疗法

通过点燃用艾叶制成的艾炷、艾条，熏烤人体的热敏穴位，利用艾叶产生灸火的温热效应治疗疾病的一种方法。

【治疗目的】

散寒除湿、行气通络。

【原理】

中医理论：以脏腑理论为指导、经络学说为依据，通过艾叶燃烧产生的温和热力刺激体表腧穴，经过经络传导激发脏腑功能，从而达到调整机体阴阳气血运行的目的。

现代理论：通过艾叶燃烧产生的药物作用、温热作用及光辐射效应作用于局部，改善血液循环，对神经内分泌、机体代谢及免疫功能有整体调节作用，最终达到防病治病的目的。

【方法】

艾灸疗法分为艾炷灸、艾条灸、温针灸、温灸器灸等。临床比较常用的是艾条灸。患者取侧卧位、俯卧位、平卧位、坐位等舒适、适宜施灸的姿势，将艾条的一端点燃，对准拟灸部位（多为腧穴）进行施灸熏烤，灸火距皮肤距离为 2～3cm，使患者局部产生温热感但并无灼痛为宜。一般每个部位灸 10～15 分钟，至皮肤红晕为度。常用的穴位有中脘、神阙、子宫、气海、关元、中极、足三里、三阴交、肾俞、腰阳关、八髎等。

【注意事项】

孕妇的腹部和腰骶部禁灸；阳热、阴虚火旺性疾病慎灸；过敏体质者慎灸；应遵循先上后下、先背部后胸腹、先头部后四肢、先阳经后阴经的顺序；空腹或餐后 1 小时内不宜施灸；艾灸前后，可以喝一杯温开水，有利于艾灸后排毒；艾灸时注意局部保暖，勿受风寒；艾灸后饮食以清淡为主，不要食用油腻、生冷食物，4 小时后可洗温水澡。

【不良反应的预防及处理】

烫伤：①预防。艾灸时，施灸者的示指和中指置于施灸部位两侧，通过施灸者的手指感知患者局部的受热程度，随时调节施灸时间和施灸距离，患者身体不可随意摆动，以防艾灰脱落烧伤皮肤。②处理。局部出现小水疱，无须处理，可自行吸收，若水疱较大，由医护人员用无菌注射器抽吸疱液，并用无菌纱布覆盖。

晕灸：患者突然出现头昏、眼花、恶心、面色苍白、脉细手冷、血压降低、心慌出汗，甚至晕倒等症状。①预防。对于初次施灸者，治疗前应做好充分解释与沟通；患者取舒适体位，体弱者避免刺激过重；热敏感者热力及灸量要由小到大、由少到多；过饥过饱、醉酒、极度疲劳、恐惧紧张者不宜施灸。②处理。轻度：停灸；患者移至通风处，抬高下肢，头部放低，静卧。温热开水或热茶饮服。重度：停灸；平卧，雀啄灸百会，直至恢复意识；必要时心肺复苏。

（七）揿针

揿针，又称为揿针型皮内针，是临床皮内针的常见类型，皮内针刺法又称"埋针法"。《素问·离合真邪论》有"静以留之"的刺法记载。现常用于耳针、阿是穴埋针、辨证取穴等。

【治疗目的】

疏通经络气血，调节脏腑阴阳，扶正祛邪。

【原理】

揿针刺入后，较长时间埋藏并固定于腧穴部位的皮内或皮下，给皮部以微弱、持续而稳定的刺激，不断促进经络气血的有效运行，从而激发人体正气，起到祛除病邪的作用。

【方法】

根据患者的症状、体征选取相应的体穴，用75%乙醇擦拭消毒穴位处的皮肤，待干后，将揿针从包装中取出，轻置于穴位上，从针柄部向下轻轻将针按压入皮内。埋针期间每穴揉按1～2分钟，每日按压3～4次，每次至少间隔4小时，按压时以酸、胀、麻、轻度疼痛为正常感受。常规每次贴压5～8个穴位，埋针时间根据患者病情、病症、季节而定。一般秋冬季以24～48小时为宜，暑热时不宜超过24小时。常用穴位有内关、中脘、关元、气海、中极、子宫、命门、腰阳关、肾俞、脾俞、阴陵泉、阳陵泉、足三里、三阴交、太冲等。

【注意事项】

妊娠期慎针；合谷、三阴交、缺盆以及腹部、腰骶部腧穴禁针；大怒、过劳、过饥、过渴、醉酒时禁针；皮肤损伤、皮疹、瘢痕处禁止埋针；胶布过敏者禁用；晕针者慎用；埋针、起针时，操作手法须垂直下压或上提；起针时，防水贴膜对角向内（粘贴面）对折，避免挤压中心区域，发生针刺伤。

【不良反应的预防及处理】

皮肤感染：①预防。操作过程中应遵循无菌原则；埋针处不宜水浸泡。②处理：夏季多汗时，应注意检查埋针处有无汗浸皮肤发红现象；如出现发红疼痛，要及时检查，有感染征象时立即起针；若已发生感染，应常规消毒，必要时遵医嘱局部外涂消炎药膏，如红霉素软膏、莫匹罗星软膏等；若有发热等全身症状，应积极对症治疗。

四、辨证施护验案

病案1：于某，女性，36岁。

2018年8月15日入院，8月29日出院。患者结婚2年，未避孕未怀孕1年。平素月经规律，行经7天，周期30天，无大血块和痛经。规律监测排卵提示有优势卵泡，男方精液常规无异常。2018年7月16日行子宫输卵管造影检查，结果提示子宫位置右偏，双侧输卵管通而不畅，2小时后盆腔弥散欠佳。现为进一步治疗收入我科。入院见症：LMP 2018-08-06。平素情绪多抑郁，时有乳房胀痛，纳眠可，二便调，舌质暗，胎薄白，脉弦细。患者既往体健，否认家族病史，否认药物、食物过敏史。已婚，孕2产0（人工流产1次）。

【诊断】中医诊断：不孕症，肝郁气滞。

西医诊断：继发性不孕，输卵管通而不畅。

【治法】疏肝解郁、化瘀通络。

【方药】四逆散加味：柴胡10g，枳实12g，赤芍15g，生甘草10g，丹参30g，生白术15g，当归10g，三七粉3g（冲服），路路通10g，蜈蚣5条，土鳖虫10g，生黄芪30g，莪术30g，三棱15g，桂枝30g，威灵仙15g。共14剂，水煎服，早晚温服。

自拟活血化瘀中药离子导入方。水煎取药20ml下腹部离子导入治疗用。

自拟活血化瘀中药外敷方。药包浸水蒸煮，每日1剂，下腹、腰骶外敷用。

自拟活血化瘀通络灌肠方。水浓煎，每晚1剂，灌肠用。

【辨证施护】

1. 病情观察　治法原则为疏肝解郁、化瘀通络，故多用活血、理气、化瘀之方药，治疗过程中需多关注患者情志、饮食、睡眠、二便的变化情况,有无出现乏力、倦怠等气虚征象,有无出现颜面潮红、舌红少苔、口渴欲饮等阴虚内热征象。

2. 起居调适　病室内定时通风,保持温、湿度适宜,指导患者多参加户外运动,劳逸结合,勿久坐久卧以免加重气机郁滞。

3. 饮食调养　以理气解郁、补气益肾为原则,饮食宜清淡,可多食佛手、橙子、陈皮、莲藕、柑橘类水果,玫瑰花代茶饮。患者思虑过多,难免耗伤脾气或肝郁犯脾,故可进食健脾化湿食物,如山药薏苡仁粥(水)。患者住院期间属处暑节气,嘱患者多饮水,多食用养阴润肺食物,如百合莲子粥、川贝炖梨等以防"秋燥"。

4. 情志调摄　尊重、鼓励、开导患者,运用释疑解惑法、发泄解郁法消除患者顾虑和焦虑情绪。患者病位在"肝",肝在五行中属木,水可生木(滋水涵木)、金可克木(佐金平木),可运用五音疗法指导患者多听角、羽、商调的曲目,如《蓝色多瑙河》《渔舟唱晚》《十五的月亮》等,通过恢复肝的疏泄功能,达到疏肝解郁的效果。

5. 运动锻炼　指导患者进行八段锦功法练习,尤其是多加练习第一式(双手托天理三焦)、第四式(五劳七伤往后瞧)、第七式(攒拳怒目增气力)、第八式(双手攀足固肾腰),以达到激发经气、行气活血、滋养肝肾的目的,减轻因活血化瘀治疗导致的活血伤气的不良反应。

6. 用药指导　中药汤剂宜饭后1小时温服,以避免患者因长期服药导致胃肠道不适症状。口服及外用药方剂中应用了大量的桂枝,其性味辛、甘、温,入肺、心、膀胱经,是主治里寒证常用的温里药,秋季干燥的气候极易伤损肺阴,故在中药综合治疗过程中,需关注患者有无口干咽燥,干咳少痰,皮肤干燥,便秘等症状。中药保留灌肠治疗过程中,需关注药物保留和吸收的情况,有无出现腹胀、腹痛、保留时间过短等治疗不耐受情况。同时向患者详细讲解与说明治疗中出现的正常和异常现象,减轻患者的心理负担,避免因紧张导致气血运行不畅,影响治疗效果。

7. 中医护理适宜技术应用

(1)中药离子导入:以刺激子宫穴、关元穴、气海穴、中极穴等调节盆腔气血要穴为主。每次 20 分钟，每日 1 次。

（2）温和灸：艾灸施穴部位为骶尾部八髎穴，因八髎乃支配盆腔内脏器官神经血管会聚之处，可达到滋养胞宫的目的。每次 20 分钟，每日 1 次。

（3）中药湿热敷：治疗区域为脐部、下腹部及腰背部。每次 60～90 分钟，每日 1 次。

（4）耳穴贴压：取内生殖器穴调经和血，肝、脾、肾穴疏肝补肾、补脾益气、调和冲任，皮质下和身心穴稳定情绪、宁心安神。每日按压 4 次，分别为晨起和三餐后，每穴对压 1～2 分钟。

（5）中药保留灌肠：每次 150ml，治疗时间为 21 点（每晚睡前 30 分钟），液面距肛门 50cm，插入深度 15～18cm，灌肠时长 15～18ml/min，该患者平素无畏寒喜热，故温度选择 38～39℃。入院治疗期间药液保留平均时长为 7.3 小时。

【护理转归】患者首次疗程 14 天，治疗适应，无不良反应及症状出现，之后连续治疗 2 个月经周期，于 2019 年 6 月自然受孕。

【护理心悟】《景岳全书·妇人规》云："妇人之病不易治也……此其情之使然也。"《女科经纶·月经门》："气顺则血顺，气逆则血逆。忿怒过度则气逆，气逆则血亦逆。气血结逆于脏腑经络，而经于是乎不调矣。"七情内伤可使气机逆乱，妇人以血为本，经、孕、产、乳均以血为用。气为血之帅，血为气之母，故血病及气，气病又可及血。肝藏血，主疏泄，七情内伤最易导致肝的功能失常和气血失调，发生妇产科疾病。许老在治疗不孕症时，主要以理气、活血通络为主，认为情志不舒是导致治疗效果不佳的重要因素，调节情志与药物治疗同等重要。患者平素情志抑郁，传统的生育观念又加大了其心理压力，故情志调摄是该患者的护理重点及难点。以尊重、理解患者为前提，与患者建立相互信任的良性关系是顺利开展医疗活动的先决条件，在适当时机，运用恰当的方式为患者传输正确的理念与指导，使患者放下思想包袱，在轻松、愉悦的情绪状态下完成各项护理任务，对调理气血运行、恢复脏腑功能有事半功倍的作用。

外治法在进行中药处方时可以选择渗透力强效，辛香走窜，而口服可能会刺激胃的活血化瘀类中药，增大使用剂量，如外敷方常用药为桂枝、红花、艾叶、透骨草、丹参、乳香、没药等温经活血药，方中重用桂枝、艾叶和透骨草至30～50g，载药入里，温通经脉；生乳香、生没药具有特殊香味，气味辛烈，对胃有较强的刺激性，易引起呕吐，适宜外用，但生品化瘀力强，《本草纲目》言："乳香活血，没药散血，皆能止痛、消肿、生肌，故二药每每相兼而用。"灌肠药基本方组成为桂枝、赤芍、鸡血藤、马鞭草、蒲公英、没药、莪术、细辛等，也是辛香走窜、活血化瘀药物。中药灌肠、外敷与离子导入可使药力直达病所，有效改善盆腔血液循环，促进盆腔炎症渗出物的吸收和粘连组织松解，与口服方配合，内外合治，提高疗效、缩短疗程。中药灌肠、外敷对输卵管不通、输卵管积水者效果尤佳。我们在研究中发现，中药外敷可改善盆腔血流灌注，增加盆腔血流量，解除粘连，还可促进卵泡发育。现代药理研究表明，活血化瘀中药可不同程度改善微循环、抗血栓形成，并有镇静止痛作用。

病案2：朱某，女性，34岁。

2019年2月4日入院，2月18日出院。患者于2011年出现经期腹痛，2016年做B超示左侧囊肿8cm，同年年底在外院行腹腔镜手术，之后曲普瑞林用药6个月。2017年9月术后第一次月经来潮时腹痛较术前明显加重，2018年5月来我科门诊口服中药治疗。2019年2月，为进一步治疗收入我科。入院见症：LMP 2019-01-25。患者现白带正常，受凉后下腹痛加重，寐差易醒，大便稀，小便正常，舌暗淡，苔薄白，脉弦。患者既往体健，否认家族病史，否认药物、食物过敏史。未婚，无性生活史。

【阳性检查与体征】血常规：血红蛋白111g/L；甲状腺功能：正常；甲状腺球蛋白抗体（TgAb）：654IU/ml；乳腺B超：乳腺增生。专科检查：患者未婚，无性生活史，暂不查；BMI指数：29（肥胖）。

【诊断】中医诊断：下腹痛，阳虚寒凝证。

西医诊断：子宫内膜异位症。

【治法】益气活血、化瘀止痛。

【方药】内异煎加减。共14剂，水煎服，早晚温服。

自拟温经通络中药离子导入方。水煎取药 20ml 下腹部离子导入治疗用。

自拟温经通络中药外敷方。药包浸水蒸煮，每日 1 剂，下腹、腰骶外敷用。

自拟温经通络中药泡洗方。水煎，每晚 1 剂，足浴用。

自拟温经通络灌肠 1 号方。水浓煎，每晚 1 剂，灌肠用。

【辨证施护】

1. 病情观察　治法原则为温经益气、化瘀止痛，故多用补益、温通、活血之方药，故应密切观察患者疼痛、情志、饮食、睡眠、二便、带下等情况；关注治疗后面色、寒热喜恶、四肢冷暖、口渴与否、舌象变化等，及时发现有无由寒转热征象。

2. 起居调适　将患者安置于阳面病室，保持安静，定时通风，室内温度 24℃，湿度适宜。患者大便稀，舌暗淡，此为阳气不足之象。为避免耗伤正气，除卧床休息外，指导患者劳逸结合，因此时正值冬季，室外寒冷，嘱患者每日治疗后在病区内散步 20～30 分钟，在采光好的室内区域做伸展运动，以促进机体气血运行、阳气升发。患者热疗外治及活动程度以身体发热为宜，切忌出大汗，汗出后应及时更换衣物，避免受凉，生活起居尤应注意腰腹部及足部保暖，防止寒湿之邪侵入经络、脏腑、胞宫，引发或加重痛经。

3. 饮食调养　患者平素受凉后下腹痛加重，入院检验示血红蛋白低于正常值，故宜食温热、富有营养、散寒温中、补益气血之品，如山药、龙眼肉、大枣、枸杞子、生姜、羊肉、木耳、酸枣仁、莲子、桑椹、百合等，也可食用药膳治疗，如生姜红糖水散寒止痛，山药瘦肉粥益气补气。忌生冷、辛辣刺激性食物；因寐差易醒，忌食咖啡、茶、可乐、巧克力等含咖啡因的饮食物。

4. 情志调摄　情志失调与痛经关系密切，予以疏导、劝慰，可采用情绪转移法、说理开导法等进行情志疏导，以消除患者紧张、恐惧心理。患者体形偏胖，大便稀溏，为脾胃运化不足，气血生化无源，水湿停聚之故，可引导患者多听宫调音乐，也可配合徵调式音乐，即益火补土法。火能生土，亢奋心火以补益脾土。如《我和你》《春江花月夜》《茉莉花》《南泥湾》等。

5. 运动锻炼　患者体重超标,属于中医痰湿体质,该体质和阳虚寒凝相合,则疾病的康复更难,减重势在必行,运动减重是首先考虑的,但需遵循量力而行、循序渐进、持之以恒的原则。在当季,根据中医四时养生保健原则,鼓励患者结合身体情况适度活动,以达身心放松、通利气血之目的。可行床上保健功——"和带脉"练习,方法为自然盘坐,两手胸前握固,放在小腹前。上身左俯前倾,向右转后仰,由右旋转360°转回,旋转18周。再右俯前倾,左转后仰,旋转18周。功能调和带脉,益肾壮腰,调畅气血。患者住院期间正值冬季,也可每日下午取采光好的区域进行八段锦功法练习30分钟,强度以身体发热、微微汗出为宜,以免运动过度,违背冬藏养阳的养护原则。出院后至春夏季则鼓励病患适当增加有氧运动,利于减重祛痰湿。

6. 用药指导　中药汤剂宜空腹温热服,也可服生姜红糖水,或艾叶煎汤服,或饮黄酒适量,以温经散寒、行血止痛。灌肠药温度根据患者耐受情况适当上调,或灌肠后配以神阙穴温和灸,以达温经散寒、促进药物吸收的目的。

7. 中医护理适宜技术应用

(1)中药离子导入:通过刺激子宫、关元、气海、中极等穴位,达到培补元气、益肾通经的功效。每次20分钟,每日1次。

(2)温和灸:艾灸施穴部位为八髎、神阙穴,以调理冲任、补益气血、祛瘀散寒。每次20分钟,每日1次。经行腹痛时,口服热姜糖水加灸至阴、关元穴,伴有血块时灸八髎、血海穴。

(3)中药湿热敷:治疗区域为脐周、下腹部及腰背部,以温经散寒、活血散瘀。每次60~90分钟,每日1次。

(4)耳穴贴压:目的为调节肝、脾、肾脏腑功能,理气、止痛、安神、助眠。取内生殖器穴调理气血、解痉止痛;取艇角、内分泌穴调节内分泌功能;取神门、皮质下、交感穴调节神经功能,镇痛安神、改善睡眠;取肝、脾、肾穴,疏肝补肾益脾。每日按压5次,分别为晨起、三餐后及睡前,每穴以点压或按揉手法弱刺激1~2分钟,以轻微胀痛感为度。

（5）中药保留灌肠：每次 150ml，治疗时间为 21 点（每晚睡前 30 分钟），液面距肛门 50cm，插入深度 15～18cm，灌肠时长 15～18ml/min，该患者平素喜温喜热，受寒后腹痛加重，故温度选择 39～40℃。入院治疗期间药液保留平均时长为 6.8 小时。

（6）揿针：经前期施针于组 1（中脘、三阴交、足三里）、组 2（子宫、中极、太冲）等穴，调理肝、脾、胃、胞宫等脏器功能；行经期施针于血海、内关、合谷、手神门等穴，行血止痛；经后期施针于组 1（三阴交、足三里、关元）、组 2（气冲、气海、大横、水分）等穴，健脾益气、清水利湿。经前期、经后期的两组穴位交替施针，每 2 天变更一次，每穴揉按 1～2 分钟，每日按压 3～4 次，每次至少间隔 4 小时，按压时以酸、胀、麻、轻度疼痛为宜。行经期外治时注意腹部、腰骶部保暖，故施针多选四肢穴位以增加患者舒适度。

（7）中药足浴：将膝部以下部位浸泡于 41～43℃药液中，浸泡 25～30 分钟。以皮肤发红、微微汗出为宜。足浴后擦足底涌泉穴，方法为：两腿自然交叉，脚心朝上，端坐。以涌泉穴为中心，用左手四指或掌根部擦右足心 100 次；再以右手四指或掌根部擦左足心 100 次。擦涌泉时要稍用力，令脚掌发热为度。具有交通心肾，宁心安神，引血下行功效。每晚 7～9 点（戌时）一次。戌时属心包经当令，心包为心之外膜，附有脉络，是气血通行之道，具有保护心脏的作用。心包和三焦互为表里，三焦作为“通道”具有通行肾之元气，运行全身水液的功能，此时足浴可有效推动并激发机体气血水液运行，促进亥时灌肠药液之有效成分的吸收。

【护理转归】患者首次疗程 14 天，治疗适应。治疗后首次月经色红，量多，未见血块，疼痛较前减轻不明显，仍为中度疼痛级别，遵照住院期间拟定的行经期疼痛应对方案，行经期间未使用止痛药物。之后连续住院治疗 2 个月经周期，于 2019 年 6 月电话随访，患者反馈经期疼痛明显减轻，经色和经量均已正常。

【护理心悟】

1. 八髎穴最早记载于《素问·骨空论》，属足太阳膀胱经，与足三阴及足少阳、督脉关系密切，是位于骶后孔中的 4 对穴位，即上、次、中、下髎穴的全称，具有调理冲任气机，强壮肾阳的作用。八髎穴是许老外治妇科疾病的首选要穴。另外两个常用腧穴是关元穴和子宫穴，尤其是针对子宫内膜异位症痛经的患者，具有较好的调经止痛作用。

2. 人体腧穴存在静息态和敏化态两种状态。在疾病状态下，体表相关部位会出现病理反应，即敏化腧穴。热敏化现象是腧穴敏化的一种重要表现形式，热敏态腧穴对艾热刺激异常敏感，可产生"小刺激大反应"，具有诊断与治疗的双重作用。在妇科疾病治疗中，下腹部、腰骶部、下肢部等是热敏化腧穴高发区，热敏穴多出现于关元、中极、腰阳关、次髎、肾俞、三阴交、子宫等穴区，热敏穴所属经脉主要集中于任脉、督脉、脾经、膀胱经，与"任主胞胎""肾为先天之本""脾为后天之本"等中医理论相符。对上述热敏化腧穴施灸，可达到调理气血、治愈疾病的目的。

病案 3：殷某某，女性，34 岁。

2019 年 1 月 3 日入院，1 月 17 日出院。患者 1 年前无明显诱因出现阴道疼痛，为阵发性绞痛，腰酸，白带量多，质稀，色白，无异味，就诊于我院门诊，诊断为"盆腔炎"，治疗后无明显缓解，现为进一步治疗收入我科。入院见症：LMP 2018-12-21。下腹部时有胀满伴刺痛，偶有腰酸，平素情绪易气急，纳可眠多，便秘，三日一行，舌暗红、苔薄白，脉弦。患者既往体健，久居本地，否认家族病史，否认药物、食物过敏史。13 岁初潮，既往月经规律，5～6/25 天，量中，色暗，有血块，痛经，已婚，孕 0 产 0。

【阳性检查与体征】

入院查体：体温 37℃，脉搏 65 次 /min，呼吸 18 次 /min，血压 120/80mmHg。

专科检查：外阴：已婚未产型；阴道：畅，分泌物不多，可触及一结节，有触痛；宫颈：光滑；子宫：前位，质中，活动可，无压痛。附件：左侧增厚有压痛。分泌物镜检：清洁度Ⅰ度，未见滴虫、念珠菌，细菌性阴道病（－）。

【诊断】 中医诊断：盆腔炎，气滞血瘀证。

西医诊断：女性盆腔炎；便秘。

【治法】 益气活血、化瘀止痛。

【方药】 四逆散加味：柴胡 10g，赤芍 15g，枳实 15g，生甘草 10g，莪术

30g，水蛭10g，黄芪30g，桑寄生30g，大黄6g，厚朴25g。共14剂，水煎服，早晚温服。

中成药：定坤丹，每日1次，每次10.8g，午后服用（两次口服汤剂间服用）。

自拟活血化瘀中药离子导入方。水煎取药20ml，下腹部离子导入治疗用。

自拟活血化瘀中药外敷方。药包浸水蒸煮，每日1剂，下腹、腰骶外敷用。

自拟活血化瘀中药泡洗方。水煎，每晚1剂，足浴用。

自拟活血化瘀通络灌肠方。水浓煎，每晚1剂，灌肠用。

【辨证施护】

1. 病情观察　治法原则为活血化瘀、通络止痛，故多用益气、活血之方药，应密切观察患者疼痛、情志、饮食、睡眠、二便、带下等情况。中医辨证认为，胀痛示气滞；隐痛为虚；刺痛为血瘀；灼痛为热；凉痛为寒；拒按为实；喜按为虚；串痛为气滞。因此，应关注患者主诉，运用四诊全面评估患者治疗前后主要症状的变化趋势，并通过舌、脉象的变化，及时调整治疗与用药。

2. 起居调适　患者平素便秘，三日一行，住院后环境的改变可加重便秘症状，故除日常对症治疗、针对性饮食运动指导之外，还应指导患者每日晨起空腹饮温开水一杯，取平卧位，两手相叠（右手下，左手上）顺结肠走行方向，以脐为中心顺时针做环行腹部按摩10分钟，摩圈由小至大，最大一圈的边缘上至肋弓，下至耻骨联合，以促进腹腔的血液循环，刺激肠蠕动，达到助消化、通肠胃的目的。为患者提供隐蔽、舒适的排便环境，指导患者养成定时排便习惯，便后温水坐浴等以预防肛周疾患的发生。

3. 饮食调养　针对患者现在的病情，中药治疗以益气活血、化瘀止痛为主，指导患者多食用行气活血的食品，如山楂、木耳、柑橘、佛手等，可饮用玫瑰花茶；气为血之帅，结合患者平素的饮食习惯，鼓励其多食用益气之品，如山药、瘦肉、鱼类、莲子、红枣、桂圆等，药膳为山药粥或参芪龙眼粥。脾胃乃后天之本，气血生化之源，在用药过程中，需时刻关注患者的脾胃反应。通过观察患者近期的进食状况，排泄情况，帮助我们及时评估、掌握病情，以便更好地制订治疗方案，指导用药。

4. 情志调摄　《金匮要略·妇人杂病脉证并治》指出："妇人之病，因虚、积冷、结气。"把"结气"列为三大病因之一。盆腔炎以气滞血瘀型最为多见，女性经前期易肝郁气滞，脾气急主要是与经前期血海充盈，阳气亢于上，阴血下聚所致。情志不畅，易肝气郁滞，两者互为因果，相互影响，因此情志调摄尤为重要。应用转移患者注意力的移情易性法，或组织病友用现身说法的方式解除患者顾虑、增加治愈信心的说理开导法，均取得了良好成效。

5. 运动锻炼　肝气内伤致气行不畅、血行瘀阻，鼓励患者适当参加体育锻炼有助于气血运行，每日下午在采光好的区域进行八段锦功法练习30分钟，强度以身体发热、微微汗出为宜，以免活血行气加重阳气消耗。

6. 用药指导　患者在每日口服方剂间加服中成药定坤丹，是许老针对盆腔炎气滞血瘀证常用的治疗方法，其目的是防止内外治方剂中破血伤气的副作用，以达滋补气血、调经舒郁之目的。定坤丹方中人参、白术补气，鹿茸、鹿角霜壮阳益精，当归、熟地、白芍、阿胶补血，枸杞滋阴补肾，川芎、西红花、鸡血藤、茺蔚子、延胡索、三七等活血行气止痛。应用此药既可补气补血、壮阳益精，又可活血行气、舒郁止痛。

7. 中医护理适宜技术应用

（1）中药离子导入：通过刺激子宫、关元、气海、中极、归来等穴位，有效调节经络之气和脏腑功能，发挥活血化瘀、软坚散结、益肾通经之功效。每次20分钟，每日1次。

（2）温和灸：艾灸施穴部位为八髎穴和膈俞，以调理胞宫、活血化瘀。膈俞为血会，施灸有养血和营、理气止痛作用。每次20分钟，每日1次。

（3）中药湿热敷：治疗区域为脐部、下腹部及腰背部，温经通络、活血化瘀。每次60~90分钟，每日1次。

（4）耳穴贴压：取穴大肠、腹、乙状结肠为相应部位取穴，可增加肠蠕动、疏通脏腑、顺气导滞；取穴脾、三焦，可达化气输精，促进运化之功能；

取穴消化系统皮质下以调节胃肠功能。每日按压 5 次，分别为晨起、三餐后和睡前，每穴对压 1～2 分钟，以促进肠道恢复正常蠕动功能，缓解便秘。

（5）中药保留灌肠：患者的各项治疗中，许老认为尤以中药灌肠最为重要，本法是通过肠黏膜将药物的有效成分吸收后，作用在盆腔局部，起到活血化瘀，消癥止痛作用。每次 150ml，治疗时间为 21 点（每晚睡前 30 分钟），液面距肛门 50cm，插入深度 15～18cm，灌肠时长 15～18ml/min，温度 39℃。入院治疗期间，药液保留平均时长为 6.1 小时。

（6）揿针：组 1（血海、中脘、三阴交）化瘀行血、健脾行气，组 2（支沟、行间、太冲）疏肝理气、通畅气机。两组穴位交替施针，每 2 天变更一次，每穴揉按 1～2 分钟，每日按压 3～4 次，每次至少间隔 4 小时，按压时以酸、胀、麻、轻度疼痛为宜。

（7）中药足浴：将膝部以下部位浸泡于 41～43℃药液中，浸泡 25～30 分钟。以皮肤发红、微微汗出为宜。足浴后擦足底涌泉穴，方法详见案例 2。许老强调久病伤肾，涌泉穴为全身腧穴的最下部，是肾经首穴，也是人体养生、防病、治病、保健之要穴。足浴后在热力的刺激下，局部毛细血管、毛细淋巴管充分扩张，可有效改善局部血运，加速全身气血运行，对补肾益气有事半功倍之效。

【护理转归】患者首次疗程 14 天，各项治疗适应，便秘于入院治疗后第 4 天明显改善，每日 1～2 次，无排便费力感，下腹疼痛程度较前明显减轻，出院时疼痛评分已由入院时的 4 分（中度疼痛）降为 1 分（轻度疼痛）。之后连续住院治疗 2 个月经周期，2019 年 11 月电话随访，患者反馈无任何不适，处于备孕状态。

【护理心悟】盆腔炎是临床常见病，具有起病隐匿、病情顽固、病程迁延、反复不愈等特点。患者患病后切忌讳疾忌医，应早诊断、早治疗，消除思想顾虑，建立治疗信心。中西医、内外治结合全程施治，兼顾营养均衡摄入；劳逸结合，进行适当的体育锻炼，循序渐进；情志调和，勿忧愁、恼怒，保持情绪乐观、稳定，可使气机调畅，以利于瘀血消散。治愈后，坚持健康的生活方式和正确的经期卫生保健行为，如平日加强身体锻炼，穿着宽松舒适的内衣裤，注重腰腹部保暖，经期及时更换卫生棉垫，避免涉水、食入寒凉之品，禁止在经期、流产后性交、盆浴等，可达到外防淫邪、内和气血、增强体质、提高机体抗病能力的目的，从而避免盆腔炎性疾病后遗症所致的不孕、异位妊娠、慢性盆腔痛等症。

（王倩如　高艳丽　王　清）

参 考 文 献

[1] 张仲景. 金匮要略 [M]. 北京：学苑出版社，2007.

[2] 吴普. 神农本草经 [M]. 北京：科学技术文献出版社，1996.

[3] 傅山. 傅青主女科 [M]. 上海：上海科学技术出版社，1959.

[4] 张仲景. 伤寒论 [M]. 北京：学苑出版社，2007.

[5] 李用粹. 明清中医临证小丛书：证治汇补 [M]. 北京：中国中医药出版社，2005.

[6] 王履. 医经溯洄集. [M]. 上海：上海浦江教育出版社，2011.

[7] 佚名，吴宁澜. 颅囟经 [M]. 王宏利校注. 北京：中国医药科技出版社，2020.

[8] 王清，张宗芳，刘弘. 中药不同给药途径治疗输卵管阻塞模型分析 [J]. 中药研究与信息，2004，6（11）：35-37.

[9] 赵红，王清，经燕，等. 多途径给药治疗输卵管阻塞性不孕症的临床观察 [J]. 中日友好医院学报，2008，22（6）：331-333.

[10] 王琳，王清. 许润三教授"方证相合"方略治疗妇科疑难疾病举隅——桂枝茯苓丸合消瘰丸加味治疗陈旧性宫外孕术后包块 1 例 [J]. 中国临床医生杂志，2015，43（10）：84-85.

[11] 王清. 许润三教授妇科常见疑难疾病临证思辨特点 [J]. 中华中医药杂志，2009，24（2）：183-185.

[12] 王清，辛茜庭. 慢性盆腔炎的中医综合康复治疗 [J]. 中国康复理论与实践，2002，8（4）：247-248.

[13] 谢京红，李亚俐. 蔡连香治疗慢性盆腔炎经验 [J]. 中国中医药信息杂志，2006，13（1）：88.

[14] 胡景琨，段青，李亚俐. 中药内服外敷灌肠法治疗不孕症 [J]. 吉林中医药，2016，36（2）：163.

[15] 胥丽霞，朱馥丽，周佩云，等. 蔡连香治疗盆腔炎症所致输卵管性不孕经验 [J]. 国际中医中药杂志，2021，43（4）：393-396.

[16] 朱兵. 穴位可塑性：穴位本态的重要特征 [J]. 中国针灸. 2015，35（11）：1203-1208.

[17] 陈日新，康明非. 腧穴热敏化及临床意义 [J].Journal of Traditonal Chinese Medicine.2006，47（12）：905-906.

[18] 保琼楠,周浩,印帅,等. 热敏灸疗法在中医妇科学中的应用现状 [J]. 中国中医基础医学杂志,2018,24(6):818-819.

[19] 张玉珍. 中医妇科学 [M]. 北京:中国中医药出版社,2002.9.

[20] 徐桂华,张先庚. 中医临床护理学 [M]. 北京:人民卫生出版社,2017.

[21] 孙秋华. 中医护理学 [M]. 北京:人民卫生出版社,2017.

[22] 王诗源,陈莉军. 妇女保健与常见病中医护理 [M]. 北京:中国中医药出版社,2020.

[23] 郭长青,陶晓雁,杨淑娟. 图解艾灸疗法 [M]. 北京:中国医药科技出版社,2012.

[24] 黄丽春. 耳穴治疗学 [M]. 北京:科学技术文献出版社,2017.

[25] 王琦. 中医临床病证护理学 [M]. 北京:人民卫生出版社,2007.6.

[26] 郭瑞华. 中医饮食调护 [M]. 北京:人民卫生出版社,2006.7.

[27] 汪卫东. 新睡眠革命 [M]. 北京:中国人口出版社,2020.10.

[28] 荆文华,郭秀君,康小前,等. 不同时辰中药保留灌肠对盆腔炎性疾病后遗症疗效影响的护理研究 [J]. 护士进修杂志,2011,26(4):298-300.

[29] 胡燕,蒋运兰,郭秋月,等. 0级糖尿病足中药足浴优化护理方案的研究 [J]. 护理研究,2013,27(25):2710-2712.

[30] 原佩玉,郝重耀,张天生. 艾灸效应的原理及功能的临床研究现状 [J]. 中国医药导报,2019,16(12):31-34.

[31] 王嫄. 电针八髎在妇产科中的应用进展 [J]. 中国医疗器械信息,2021,27(14):33-34,128.

[32] 徐旻灏,龚卓之,杜炎远. 五音疗法与五脏调养理论探析 [J]. 中国中医基础医学杂志,2021,27(8):1228-1231.

[33] 程友花,唐小玲,徐立军. 择时中药保留灌肠改善湿热瘀结型盆腔炎患者证候 [J]. 护理学杂志,2018,33(11):46-48.

[34] 李景溪,王莲莲,施展,等. 中药离子导入治疗慢性盆腔炎伴盆腔痛的临床研究 [J]. 中国医药导刊,2017,19(6):592-593.

[35] 王春环,李维民,刘秀云,等. 中医外治法在慢性盆腔炎中的应用研究进展 [J]. 江苏中医药,2016,48(2):83-85.